PONTOS CEGOS

Marty Makary

Pontos cegos

Quando a medicina erra e como isso afeta a nossa saúde

TRADUÇÃO
Cássio de Arantes Leite

OBJETIVA

Grafia atualizada segundo o Acordo Ortográfico da Língua Portuguesa de 1990, que entrou em vigor no Brasil em 2009.

Título original
Blind Spots: When Medicine Gets It Wrong, and What It Means for Our Health

Capa
Katya Mezhibovskaya

Foto de capa
Fredo de Luna/ fStop Images/ fStop/ SuperStock/ Easy Mediabank

Preparação
Fábio Fujita

Revisão
Ana Maria Barbosa
Valquíria Della Pozza

Dados Internacionais de Catalogação na Publicação (CIP)
(Câmara Brasileira do Livro, SP, Brasil)

Makary, Marty
Pontos cegos : Quando a medicina erra e como isso afeta a nossa saúde / Marty Makary ; tradução Cássio de Arantes Leite. — 1ª ed. — Rio de Janeiro : Objetiva, 2025.

Título original : Blind Spots : When Medicine Gets It Wrong, and What It Means for Our Health.
ISBN 978-85-390-0904-6

1. Erro médico 2. Saúde – Aspectos sociais I. Título.

25-279007 CDD-613.1

Índice para catálogo sistemático:
1. Saúde e bem-estar : Ciências médicas 613.1

Eliete Marques da Silva – Bibliotecária – CRB-8/9380

EDITORA SCHWARCZ S.A.
Praça Floriano, 19, sala 3001 — Cinelândia
20031-050 — Rio de Janeiro — RJ
Telefone: (21) 3993-7510
www.companhiadasletras.com.br
www.blogdacompanhia.com.br
facebook.com/editoraobjetiva
instagram.com/editora_objetiva
x.com/edobjetiva

Ao meu editor, Marshall Allen, que faleceu precocemente poucos meses antes da publicação deste livro. Sou grato a Marshall por acreditar neste projeto, por ser meu mentor no jornalismo e um amigo tão bom. Não sei dizer por que o Senhor o chamou tão cedo, mas muitos sentirão sua falta. Você dedicou sua vida a defender os que não têm voz e a desafiar os interesses corporativos recorrendo à luz do jornalismo investigativo. Seus artigos e seu livro mais recente fizeram do mundo um lugar melhor e inspiraram muitos de nós. Espero que este livro faça jus à sua dedicação em me ajudar a lhe dar forma.

Ao meu pai, que dedicou sua vida a aplicar a sempre em evolução ciência da hematologia em prol de seus pacientes e me ensinou que fazer perguntas é sempre válido.

Sumário

Nota do editor

Esta é uma obra de não ficção. No entanto, os nomes e as características dos indivíduos mencionados apenas pelo primeiro nome ou por iniciais foram alterados para proteger sua privacidade. Qualquer semelhança entre os personagens aqui retratados e pessoas reais é mera coincidência.

Este livro não tem intenção de fornecer orientações médicas. Para isso o leitor deve procurar um profissional de saúde que faça recomendações com base em seu histórico e quadro atual.

Prefácio

"Só precisa decorar pra prova", costumava dizer um colega da faculdade de medicina sempre que eu questionava alguma coisa. Nunca apreciei o método de aprendizado ao estilo "concurso de comer cachorro-quente". Claro que não me incomodava memorizar coisas como procedimentos de emergência e nomes de medicamentos, mas ser forçado a regurgitar conteúdos como o ciclo de Krebs era muito chato. Eu estava bem mais interessado em discutir os imensos pontos cegos da medicina. Parecia haver uma quantidade considerável deles — coisas que não faziam o menor sentido, mas que, ainda assim, todo mundo seguia.

Por exemplo, o que justificava nosso ritual hospitalar noturno de perturbar o paciente profundamente adormecido em seu quarto, espetá-lo com uma agulha, colher sangue e sair rapidamente, de fininho, como se houvéssemos cutucado um urso em hibernação? Quando presenciei isso pela primeira vez na minha residência, perguntei se poderia me recusar a agir assim. A grande ironia era que praticamente *todo mundo* no hospital parecia saber que a maior parte desses exames diários era desnecessária, exceto o paciente. Em alguns casos, o único resultado laboratorial que mudava era seu nível de sangue — por ser extraído com tamanha frequência.

Outra coisa que me deixou perplexo era o que fazíamos quando um paciente com fome nos pedia algo para comer. Dávamos a ele pequenas porções de gelatina e insossos alimentos processados (uma violação de direitos humanos, de acordo com algumas definições). Quando consentíamos em oferecer algo mais saboroso, era o tipo de junk food que, se ele comesse em casa, normalmente seria motivo de repreensão. Certa vez, uma semana após uma mulher ser internada com infecção, meu supervisor me perguntou por que ela continuava piorando apesar de a infecção ter começado a melhorar. Dei minha avaliação sincera: "A paciente chegou aqui com um problema médico, e nós lhe providenciamos mais dois — privação de sono e desnutrição".

As pessoas muitas vezes me perguntam se a inteligência artificial tem me ajudado e se transformará a medicina. Costumo responder que não precisamos de inteligência artificial, só de inteligência.

O pensamento de manada, ou pensamento de grupo — a tendência humana a acompanhar a manada em vez de pensar de forma independente — muitas vezes cria uma ilusão de consenso. Como médico e pesquisador da Universidade Johns Hopkins, visitei centenas de hospitais e compareci a centenas de conferências por todo o país, onde tive o privilégio de conhecer médicos brilhantes que estão desafiando os pressupostos profundamente arraigados da medicina moderna.

Este livro pode mudar sua vida. Mudou a minha. É possível que você passe a enxergar tudo de forma diferente, da menopausa ao microbioma. Também é possível que desenvolva o hábito de indagar sobre evidências ou pedir explicações sobre determinadas recomendações médicas (como, por exemplo, a de que adultos deveriam consumir três copos de leite diariamente) antes de segui-las. Depois de passar muitas horas com médicos altamente qualificados identificando o que constitui evidência científica e o que é mera opinião acerca de algumas das principais questões de saúde da atualidade, percebo que grande parte do que o público ouve sobre o assunto não passa de dogma médico — ideias ou práticas investidas de autoridade indiscutível porque alguém decretou que eram verdadeiras com base na intuição.

Este livro trata das pesquisas científicas mais recentes envolvendo temas de saúde sobre os quais não estamos falando, mas deveríamos. Assumindo o papel de jornalista investigativo, fiquei boquiaberto com o que descobri. Parte de mim se perguntava por que essas coisas não eram ensinadas na faculdade de medicina. Apresentarei conversas que tive com autênticos gênios da medicina, que revelaram verdades importantes. Esses diálogos são de extrema relevância — e me esforcei para condensar as lições que tirei deles e traduzi-los numa linguagem acessível a todos. Muitos desses especialistas fizeram descobertas revolucionárias, mas que ainda não foram amplamente divulgadas. Durante a leitura, você talvez se pergunte como é possível que maneiras eficazes de prevenir problemas como alergia a amendoim, fraturas ósseas, Alzheimer e câncer não sejam conhecidas pelo grande público. Em alguns momentos, quase não consegui acreditar no que ouvia. Os avanços científicos que investiguei têm sido, em grande parte, subestimados. Fiquei motivado a escrever porque pouca gente, mesmo na comunidade médica, tem conhecimento de tais descobertas.

Se você estiver disposto a manter a mente aberta, como fui desafiado a fazer, quando chegar ao final deste livro terá obtido uma perspectiva inteiramente nova sobre saúde.

Após os capítulos iniciais, faremos uma pausa para examinar a psicologia humana por trás da nossa resistência a novas ideias. Você descobrirá a mecânica de como nossa mente processa novas informações quando elas entram em conflito com o que antes acreditávamos ser verdade. O cérebro humano é capaz de fazer coisas admiráveis: sentir compaixão extrema, compreender matemática avançada e abrigar a sede da alma. Mas quando se trata de receber uma nova informação que contradiga as antigas, ele é previsivelmente preguiçoso. Ninguém estudou esse princípio melhor do que o dr. Leon Festinger. Como veremos, seus experimentos pioneiros em psicologia mostraram que os humanos tendem a rejeitar automaticamente novas informações, ou reformulá-las de modo a assegurar que as informações anteriores continuem sendo verdadeiras. É um esforço subconsciente para evitar o desconforto mental, ou a dissonância cognitiva, de manter duas ideias conflitantes ao mesmo tempo.

A abertura a novas ideias faz de nós pessoas mais inteligentes, menos irritadiças e mais afáveis — ingredientes essenciais para que sejamos bem-sucedidos. Ter consciência disso pode resultar em relacionamentos melhores, maiores chances de promoção profissional e, no que diz respeito à saúde, maior probabilidade de descobrir a verdade. O dr. Festinger nos ensina que para ter uma cabeça aberta a novas ideias é necessário um esforço mental ativo para suspender temporariamente nossas crenças anteriores conforme consideramos os méritos das novas. O fato de alguns não perceberem que esse é um processo ativo ajuda a explicar por que pessoas bem-intencionadas podem se mostrar intolerantes ou até hostis a novas informações. Vejo isso todos os dias nos negócios, na política e na medicina. Está por toda parte.

A despeito do tribalismo da sociedade atual, mantenho-me, em última análise, otimista quanto ao futuro da saúde. Os jovens inovadores de hoje — alunos e residentes — estão rejeitando o sistema falido que herdaram. Percebem a futilidade de medicar todos os problemas sociais e não hesitam em criticar a medicalização da vida cotidiana. Não têm o menor interesse em correr na roda de hamster da medicina, atender pacientes em consultas apressadas de quinze minutos e passar as noites e os fins de semana se ocupando de faturas e preenchendo códigos em formulários. Acho inspirador que, para muitos, dinheiro não seja a principal motivação. Esses profissionais são movidos por sede de justiça social. Não desanimam quando o pensamento convencional é questionado. Pelo contrário, sentem um ânimo renovado.

Juntos, estamos fazendo questionamentos que desafiam os dogmas da medicina atual. Por exemplo, será que não podemos tratar o diabetes tipo 2 com aulas de culinária em vez de simplesmente prescrever insulina? Não deveríamos conversar sobre programas de merenda nas escolas em vez de dar Ozempic às crianças? Não seria melhor tratarmos a epidemia de solidão promovendo os valores comunitários em vez de apenas prescrever antidepressivos de maneira desmesurada? O atual sistema não está funcionando. É hora de criar um debate nacional que desafie o pensamento convencional.

Esse é precisamente o modo como podemos superar a estagnação atual da saúde.

Você notará um padrão conforme examinamos algumas das principais recomendações de saúde da medicina moderna. Quando empregamos estudos científicos sérios para fazer diagnósticos, nós brilhamos — e ajudamos muitas pessoas. Mas quando improvisamos e receitamos com base em opiniões, damos um péssimo exemplo. Às vezes, como você verá, o consenso não é motivado pela ciência, mas pela pressão dos pares.

Quando pesquisava para este livro, muitas vezes comecei minhas conversas com especialistas explicando que meu tema era o dogma médico. Depois perguntava se eles sabiam de alguma prescrição médica não comprovada, ou comprovadamente ineficaz, que continua a ser feita. Imaginava que a chance de conseguirem pensar em algo dentro de sua especialidade seria mínima, mas me enganei. Mal terminava a pergunta e as comportas se abriam. Os médicos desabafavam citando um exemplo atrás do outro de como a medicina atual era prejudicada pelo pensamento de manada. Nossas conversas eram tão acaloradas que foi difícil encerrar certas entrevistas. Em algumas delas assumi o papel de terapeuta para médicos que haviam levantado objeções em seu círculo profissional e foram ignorados. A lista de dogmas cresceu tanto que, por um momento, me pus a pensar: *Será que estamos fazendo alguma coisa direito?*

Mas claro que não é verdade. Percebo isso sempre que estou num centro cirúrgico ou ouço falar de alguém que superou o câncer. A varíola foi erradicada, e o parto, que costumava ser uma das principais causas de mortalidade feminina, hoje é um procedimento seguro. Enquanto pesquisava para este livro, o fato de a medicina ter se tornado tão sofisticada me servia de inspiração.

A finalidade deste livro não é provocar no leitor uma postura cínica em relação à profissão médica (se você estiver sangrando, faça exatamente o que o médico lhe disser, por favor). Pelo contrário: meu objetivo é restabelecer a confiança do público no processo científico em si.

Cada capítulo oferece uma perspectiva diferente sobre como pessoas inteligentes podem sucumbir ao comportamento de manada e ao pensamento de grupo. Cada capítulo destaca também ousadas inovações que vão contra a corrente para nos revelar a verdade. Entre um caso e outro faremos uma pausa para nos debruçar sobre a cultura médica. Também iremos explorar as áreas mais recentes da pesquisa em medicina, incluindo temas como alimentação e longevidade.

Podemos achar que a era dos dogmas na medicina ficou no passado distante, que hoje somos esclarecidos e que o sistema de saúde moderno é rigorosamente baseado numa metodologia científica a toda prova. Mas a atual onda de importantes recomendações médicas refutadas pelo rigor da ciência sugere que o dogma continua onipresente.

O panorama corrente da medicina, de se equivocar em recomendações fundamentais de saúde, levanta a questão: o que mais estamos fazendo hoje que pode estar errado?

Interpretar pesquisas de maneira objetiva é a próxima grande fronteira na saúde. Aceitar dogmas como "opioides não viciam" porque alguns especialistas o afirmam se revelou catastrófico. No caso dos opioides, o complexo médico-industrial passou por cima de pesquisas anteriores sobre dependência, causando uma epidemia que custou a vida de milhões de americanos e representou um prejuízo de bilhões de dólares. Um paralelo pode ser traçado em relação ao modo como os especialistas médicos demonizaram a gordura natural na alimentação, levando as pessoas aos carboidratos processados conforme as taxas de obesidade disparavam, bem como em relação à liberalidade com que prescreveram antibióticos, desequilibrando a saúde intestinal de toda uma geração. Isso levanta a pergunta: será que muitas crises de saúde da atualidade não seriam causadas pela arrogância do establishment médico?

Podemos empreender a reforma do sistema de saúde, reduzir as disparidades de tratamento e fornecer a todo americano um plano de saúde de primeiro nível, mas se continuarmos a emitir recomendações médicas irresponsáveis com base numa ilusão de consenso, e não na ciência adequada, seguiremos em apuros e continuaremos a desperdiçar bilhões.

Nossa correção de rumo começa com uma história real, separando o dogma das evidências. Isso exige fazer boas perguntas. O questionamento de pressupostos não deve ser visto como uma ameaça. É exatamente assim que descobrimos a verdade.

1. O julgamento de Salem do amendoim

Como os especialistas criaram uma epidemia

Não deveria haver barreiras à liberdade de questionar. Não há lugar para o dogma na ciência. Os cientistas são livres e devem ser livres para perguntar o que quiserem, duvidar de qualquer afirmação, buscar as evidências necessárias para corrigir qualquer erro.
J. Robert Oppenheimer

"Oi, meu nome é Chase e serei seu garçom. Alguém na mesa tem alergia a amendoim?"

Meus dois alunos africanos na Johns Hopkins, Asonganyi Aminkeng e Faith Magwenzi, se entreolharam, perplexos.

"Por que há toda essa obsessão com alergia a amendoim aqui?", perguntou Asonganyi. "Desde que vim de Camarões e desembarquei no aeroporto JFK, notei um apartheid alimentar — nas embalagens vem escrito 'CONTÉM OLEAGINOSAS' ou 'NÃO CONTÉM OLEAGINOSAS'."

Asonganyi me contou que até no voo de conexão para Baltimore a comissária de bordo anunciou: "Há um passageiro aqui com alergia a amendoim; então pedimos que, por favor, ninguém coma amendoins". Em seu primeiro dia na Johns Hopkins, um colega de classe o convidou para jantar. O convite foi feito mais ou menos nestas linhas: 1) Que tal a gente sair para jantar?; e 2) Você tem alergia a amendoim ou algo assim?.

"O que está acontecendo aqui?", perguntou Asonganyi, com um largo sorriso. "Na África não tem esse negócio de alergia a amendoim."

Faith, que era do Zimbábue, balançou a cabeça, confirmando.

Encarei os dois e sorri.

"No Egito, de onde vem minha família, também não há alergia a amendoim", falei. "Bem-vindos à América. A alergia a amendoim é real e pode ser um risco de vida por aqui."

Seus comentários me lembraram de uma ocasião em que a escola de um amigo proibiu a entrada com amendoins. A diretoria chegou a consultar as equipes de segurança para saber se os detectores de metal poderiam identificar amendoins escondidos. E então, um dia, houve uma "emergência". Um amendoim foi encontrado no assoalho do ônibus escolar. Foi como se tivessem encontrado um dispositivo explosivo improvisado no Iraque. As crianças foram instruídas a deixar o ônibus em fila indiana e aguardar a chegada de alguém que iria "descontaminar" o veículo. Felizmente, o amendoim não detonou nem feriu ninguém.

Como chegamos a isso?

Em 1999, pesquisadores do Hospital Monte Sinai estimaram a incidência de alergia a amendoim em crianças como sendo de 0,6%. A maioria dos casos era leve.[1] No entanto, a partir de 2000, a prevalência deu um salto. Os médicos começaram a constatar que cada vez mais crianças sofriam de um quadro grave de alergia.[2]

Deixe-me compartilhar a verdadeira história por trás do rápido crescimento dessa epidemia.

A década de 1990 foi marcada pelo pânico com a alergia a amendoim. A mídia noticiava casos de crianças que morriam por comer amendoim, e os médicos passaram a escrever mais sobre o assunto, especulando sobre a incidência cada vez maior do problema.[3] A Academia Americana de Pediatria (AAP) pretendia responder instruindo os pais sobre como proteger seus filhos. Só havia um problema: ninguém sabia que tipo de precauções os pais deveriam tomar (se é que havia alguma). Em vez de admitir isso, em 2000 a AAP emitiu uma recomendação para crianças de até três anos, bem como gestantes e lactantes, evitarem completamente o consumo de amendoim caso houvesse risco elevado de a criança desenvolver alergia.[4]

O comitê da AAP seguia o exemplo do Departamento de Saúde do Reino Unido, que dois anos antes recomendara a total abstenção de amendoim.[5]

A recomendação era tecnicamente voltada a crianças com alto risco, mas o comitê admitia que "a capacidade de determinar quais crianças apresentam risco elevado é imperfeita". Ter um membro da família com qualquer tipo de alergia ou asma poderia fazer a criança ser considerada como de "alto risco" se a coisa fosse levada a ferro e fogo. Muitos pais e pediatras bem-intencionados viram essa recomendação e pensaram: *para que me arriscar?* Os pediatras logo adotaram a seguinte fórmula para ensinar os pais em seus consultórios: "Lembrem-se do um, dois, três: idade um, introduzir leite; idade dois, introduzir ovos; idade três, introduzir amendoim". Uma geração de pediatras foi doutrinada com esse mantra.

Fiz uma leitura atenta dessa recomendação do Departamento de Saúde britânico de 1998 para ver se ela citava algum estudo científico que embasasse a diretriz. Encontrei uma frase afirmando que mães que consomem amendoim apresentam maior probabilidade de ter filhos alérgicos ao alimento. Em outras palavras, a culpa era delas. O relatório citava um estudo de 1996 publicado pelo *British Medical Journal* (*BMJ*).[6] Assim, fui atrás da referência para dar uma olhada.

Não consegui acreditar no que li.

Os dados, na verdade, não mostravam *a menor* ligação entre o consumo de amendoim por gestantes e a alergia a amendoim de seus filhos. Mas agora era tarde demais. O trem já partira da estação.

Como os "especialistas" podiam fazer uma recomendação citando um estudo que sequer considerava essa orientação?

Perplexo de como o estudo parecia ter sido tão mal interpretado, liguei para o chefe da equipe que o escrevera, o dr. Jonathan Hourihane, professor de pediatria em Dublin, na Irlanda. Ele partilhava da minha frustração e me contou que se opusera à determinação sobre evitar amendoim quando foi publicada. "É ridículo", disse ele. "Não tive a intenção de levar as pessoas a acreditarem nisso."

Perguntei-lhe especificamente como se sentira ao ver seu estudo ser usado como fonte para justificar uma recomendação abrangente. "Me senti traído", respondeu ele. Ninguém o consultara sobre isso.

A orientação de 2000 da AAP foi publicada no principal periódico da especialidade, o *Pediatrics*, o que levou muitos pediatras a assim instruírem as mães quando elas levavam seus bebês para uma consulta. Os médicos e as autoridades da área de saúde adotaram a nova diretriz. Em alguns meses, uma ampla cruzada de educação pública entrou em marcha, e as mães, acreditando fazer o que era melhor para os filhos, resolveram seguir as orientações.

Mas, apesar disso, as coisas pioraram. Em 2004, não havia dúvida de que a taxa de alergia a amendoim estava aumentando. Os casos dispararam. Ainda mais preocupante era que os quadros extremos, potencialmente fatais, passaram a ser comuns nos Estados Unidos.

De uma hora para outra, a procura por prontos-socorros devido ao choque anafilático causado por amendoim — uma reação alérgica possivelmente fatal em que as vias aéreas ficam obstruídas — disparou, e as escolas começaram a implementar proibições. Em 2007, 18% das escolas no estado da Virgínia haviam vetado totalmente o consumo do produto. Em 2016, o distrito escolar de Parkway, no condado de St. Louis, Missouri, relatou 957 alunos com alergias alimentares potencialmente fatais, a maioria delas ligada ao amendoim. A taxa aumentara 50% em apenas seis anos e mais de 1000% em relação à geração anterior.

Conforme a situação se agravava, muitas autoridades de saúde pública redobraram seus esforços, calculando que se todos os pais seguissem as diretrizes da associação de pediatria o país finalmente venceria a guerra contra a alergia a amendoim. O dogma entrou em um ciclo de reforço positivo.

Mas aquele pensamento de manada não poderia estar mais distante da verdade.

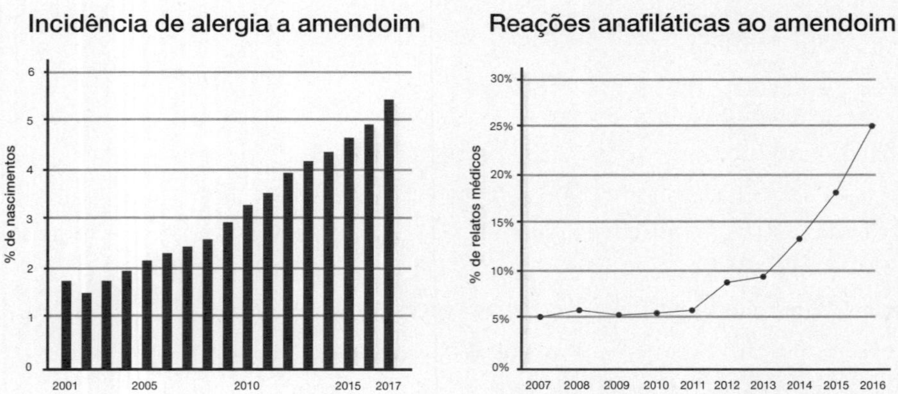

Epidemia de alergia a amendoim: (esquerda) quantidade estimada de casos por nascimento nos Estados Unidos depois da recomendação da AAP, emitida em 2000, para crianças evitarem seu consumo; (direita) quantidade de reações anafiláticas ligadas ao amendoim. FONTE: M. Motosue et al., *Annals of Allergy, Asthma & Immunology*, 2018; FAIR Health.

NADANDO CONTRA A CORRENTE

O dr. Stephen Combs é um pediatra pé no chão que mora no leste do Tennessee. A certa altura, os demais pediatras no grupo do dr. Combs notaram algo único sobre seus pacientes. Nenhum deles sofria de alergia a amendoim. Isso apesar do fato de que seus colegas atendiam cada vez mais crianças com o problema. O que estaria acontecendo?

Fiquei curioso em saber mais sobre esse seu histórico impressionante, então viajei para as belas colinas verdejantes de Johnson City, Tennessee, para conhecê-lo. (Costumo aprender muitas coisas quando deixo a bolha de meu hospital universitário na cidade grande.)

Descobri que os pediatras no grupo do dr. Combs eram tão dedicados quanto ele, fazendo consultas domiciliares, ficando até tarde para receber pacientes e orientando os pais sobre como criar filhos saudáveis. Todos exerciam a pediatria da mesma maneira.

Exceto por um detalhe.

O dr. Combs nunca seguira a diretriz da AAP para que crianças evitassem amendoim. O motivo para essa postura desafiadora era simples. O dr. Combs fizera sua residência no Centro Médico Duke, na Carolina do Norte, onde recebeu treinamento de uma imunologista pediátrica de renome mundial, a dra. Rebecca Buckley. Quando a diretriz da AAP foi publicada, em 2000, com grande alarde, a dra. Buckley percebeu que a orientação violava um princípio básico da imunologia, conhecido como tolerância imunológica: a capacidade natural do corpo de aceitar moléculas estranhas quando em contato com elas nos primeiros anos de vida. É como a teoria da sujeira, de que uma criança recém-nascida em contato com o chão e exposta a sujeira e germes pode ter um risco menor de desenvolver alergias e asma.[7] A dra. Buckley instruiu seus alunos e residentes, incluindo o dr. Combs, a ignorarem a recomendação da AAP — e, na verdade, a fazerem o contrário. Ela explicou que se abster de amendoim não *previne* alergias, e sim as *causa*.

Suas palavras se revelaram proféticas.

Desde seu treinamento com a dra. Buckley, o dr. Combs sempre orienta os pais a introduzirem uma pequena quantidade de manteiga de amendoim (misturada com água, para evitar o risco de engasgo) assim que a criança tiver idade para isso. Até hoje, milhares de crianças no leste do Tennessee que tiveram a sorte de ter o dr. Combs como pediatra nunca sofreram de alergia a amendoim.

Extrapolando o princípio para outros alérgenos potenciais, o dr. Combs também encorajava a introdução desde cedo de ovos, leite, morangos e até a exposição a gatos e cachorros. Como resultado, as crianças em sua prática raramente desenvolviam tais alergias, e, quando isso acontecia, eram casos leves.

UM ESTUDO RIDICULAMENTE SIMPLES

A dra. Buckley e seus orientandos não foram os únicos a desafiar a diretriz da AAP. Na verdade, muitos especialistas em imunologia já conheciam estudos de laboratório realizados com ratos que demonstravam que evitar determinados alimentos desencadeia justamente alergias a esses alimentos. Mas a comunidade dos imunologistas ligados à prática laboratorial era, em grande parte, desconectada dos alergistas clínicos e da comunidade pediátrica.

O dr. Gideon Lack, alergista pediátrico e imunologista em Londres, também contestou a diretriz britânica. "Não era baseada em evidências", escreveu ele no periódico *The Lancet*, em 1998. "As medidas de saúde pública podem ter efeitos involuntários [...]. Poderiam aumentar a prevalência da alergia a amendoim."[8]

Dois anos depois, no mesmo ano em que a AAP emitiu sua recomendação de evitar o consumo de amendoim, ele deu uma palestra em Israel e perguntou aos cerca de duzentos pediatras na plateia: "Quantos de vocês têm pacientes com alergia a amendoim?".

Apenas dois ou três levantaram a mão. Em Londres, atendendo ao mesmo pedido, praticamente todos os pediatras presentes se manifestaram.

Chocado com a discrepância, o dr. Lack teve seu momento eureca. Em Israel, é comum os bebês serem alimentados com um produto à base de amendoim chamado Bamba. Para ele, isso não era coincidência.

O dr. Lack reuniu rapidamente uma equipe de pesquisadores em Tel Aviv e Jerusalém para realizar um estudo formal. Eles descobriram que crianças judias em Israel apresentavam uma taxa de alergia a amendoim dez vezes menor em comparação a crianças judias no Reino Unido, sugerindo que não se tratava de predisposição genética, como presumira o establishment da medicina.[9] Lack e seus colegas israelenses intitularam o artigo com os resultados de sua pesquisa de "Early Consumption of Peanuts in Infancy Is Associated with a Low Prevalence of Peanut Allergy" [Consumo precoce de amendoim na infância está associado a uma baixa prevalência de alergia a amendoim].

Entretanto, sua publicação em 2008 não foi suficiente para erradicar o pensamento de manada. Evitar amendoim fora considerado a resposta correta em provas de faculdades de medicina e no exame para obtenção de licença, elaborado e aplicado pelo Conselho Americano de Pediatria. Muitos na comunidade médica ignoraram as conclusões do dr. Lack e seguiram insistindo na ideia de que crianças deveriam evitar amendoim. Por quase uma década depois da diretriz da AAP, nem o Instituto Nacional de Doenças Alérgicas e Infecciosas dos Institutos Nacionais de Saúde (NIAD/NIH, na sigla em inglês), nem outras instituições financiariam estudos confiáveis para avaliar a recomendação e verificar se ela ajudava ou prejudicava as crianças.

Mas as coisas foram piorando. Quanto mais os agentes de saúde imploravam aos pais que seguissem a recomendação, mais graves eram os casos de alergia. A quantidade de crianças que acabaram no pronto-socorro triplicou em apenas uma década (2005-14).[10] O problema se espalhou como um vírus. Em 2019, um relatório estimou que uma em cada dezoito crianças americanas sofria de alergia a amendoim.[11] As escolas mantiveram a proibição ao produto, e o poder público criou leis para eliminá-lo de alimentos voltados a crianças, enquanto as vendas de EpiPens, canetas de adrenalina utilizadas para reverter quadros agudos de anafilaxia, disparavam. A indústria farmacêutica explorou a situação, extorquindo pais e escolas desesperados. Nos Estados Unidos, a Mylan Pharmaceuticals aumentou o preço da EpiPen de cem para seiscentos dólares. (Em alguns países, custa trinta dólares.)[12]

A recomendação da AAP criara um círculo vicioso. Quanto mais prevalentes ficavam os casos de alergia a amendoim, mais as pessoas evitavam dar amendoim para crianças menores. Isso, por sua vez, levava a mais casos de alergia. Essa visão estreita criou um cenário de pesadelo cuja única solução possível parecia ser a total erradicação do amendoim no planeta.

À medida que o cenário piorava, o inconformado dr. Lack decidiu conduzir um estudo para elucidar a questão de uma vez por todas — um ensaio clínico randomizado expondo bebês de quatro a onze meses a amendoim. Ele descobriu que a exposição precoce resultava em uma redução de 86% na alergia ao alimento quando a criança chegava aos cinco anos de idade, em comparação com crianças que seguiam a recomendação da AAP.[13] Ele divulgou seus resultados para o mundo no *New England Journal of Medicine* em 2015, finalmente demonstrando o que imunologistas como a dra. Buckley já sabiam havia décadas: a abstenção de amendoim leva à alergia ao produto. Agora era inegável; a academia de pediatria fizera o contrário do que deveria.

Procurei o dr. Lack e tomamos um café da manhã quando ele veio a Washington, D.C., para uma conferência médica em 2024. Ele me contou que sua hipótese inicial se baseara em uma antiga observação feita em sua prática clínica: crianças que usavam brinco às vezes desenvolviam uma alergia a níquel ao redor do furo. Mas crianças que usavam aparelho ortodôntico não tinham alergia a níquel. Ele percebeu que o uso do aparelho expusera essas crianças ao metal, desenvolvendo sua imunidade. Essa observação era consistente com o conceito de "tolerância oral" que ele estudara em experimentos com ratos, conduzidos na Universidade do Colorado na década de 1990.

Ele também comentou sobre um fato ocorrido quando tinha seis anos, que o lembrava de como a sabedoria convencional pode mudar. Seu avô sofrera um ataque cardíaco, e o tratamento determinado pelos médicos fora repouso absoluto — recomendação que, futuramente, seria substituída pelo exercício de reabilitação cardíaca. O dr. Lack se lembrava de que seu avô fora obrigado a permanecer acamado. Os familiares tinham de levar as refeições para ele. O tratamento médico o debilitara ainda mais.

"Na ciência, tendemos a cair na rotina e nos aferrar a ela", disse-me. "Precisamos manter a mente aberta."

Hoje, o dr. Lack é reconhecido como um herói no campo da alergia, mas, quando realizou seu grande estudo, foi duramente criticado. Os puristas do aleitamento materno, para quem a criança deve ser alimentada exclusivamente com o leite da mãe, o tacharam de "antiamamentação" por afirmar que alimentos pastosos deveriam ser introduzidos a bebês. Mas o dr. Lack não tinha nada contra o aleitamento materno. Muito pelo contrário! A introdução da manteiga de amendoim e outros alimentos em pequenas quantidades entre os três e os seis meses de idade era perfeitamente compatível com a amamentação. Mas ele seguiu enfrentando críticas.

"Fui acusado de comportamento antiético. Houve uma imensa pressão para interromper o estudo", contou-me. "Testar a hipótese era visto como antiético porque parecia absurdo."

Alguns também tinham a preocupação de que a manteiga de amendoim pudesse causar obesidade por ser rica em gorduras saturadas (assunto que veremos no capítulo 4, "Meu tio Sam adora ovos").

A AAP demoraria dois anos, a partir da publicação do ensaio clínico randomizado do dr. Lack, para voltar atrás em sua orientação feita aos pediatras e pais em 2000.[14] O NIAD dos NIH também levaria dois anos para emitir um relatório apoiando a retratação da diretriz.[15]

Precisaram mesmo de dois anos de espera? Não sentiram remorso? As famílias afetadas mereciam que o establishment da medicina agisse rápido para corrigir sua recomendação logo depois do estudo definitivo do dr. Lack. O dr. Hugh Sampson, outro residente supervisionado por Rebecca Buckley, chefiou o relatório do NIAD do NIH, que voltou atrás na recomendação. Ele me contou como foi frustrante trabalhar com a agência governamental. O dr. Sampson é um dos principais alergologistas do país. Quando lhe perguntei sua opinião sobre toda essa saga, ele disse: "A comunidade da alergia alimentar foi devidamente repreendida [pelo equívoco de recomendar a abstenção de amendoim]".

Toda uma geração — milhões de crianças — fora prejudicada pelo pensamento de manada, e muitas sofrem as consequências até hoje. Mas agora, pelo menos, a torneira das más diretrizes havia sido fechada.

MEU AMIGO DR. DREW

O estudo de 2015 caiu como uma bomba. Liguei para um dos meus melhores amigos na faculdade de medicina, o dr. Drew White, agora um alergologista na clínica Scripps, em San Diego, para perguntar como a publicação fora recebida. "É um estudo impressionante", disse ele. "Assim que foi publicado, pensamos: 'Como vamos consertar essa enorme bagunça?'." A postura absolutista adotada pela AAP em 2000 dificultava a retirada da recomendação. Drew e eu concordamos: a AAP deveria ter dito algo como "não temos certeza". Pelo menos teria sido mais honesto.

Tragicamente, até hoje muitos pais acreditam que devem evitar dar amendoim a seus bebês e filhos pequenos. A recomendação da abstenção vigorou por tanto tempo que nunca mais saiu da cabeça das pessoas.

Há tratamentos eficazes envolvendo a reintrodução gradual de pequenas quantidades de amendoim acompanhada por medicamentos potentes para suprimir a resposta imunológica da criança. Infelizmente, isso é complicado ou caro demais para alguns, que consideram mais fácil lidar com o problema simplesmente evitando o consumo do alimento.

Nos quinze anos transcorridos entre a diretriz da AAP e o estudo do dr. Lack, pais que permitiam aos seus filhos pequenos consumirem produtos à base de amendoim eram vistos quase como criminosos por alguns membros do establishment médico e da sociedade em geral. Em seguida vieram as censuras e as humilhações públicas. Pais que não seguissem a recomendação da AAP eram considerados pessoas estúpidas e arrogantes que desafiavam a ciência.[16]

Meu amigo Drew e eu discutimos como gostaríamos que o estudo do dr. Lack tivesse sido conduzido ainda na década de 1990 — antes da recomendação inadequada da AAP. Não é como se fosse uma organização sem recursos financeiros. A AAP arrecadou 137 milhões de dólares em 2022,[17] oriundos das contribuições de seus membros (692 dólares por ano para cada pediatra licenciado), da indústria farmacêutica, dos fabricantes de leite instantâneo e de outras fontes. Se o dogma da abstenção de amendoim não tivesse sido promovido, vidas poderiam ter sido salvas. O financiamento de um estudo para responder à questão da alergia a amendoim *antes* de emitir amplas recomendações teria poupado não só todo o sofrimento causado a incontáveis famílias como também bilhões em despesas médicas. O estudo de 2015 do dr. Lack mudou tudo, mas era essencialmente um ensaio clínico randomizado muito básico envolvendo 640 crianças. Algo de uma simplicidade constrangedora.

QUAL É A SENSAÇÃO?

Mortes por alergia a amendoim são reais. E conviver com o problema pode ser assustador. A situação é ainda mais trágica por sabermos que a atual epidemia teria sido em grande parte evitável. A fim de compreender melhor como é lidar com uma alergia grave a amendoim, procurei algumas famílias que passaram por isso.

O caso de uma menina chamada Charley foi o que me deixou mais impressionado. Quando ela nasceu, em 2009, a recomendação contra o amendoim estava a pleno vapor; sua mãe, Jen, tentou fazer tudo certo em sua criação. Por exemplo, seguia à risca a orientação da entidade Consumer Reports de sempre trocar o capacete da bicicleta caso caísse no chão, para prevenir contra pequenas rachaduras. Assim, na questão dos alimentos à base de amendoim, ela pesquisou a fundo, ainda mais depois que surgiu um eczema na pele de Charley com um ano de idade. "Vamos tirar tudo o que tenha amendoim", disse o pediatra, seguindo a diretriz da AAP. Jen, que por acaso era enfermeira escolar, queria uma segunda opinião. Seu marido, Shane, ligou para um amigo da família em Kentucky que acabara de se formar em pediatria.

"Todo mundo disse a mesma coisa", contaram-me Jen e Shane. Assim, os pais consentiram rigorosamente com a total abstenção do produto. Porém, meses depois, a pequena Charley começou a passar mal com muita frequência. A princípio foi diagnosticada uma asma, que progrediu para uma alergia grave a amendoim. Em alguns anos, simplesmente ficar perto de amendoins, mesmo sem encostar neles, podia desencadear uma reação em que sua garganta inchava e ela não conseguia respirar. Jen e Shane me contaram ter passado por enormes sustos e que o medo da exposição causava muita ansiedade na vida da filha.

O mais difícil, afirmaram eles, era ver como as pessoas menosprezavam a alergia de Charley. Contaram que era complicado até sair para tomar um sorvete com ela. Tinham de pedir ao atendente (muitas vezes um adolescente) para usar uma concha limpa e pegar o sorvete de um recipiente que ainda não fora aberto, de modo a evitar uma eventual contaminação do pote de pistache. Precisavam se manter vigilantes ou correriam o risco de terminar no pronto-socorro. Às vezes o atendente da sorveteria teimava que lavar a concha bastava ou era tudo o que ele podia fazer. Esse nível de preocupação pode converter um agradável passeio em família em um pesadelo. Os dois ficavam tão extenuados de discutir com garçons quando saíam para comer que consideraram abrir um negócio para educar os restaurantes e, quem sabe, até criar um selo para identificar os estabelecimentos seguros para pessoas alérgicas. Alguns jovens com alergias graves nunca foram a um restaurante na vida.

Atualmente, Charley está numa etapa avançada de um programa de dessensibilização. Os médicos a orientaram a comer alguns M&Ms de amendoim à noite junto com a medicação antialérgica para atenuar sua resposta imune. Mas, até hoje, sempre que come amendoim ela sofre uma pequena reação que a deixa com dor de barriga e odeia fazer isso. Já pediu para parar, mas os médicos lhe disseram que precisa continuar com o procedimento para que sua alergia deixe de representar um risco de vida e passe a ser administrável. Seus pais seguem buscando se informar sobre os tratamentos mais recentes disponíveis.

Jen e Shane nunca imaginaram que poderiam receber orientações inadequadas de seus pediatras de confiança. "Ouvimos todas essas pessoas que respeitamos e que estudaram medicina dizendo a mesma coisa", explicou Jen. "Simplesmente nunca questionamos se poderiam estar equivocadas."

Shane foi mais direto. "Fico totalmente perplexo de ver minha pobre filha convivendo com isso por causa de um relatório ruim", disse, referindo-se à recomendação de 2000 da AAP. "Olho para minha filha e fico triste que ela tenha de viver com medo por termos sido mal informados. Presumimos que os médicos fazem sua própria pesquisa em vez de apenas seguir cegamente as recomendações."

O casal também expressou suas dúvidas quanto à honestidade da comunidade médica. A ideia sem fundamento da abstenção de amendoim fora recomendada com o mesmo empenho de outras orientações comprovadamente necessárias. Não tinham como saber quais eram inventadas e quais se baseavam em evidências sólidas.

Ouvi um contrariado Shane desabafar sua frustração porque eu tinha consciência de que, em 2000, os cientistas da área da imunologia já sabiam a verdade sobre a exposição precoce e contavam com dados sólidos para sustentá-la. Mas eles não foram incluídos no pequeno comitê que emitira a recomendação da Academia Americana de Pediatria. O influente alergologista dr. Sampson me explicou a triste realidade de como a medicina podia ser compartimentada. "As pessoas na comunidade da imunologia não interagiam de fato com a comunidade da alergia clínica ou da nutrição", disse. Além disso, a alergia alimentar "não era uma especialidade respeitada", acrescentou. "Havia uma percepção na hierarquia pediátrica de que a alergologia não era tão importante, não era ciência de verdade."

Depois de conhecer a família de Charley, o aumento da alergia a amendoim nos Estados Unidos, exacerbado pela recomendação equivocada da AAP, não era mais um mero gráfico na minha mente, e sim uma vívida tragédia.

Para compreender melhor a dimensão do problema, procurei a dra. Robin Wallin, diretora dos serviços de saúde das escolas públicas em Alexandria, na Virgínia, nos arredores de Washington, D.C. Haja vista a elevada prevalência de alergias a amendoim nas escolas (quase toda turma tem uma criança com o problema), as instituições de ensino hoje desencorajam o consumo de alimentos em celebrações, como aniversários e feriados.

Ao mesmo tempo que as comemorações em sala de aula desapareciam, explicou-me a dra. Wallin, o orçamento para a compra de EpiPens ia às alturas. Elas estão por toda parte, custam centenas de dólares cada e precisam ser trocadas todo ano, porque perdem a validade. Curiosamente, mencionou ela, embora a alergia a amendoim seja um problema amplo, sua ocorrência era rara entre as inúmeras crianças imigrantes no distrito escolar. Muitos de seus países de origem haviam sido poupados do dogma da AAP que se espalhou pelos Estados Unidos.

CADÊ OS ABSOLUTISTAS DO AMENDOIM?

Todo mundo erra, mas, quando isso acontece, é importante assumirmos a responsabilidade por nossos erros. Na medicina, isso é algo vital. Tal postura nos permite estabelecer procedimentos a fim de evitar futuras falhas. Também é importante nos desculparmos com as pessoas prejudicadas pelo erro. Na verdade, essa é uma parte crucial do processo de cura e ajuda a consolidar a confiança.

Entrei em contato com o comitê da AAP que recomendara a abstenção de amendoim em 2000. Por suas credenciais, muitos deviam pertencer à área de nutrição. Nenhum deles parecia ser um especialista em imunologia. O comitê era composto por um pequeno grupo de sete médicos e nove representantes dos Centros de Controle e Prevenção de Doenças (CDC, na sigla em inglês), da Administração de Alimentos e Medicamentos (FDA, também na sigla em inglês), dos NIH, do Departamento de Agricultura dos Estados Unidos, da Associação Dietética Americana e outros órgãos. Desde a publicação de suas recomendações, ninguém expressou arrependimento nem se desculpou. Na verdade, muitas dessas pessoas receberiam prêmios e promoções acadêmicas. Procurei todas elas para saber o que tinham a dizer.

Dois dos sete membros do comitê responderam. Um admitiu que a recomendação de 2000 veio de um manual anterior da AAP sobre nutrição. "Havia uma política interna de que todas as recomendações da AAP precisavam ser consistentes. Era um antigo dogma que foi perpetuado." Em outras palavras, proteger a instituição era mais importante do que apresentar ao público pontos de vista alternativos.

O outro membro do comitê me explicou que não era alergologista. "Nunca tratei nenhuma criança com alergia a amendoim, mas tenho a firme convicção de que a exposição em tenra idade é a maneira certa de proceder", escreveu ele. Quando conversamos pelo Zoom, ele me contou que tivera pouca participação na diretriz, mas admitia que "virou um dogma". E acrescentou: "Qualquer recomendação baseada na *opinião* de um especialista deveria ser recebida com um pé atrás".

Infelizmente, as consequências da recomendação de evitar amendoim perduram até hoje. O programa alimentar americano conhecido como Programa Especial de Nutrição Suplementar para Mulheres, Bebês e Crianças (WIC, na sigla em inglês) exclui manteiga de amendoim da lista de alimentos aconselhados para bebês. Isso apesar do fato de as crianças elegíveis para o WIC apresentarem risco muito maior de desenvolver alergia a amendoim e serem, portanto, as que mais se beneficiariam de sua introdução precoce. Conversei com o dr. Lack sobre a questão. "O WIC proporciona uma oportunidade única na saúde pública para prevenir alergia a amendoim. Se a manteiga de amendoim fosse incluída entre os produtos, poderia evitar mais de 50% dos novos casos de alergia a amendoim todo ano", disse ele. Trata-se de um escândalo atual, em pleno andamento. Levei a questão a alguns membros do Congresso, na esperança de que o próximo anúncio sobre os itens alimentícios referendados para crianças pelo WIC inclua a manteiga de amendoim.

Perguntei ao dr. Talal Chatila, imunologista pediátrico de Harvard, sobre a epidemia de alergia ao amendoim nas últimas duas décadas e meia. Ele admitiu que havia inúmeros fatores a considerar, mas, quando a abstenção de amendoim foi promovida com tamanha ênfase, "acabamos criando um monstro".

Em 28 de maio de 2024, o dr. Lack publicou os resultados de longo prazo das crianças que haviam participado de seu estudo original. "O consumo de amendoim, iniciado em tenra infância e prosseguindo até a idade de cinco anos, proporcionava tolerância duradoura ao alimento até a adolescência", concluíram ele e seus colegas no *New England Journal of Medicine*.[18]

Até hoje, o Reino Unido e os Estados Unidos continuam a apresentar os piores casos de alergia a amendoim do mundo.

O AMENDOIM NO COMBATE À FOME

Na questão do amendoim, os Estados Unidos também são responsáveis por exportar desinformação. O amendoim é rico em proteína, gorduras saudáveis, vitaminas e minerais, que fazem dele um alimento ideal para combater a fome. O produto não precisa de refrigeração para ser armazenado e transportado, e pode ser desidratado e depois misturado com água, evitando o risco de obstrução das vias aéreas. Também é barato. Por isso, constitui um alimento milagroso para agências humanitárias dedicadas a levar alimentos à base de amendoim a crianças do mundo todo. O Bamba é um alimento incrível. Não contém conservantes nem corantes e é enriquecido com diversas vitaminas. Uma pessoa pode viver de Bamba e água por um longo tempo. O produto é distribuído para milhões de crianças em vários países e já salvou incontáveis vidas.

Mas, quando os pediatras americanos fizeram a recomendação em 2000 contra produtos contendo amendoim para crianças, isso implicou um dilema para os trabalhadores humanitários internacionais: seria verdade que a exposição precoce a produtos de amendoim causava alergia? E, em caso afirmativo, valia a pena correr o risco a fim de impedir as mortes por inanição?

Alguns agentes humanitários internacionais foram suficientemente observadores para perceber que os africanos ingeriam sopa de amendoim cozido desde a infância e ninguém parecia desenvolver alergia. Assim, continuaram a distribuir Bamba, a despeito da oposição de alguns pediatras americanos.

O establishment médico americano exportava nosso dogma estúpido de evitar amendoim. Por quinze anos, médicos e imunologistas sensatos que desafiaram a AAP nesse assunto não foram páreos para a poderosa associação comercial e o NIAD. Felizmente, o estudo de 2015 do dr. Lack era uma evidência sólida inegável. No fim, as observações iniciais dos trabalhadores humanitários na África foram mais certeiras do que as decisões da elite acadêmica.

Durante esses mesmos quinze anos em que o Reino Unido e os Estados Unidos recomendaram evitar o consumo de amendoim, os países natais de Asonganyi e Faith na África não registraram casos de alergia a amendoim, exceto entre turistas e residentes americanos e britânicos. Fiquei sabendo por meio de Asonganyi e Faith que, a exemplo de muitos bebês e crianças na África, eles foram desmamados com a introdução de sopa de amendoim no lugar do leite materno. (Acontece que o amendoim cozido é menos alergênico do que o torrado, popularizado nos Estados Unidos.)

Graças a boas pesquisas, alimentos à base de amendoim são hoje amplamente comercializados no mundo todo, combatendo a fome e prevenindo a alergia a amendoim. Comparando os sistemas de saúde, a África preveniu doenças da maneira correta, enquanto os ocidentais entraram em pânico e se abasteceram com estoques de caras EpiPens.

UM CAMINHO A SEGUIR

A AAP e as autoridades de saúde pública americanas deveriam mudar de abordagem e realizar uma campanha nacional para educar os pais sobre a importância de introduzir produtos seguros à base de amendoim para os bebês, além de encorajar pacientes de alergia grave a procurarem um tratamento médico de ponta. Antigamente, pouco podia ser feito em relação a uma alergia grave a amendoim, exceto a completa abstenção. Hoje, os médicos podem curar essas crianças por meio de práticas modernas: reintroduzindo amendoim de forma lenta, frequente e gradativa. Desde 2005, médicos na Europa tratam crianças com essa reintrodução controlada combinada a um medicamento para o sistema imunológico chamado Xolair (um anticorpo monoclonal que age contra o anticorpo IgE, que está ligado às alergias). *Dezenove* anos depois, em 2024, a FDA aprovou o uso do medicamento nos Estados Unidos.[19] A reintrodução gradual não representa uma cura instantânea, mas, com o tempo, essa terapia pode reduzir ou eliminar a dependência da EpiPen.

Até certo ponto, a história da alergia a amendoim tem um paralelo com outras alergias alimentares, como as alergias a ovo e leite. Em vez de oferecer conselhos equivocados com base em dados questionáveis, a AAP deveria ter sido honesta e fornecido aos pais a resposta correta à pergunta sobre como prevenir alergia a amendoim em 2000: não sabemos. Uma coisa é dar sua opinião, outra, bem diferente, é sugerir que sua opinião constitui uma verdade científica. Como veremos nos próximos capítulos, a frase tão simples "não sei", com frequência, pode ser a resposta certa.

CONFIANÇA

Quando a medicina moderna emite recomendações com base em estudos científicos sérios, mostra seu grau de excelência; por outro lado, quando se baseia em opiniões e arbitrariedades, revela um lado constrangedor. Neste livro, examinaremos como algumas das principais recomendações da medicina moderna foram revertidas, muitas vezes sem conhecimento do público. As histórias por trás disso, com frequência, são de cair o queixo, lembrando-nos de que a transparência é um componente essencial para a boa saúde.

A característica mais importante de um bom médico é a humildade. A humildade de conhecer os próprios limites, de saber quando procurar ajuda de outro médico e de aprender a dizer "não sei". Pela minha experiência, as pessoas se mostram dispostas a nos perdoar quando somos abertos e honestos, mas têm pouca tolerância para declarações feitas com um absolutismo rígido, quando, na realidade, tais afirmações são baseadas antes em intuições ou opiniões não fundamentadas em dados científicos válidos. Para muita gente, a ofensa mais imperdoável é quando o médico faz uma recomendação enfática sem base científica e, ainda por cima, sugere que ela realmente conta com embasamento na ciência. Com isso, a confiança é quebrada.

O dr. Gideon Lack é um herói internacional. Ele ousou desafiar o pensamento convencional e acabou por reverter um dogma médico que prejudicou milhões de crianças. De quebra, ainda contribuiu com dados científicos para isso.

Assim, quando um garçom perguntar se alguém na sua mesa tem alergia a amendoim, você pode agradecer à oligarquia da profissão médica que alardeou uma recomendação sem fazer estudos científicos adequados primeiro nem incluir pessoas da comunidade de imunologia. Além disso, lembre-se de que essa é uma pergunta que os garçons do continente africano não precisam fazer.

2. A histeria com a TRH

A história não contada da terapia de reposição hormonal

Dizem que a verdade é com muita frequência eclipsada, mas jamais se extingue.
Tito Lívio

Ao longo da maior parte do século XX, a terapia de reposição hormonal (TRH) foi saudada como um milagre da medicina. Milhões de mulheres encontraram alívio para os sintomas da menopausa. A TRH, que consiste em estrogênio com ou sem progesterona, aliviava a sensação de calor, atenuava a confusão mental (ou *brain fog*) e a depressão, e até ajudava a dormir melhor. As mulheres se sentiam melhor com ela e, além disso, segundo estudos, tinham menos probabilidade de desenvolver Alzheimer e sofrer fraturas ósseas, bem como risco 50% menor de morrer de ataque cardíaco quando a iniciavam dentro de dez anos depois do começo da menopausa.[1] No geral, a terapia demonstrou aumentar a longevidade da mulher em três anos. Milhões de mulheres no mundo todo se sentiam melhor e desfrutavam uma vida mais longa e saudável graças à TRH.

Mas, em 2002, algo aconteceu.

Os médicos dos Institutos Nacionais de Saúde (NIH, na sigla em inglês) convocaram uma coletiva de imprensa para anunciar uma descoberta surpreendente. A TRH, disseram, causava câncer de mama. Essa conclusão se baseava em um estudo recente com 16 608 mulheres realizado em parceria com pesquisadores de

Harvard e Stanford. "Esses resultados são a primeira confirmação de um ensaio clínico rigoroso de que tomar estrogênio com progestina aumenta o risco de câncer mamário", declarou o autor principal do estudo, o dr. Jacques Rossouw, acrescentando que a TRH resultava em uma "incidência 26% mais elevada" desse tipo de câncer. Ele não divulgou os dados do estudo, mas afirmou que este fora interrompido antes do planejado devido a essa preocupante conclusão. O anúncio chocante assustou mulheres do mundo todo, e médicos também. Considerada um carcinógeno, a TRH foi imediatamente abandonada.[2] As mulheres jogaram seus comprimidos na privada, e os médicos pararam de prescrevê-los.

Como focas adestradas, a mídia bateu palmas para os pesquisadores. Os jornalistas repercutiram a conclusão do estudo, embora ainda nem tivessem visto os dados. A revista *Time* estampou a foto de uma mulher na capa com a ominosa chamada: "A verdade sobre os hormônios: a terapia de reposição hormonal é mais arriscada do que foi anunciado. O que a mulher deve fazer?". Os pesquisadores foram celebrados como verdadeiros detetives da medicina, cuja descoberta pouparia milhões de mulheres do temido câncer.

Só havia um problema: o estudo *não* mostrava que a TRH causa câncer de mama.

A efetiva publicação, que apareceu no *Journal of the American Medical Association* (*JAMA*) uma semana depois da coletiva de imprensa, não justificava a conclusão anunciada. O estudo não identificou nenhuma diferença estatisticamente significativa nas taxas de câncer de mama entre o grupo de mulheres submetidas à TRH e o grupo que tomou placebo. Os autores haviam distorcido os dados. Mas, por incrível que pareça, quase ninguém percebeu. A mensagem de que a TRH causa câncer de mama pegou. E até hoje a maioria dos médicos ainda acredita nisso.

Mas nem todos embarcaram nessa. Naquela época, eu era residente. Uma das minhas mentoras, conhecida por sua visão imparcial, chamou minha atenção para a grande discrepância entre o anúncio do estudo e os dados publicados.

"Isso é algum tipo de truque mental Jedi?", perguntou ela com uma expressão incrédula. "Essa pode ser a maior farsa da medicina moderna."

Pedi-lhe que me mostrasse os dados apresentados na publicação. Ela observou que a taxa de câncer de mama precoce (conhecido como carcinoma *in situ*) era mencionada no artigo como sendo igual entre o grupo do placebo e da TRH. A taxa de câncer de mama invasivo era ligeiramente mais elevada no grupo submetido à terapia do que no grupo do placebo, com menos de um diagnóstico adicional de câncer de mama não fatal para cada mil mulheres tratadas em um ano. Mas, considerando o tamanho de cada grupo, apenas um teste estatístico válido determinaria se a diferença era real ou um mero ruído aleatório nos dados. A ciência funciona assim, esse é o bê-a-bá da pesquisa científica. Nenhum periódico ou pesquisador sério aceitaria alegações de taxa mais elevada em um grupo comparado a outro se o teste estatístico aplicado não encontrasse a menor diferença.

Verifiquei o teste estatístico na publicação. Era um teste padronizado chamado de "intervalo de confiança da razão de possibilidades". Quando um intervalo de confiança é amplo e inclui o número 1,0 na faixa, é considerado não significativo, ou seja, não há diferença entre os grupos testados. *Nunca.* Nesse estudo, o intervalo de confiança era tão amplo que daria para um caminhão passar por dele. Ainda mais importante, também incluía o número 1,0 na faixa.

"Marty, é incrível!", exclamou minha mentora. "O estudo mostrando que a TRH causa câncer de mama não mostra que a TRH causa câncer de mama!"

0,83-1,92
0,29-2,32
0,32-1,24

Dados publicados do intervalo de confiança do risco ajustado de câncer mamário invasivo para mulheres realizando TRH comparado ao grupo que tomou placebo. FONTE: *The Journal of the American Medical Association*, 17 jul. 2002.

Conforme o tempo passava, minha mentora e eu ficávamos perplexos com o fato de ninguém se manifestar. Nós nos perguntávamos quando algum médico proeminente viria a público denunciar as falsas alegações feitas pelos pesquisadores dos NIH. *Certamente alguém vai denunciar isso*, pensamos. *Não é possível que tanta gente assim não entenda de estatística.*

Estávamos enganados. Os poucos médicos que se manifestaram foram logo silenciados. As prescrições de TRH nos Estados Unidos despencaram 80% e permanecem baixas até hoje. Tragicamente, toda uma geração de mulheres foi privada de um tratamento capaz de salvar vidas.

Uma cruel ironia veio à tona em estudos de follow-up. Eles revelaram que as participantes que tomaram apenas estrogênio tiveram o risco de câncer de mama reduzido em 23% e o risco de morte por câncer de mama reduzido em 40%. Esse benefício diminuía com o tempo após as mulheres descontinuarem a TRH.

Para meu grande espanto, até hoje muitos médicos acreditam que a TRH não deve ser prescrita porque causa câncer de mama. Se perguntarmos o motivo, é quase certo que citem um estudo famoso — o ensaio clínico mais caro da história — conhecido mundialmente como Iniciativa de Saúde da Mulher (WHI, na sigla em inglês). Os NIH gastaram cerca de 1 bilhão de dólares do dinheiro público nesse estudo.

A INCRÍVEL HISTÓRIA QUE LEVOU A ISSO

Quando comecei a investigar como se deu o fiasco da WHI, médicos ligados ao estudo me disseram que eu deveria procurar o dr. Robert Langer, um epidemiologista e especialista em medicina preventiva da Universidade da Califórnia em San Diego que também era investigador da WHI. Ele é sincero sobre como os principais autores do estudo haviam induzido o público ao erro. Procurei-o para saber mais. Quando nos encontramos, o dr. Langer explicou que a maioria dos coautores havia sido enganada em um evento realizado em 27 de junho de 2002, poucas semanas antes de o estudo ser publicado no *JAMA*. Ele compareceu ao encontro semestral regularmente programado dos quarenta principais pesquisadores da WHI (um líder de cada grupo participante) no prédio novo e chique do hotel Sofitel Chicago. Foram todos cordialmente recebidos, mas não faziam ideia do que os aguardava.

"Bem-vindos a Chicago", começou o encontro. O dr. Langer e um pesquisador do Havaí estavam com cara de sono, pois vinham de fusos horários a oeste.

"Podem esquecer a programação que receberam. As coisas mudaram", disseram a eles. A seguir, o principal bioestatístico presente explicou que o conselho independente do estudo recomendava interromper o ensaio clínico da TRH. O dr. Langer e os outros 39 pesquisadores foram informados de que um pequeno grupo de líderes do estudo já redigira o artigo sobre a pesquisa e que ele fora aceito para publicação no *JAMA*, o periódico médico mais lido dos Estados Unidos.

Uma versão preliminar do artigo foi distribuída entre os presentes no evento.

Eles não conseguiam acreditar. Coautores sempre têm tempo de sobra para revisar um artigo antes que seja submetido à publicação. Os investigadores objetaram, perplexos com aquela abordagem altamente incomum e arbitrária. Tiveram vinte minutos para ler tudo. Conforme o faziam, notaram a linguagem enganosa do artigo e identificaram problemas em suas conclusões.

O dr. Rossouw, chefe-geral do estudo, tentou acalmar os pesquisadores convidando-os a sugerirem mudanças e entregarem suas cópias anotadas antes do almoço. Afirmou que eventuais alterações seriam enviadas por um portador à redação do periódico, que ficava a poucas quadras do local do encontro.

"Até o meio-dia?", protestaram os pesquisadores. Já eram dez e meia da manhã. Assim, a maioria deles nem se deu ao trabalho de tomar notas. Mas o dr. Langer me contou como ele e alguns outros aproveitaram a hora seguinte para fazer importantes correções no artigo, e entregaram suas sugestões antes do prazo indicado. Contudo, depois do almoço, foram informados de que o portador retornara dizendo que não houve tempo suficiente. O artigo já havia sido diagramado e impresso. As revistas estavam empilhadas no depósito, prontas para serem despachadas.

O encontro era uma farsa.

O foco da reunião se voltou à sugestão de comunicado à imprensa, intitulado "NHLBI [Instituto Nacional do Coração, do Pulmão e do Sangue, uma divisão dos NIH] interrompe ensaios clínicos do estrogênio com progestina devido ao risco de câncer de mama aumentado e à ausência de benefícios em geral".[3] Foi a gota d'água para os pesquisadores (lembre-se de que se trata de estudiosos respeitáveis, com graduações acadêmicas importantes). O dr. Langer, o mais eloquente, iniciou uma discussão acalorada com o dr. Rossouw.

"Se é isso que vão divulgar para a imprensa, não haverá mais volta", advertiu.[4] Ele explicou que o câncer de mama era a controvérsia médica mais explosiva dos Estados Unidos, acrescentando: "Se criarem um medo infundado em torno de um assunto tão delicado, nunca mais conseguirão reparar o estrago".

O dr. Langer me disse: "Marty, ficou claro para mim que se aquele comunicado fosse divulgado, seria fim de jogo. E foi exatamente o que aconteceu".

Por muitos anos, o dr. Langer questionaria outros estudos da WHI e até tiraria seu nome como coautor de alguns artigos. "Ficou óbvio que a intenção dos relatórios posteriores era preservar essa versão dos fatos e manter as aparências, tendo em vista o tamanho e o custo do estudo", explicou. Mas sua oposição não passou despercebida.

Em 2009, o dr. Langer foi informado por e-mail de sua destituição da presidência de um comitê da WHI, ficando proibido de ter qualquer participação em futuras publicações da organização sobre reposição hormonal. Quando quis saber o motivo, recebeu por e-mail a seguinte resposta de um alto funcionário da WHI: "Os IPs chegaram a um consenso sobre a interpretação de nossos dados e preferem que nossas publicações não sejam contraditórias".

Em outras palavras: *Não toleraremos discordâncias.*

Refletindo sobre a desagradável experiência, o dr. Langer escreveu em 2017 que as "circunstâncias altamente incomuns" em torno do encerramento precoce e da divulgação do ensaio clínico resultaram em "desinformação e histeria" que persistem até hoje. Em outro periódico médico, afirmou que "a boa ciência foi deturpada e isso causou danos substanciais e duradouros entre as mulheres para as quais um tratamento adequado e benéfico foi interrompido ou nunca iniciado".[5] Quando conversamos, ele me contou que ser demitido da WHI, "na época, foi perturbador e estressante. Hoje vejo como um dos momentos de que mais me orgulho".

Em 2023, o dr. Langer e outros publicaram um artigo detalhado condenando a WHI de "divulgação de resultados não significativos como se fossem relevantes, interpretação errônea de seus próprios dados e declaração enganosa de que a conclusão anunciada reduzira a incidência do câncer mamário nos Estados Unidos".[6] Ele e seus coautores constataram que "uma geração de mulheres foi privada da terapia hormonal, em grande parte, como consequência dessa difundida interpretação [equivocada] dos dados".

Por que o pequeno grupo de líderes do estudo escondeu dados de seus coautores? Talvez seja porque o autor principal, o dr. Rossouw, já havia tomado uma decisão antes mesmo de o estudo começar. Seis anos antes da publicação da WHI, ele escrevera: "É hora de dar um basta nesta empolgação com os hormônios".[7] Bem, ele conseguiu.

Procurei o dr. Rossouw em sua casa em Maryland para ouvir o que tinha a dizer sobre o ocorrido no encontro em Chicago. Ele admitiu que a publicação fora apressada e polêmica. "Causou certo descontentamento", afirmou. "Foi uma reunião bastante desconfortável, mas superamos."

A seguir, minha principal pergunta foi sobre a relevância estatística. Uma descoberta pode ser estatisticamente significativa — ou seja, podemos tomar decisões médicas baseados nela — ou não. Perguntei ao dr. Rossouw sem titubear: a ligação com o câncer de mama em seu estudo era estatisticamente significativa?

"Ela beirava a relevância, mas não era muito significativa", respondeu ele. "Em teoria, era significativa. Mas deixava de ser quando ajustada para múltiplas análises dos dados."

Como assim? Que maneira mais estranha de admitir que não era o caso. Eu nunca tinha visto alguém distorcer um resultado não significativo desse jeito em toda minha carreira. Era absurdo. Perguntei então se seu estudo, ou qualquer outro, havia demonstrado que a TRH estava associada a um aumento na taxa de mortalidade por câncer de mama. Ele respondeu que não.

Era impressionante.

Meses depois da publicação do estudo sobre TRH da WHI, um oncologista renomado, o dr. Avrum Bluming, convidou um dos três principais investigadores, o dr. Rowan Chlebowski, para dar uma palestra no Centro Médico de Tarzana, na Califórnia. O dr. Bluming me contou que o público não ficou impressionado com as "evidências" estatisticamente não significativas que foram apresentadas.

Durante a sessão de perguntas da plateia ao fim da palestra do dr. Chlebowski, um médico se levantou para contestar o pesquisador da WHI, perguntando educadamente: "Quanto à alegação feita pelo senhor sobre o risco aumentado de câncer de mama entre mulheres realizando TRH, fiquei com a impressão de que se o intervalo de confiança incluísse o número um, não seria particularmente significativo".

O dr. Chlebowski respondeu:

> Pois é, você tem razão. E quer saber o que acontece? O que acontece é que se for um problema importante e o estudo for grande [...], de modo que você não pode realizá-lo outra vez porque seria muito caro, eles vão dizer que estes são os melhores dados de que dispõem, então [...] a polícia da estatística precisa se retirar da conversa.[8]

O público ficou em silêncio, perplexo com o menosprezo escancarado a padrões de pesquisa universalmente aceitos. Não houve mais perguntas.

A dra. Garnet Anderson, estatística do estudo, havia declarado que determinamos um patamar deliberadamente mais baixo quando se trata de uma questão tão importante para as mulheres como o câncer de mama.[9]

Outros autores de referência, como a dra. JoAnn Manson, deram palestras e entrevistas sobre o estudo depois da publicação. Em 2023, quando questionada sobre os resultados controversos, ela alegou que "se aproximavam", em tese, de uma relevância estatística. Se, algum dia, eu reivindicasse uma associação na minha pesquisa porque algo "se aproximava" de um resultado significativo, ela teria sido rejeitada de cara.

Procurei a dra. Manson e conversamos durante mais de uma hora pelo Zoom. Achei-a bastante amigável e encantadora. Na nossa conversa, ela se referiu várias vezes ao "risco aumentado de câncer de mama", pesando-o contra os benefícios da TRH.

Contestei sua afirmação de que a TRH causa câncer de mama citando justamente os números e as razões de probabilidades de sua publicação de 2002. Pedi a ela que me mostrasse onde o aumento do câncer de mama foi considerado significativo. "Concordo totalmente com você que o intervalo de confiança monitorado sequencialmente não era o foco", ela respondeu.[10] Não ficou claro para mim se estava voltando atrás em sua posição ou não, então tornei a mostrar os resultados de sua publicação e lhe perguntei se gostaria de declarar oficialmente que o estudo não demonstrava que a TRH aumentava o câncer de mama. "O resultado é muito limítrofe", disse ela. Então lhe perguntei sobre o encontro dos autores do estudo em Chicago. "É um assunto superdelicado. Quando penso no encontro, considero que foi um dos momentos mais deprimentes da minha vida", respondeu, sem entrar em maiores detalhes.

No ano seguinte à publicação da WHI, alguns de seus principais autores reivindicaram o crédito pela diminuição das taxas de câncer de mama nos Estados Unidos. Mas um olhar mais detido revelava que a queda começara em 1999, três anos antes da publicação da WHI. Na verdade, as taxas de câncer de mama haviam subido 0,5% ao ano logo depois da publicação de 2002, ano em que o uso da TRH despencou. A despeito disso, as dras. Chlebowski e Anderson reivindicaram o crédito por prevenir mais de 100 mil diagnósticos de câncer de mama.

DR. SARREL

Para descobrir toda a verdade sobre a TRH, entrei em contato com o dr. Philip Sarrel, professor emérito de psiquiatria e de obstetrícia e ginecologia em Yale, e um dos principais especialistas em estrogênio, que gentilmente me concedeu algumas horas de seu tempo. Ele me contou que fora convidado para ser um dos investigadores do estudo da WHI quando estava sendo organizado, mas, ao examinar sua concepção e perceber vários problemas, protestara e se recusara a participar. Também ficou espantado ao notar como o cardiologista que conduziu o estudo parecia entender pouco da área de biologia reprodutiva.

O dr. Sarrel explicou todas as nuances médicas do assunto. Sendo um cientista na essência, descreveu como o estradiol (a forma natural de estrogênio do corpo) se "oxida" para produzir óxido nítrico, uma molécula que dilata os vasos sanguíneos, conservando sua saúde e elasticidade e prevenindo doenças cardíacas. Desde a década de 1890, os médicos notavam que mulheres submetidas à cirurgia de remoção do ovário desenvolviam cardiopatia precoce. Então, em 1953, pesquisadores da clínica Mayo analisaram mulheres que haviam extraído o ovário na casa dos vinte anos de idade. Todas desenvolveram cardiopatia precoce, incluindo uma paciente que morreu de ataque cardíaco aos 28 anos.[11] Nesse estudo, realizado com mulheres abaixo dos sessenta anos, o tempo médio entre a remoção do ovário e o óbito foi de onze anos. Os pesquisadores da clínica Mayo desafiaram o establishment médico na época, sugerindo que os hormônios não só servem para a reprodução, como também afetam a saúde dos vasos sanguíneos e, portanto, a saúde em geral.

Talvez os hormônios também sejam bons para os neurônios. Ouvi com fascínio quando o dr. Sarrel me explicou como algumas pesquisas sobre estrogênio eram feitas com polvos, um animal de grande inteligência emocional que prospera com esse hormônio. Depois de um ou dois anos de vida, seus níveis de estrogênio caem drasticamente, então ele para de se alimentar e morre. Outra coisa incrível sobre o polvo é que seu corpo, rico em estrogênio, é magnificamente coordenado e sagaz. Seus oito braços conseguem realizar tarefas separadas de forma independente. Ele pode encontrar a saída de labirintos, resolver problemas matemáticos, lembrar, antever cenários prováveis e até usar ferramentas para abrir coisas, da carapaça de um caranguejo a uma fechadura.[12] Acredita-se que seu estradiol otimize os diversos neurônios em seu corpo.

No fim, o dr. Sarrel concluiu que os cardiologistas da WHI não entendiam nada de hormônios, mas eram "os mais estridentes, por isso sua mensagem foi ouvida". Desde então, ele dedica sua vida a explicar a verdadeira ciência da TRH e seus inúmeros benefícios.

MÉDICOS QUE SE RECUSAM A PRESCREVER A TRH

Perguntei aos médicos que tratam sintomas da menopausa se eles oferecem a TRH a suas pacientes. A prescrição é simples: estrogênio + progesterona se a mulher ainda tiver o útero ou apenas estrogênio caso tenha realizado histerectomia. (A progesterona ajuda a proteger o endométrio, uma mucosa que reveste o útero internamente, e a prevenir o câncer uterino.) Incrivelmente, a maioria afirmou que preferia não prescrever a TRH devido à preocupação com o risco de câncer de mama. Alguns a prescreviam, mas somente se os sintomas da menopausa fossem extremos. E, mesmo nesse caso, receitavam com relutância "a mínima quantidade possível, pelo período mais breve possível", esperando que numa dosagem muito baixa o hormônio não causasse câncer, apesar de nenhum estudo confiável ou ensaio clínico randomizado jamais ter demonstrado que a TRH aumenta esse risco.

E assim o dogma persiste até hoje.

Procurei a seguir o dr. Bill Queale, um clínico geral da minha confiança em Maryland. Gosto dele porque é uma pessoa que lê de tudo e pertence à minoria dos médicos que sabe a verdade sobre os dados falhos da TRH. "Marty, fomos tão bombardeados com a ideia de que o estrogênio causa câncer de mama que a maioria ficou apavorada", disse. Ele estimou que a maior parte dos médicos americanos em sua área ainda hesita em prescrever o hormônio por esse motivo.

Perplexo com a quantidade de profissionais que se haviam deixado convencer pelas afirmações infundadas dos principais autores da WHI, consultei mulheres em início de menopausa para saber o que os médicos lhes diziam sobre seus sintomas. A TRH só havia sido oferecida a uma minoria, e poucas sabiam até mesmo da existência dessa opção. Outras afirmaram ter ouvido que a terapia podia causar câncer de mama. Esclareci a elas que, numa conversa recente que tivera com o dr. Rossouw, chefe do estudo da WHI, ele admitira que o risco de câncer de mama não era estatisticamente significativo e que a TRH era "um tratamento válido para mulheres mais jovens".

Em diversas conversas que tive sobre os dados, percebi que o *medo* do câncer de mama induzido pela TRH não era uma discussão científica. Estava mais para uma questão de crença.

Médicos que acreditam de fato que a TRH causa câncer de mama às vezes citam estudos mal elaborados, como o assim chamado "estudo de 1 milhão de mulheres", que soa como um ensaio clínico com 1 milhão de participantes, mas não é nada disso, e sim um questionário enviado a 1 milhão de mulheres. A maioria nunca respondeu. Além disso, foi enviado depois de a pessoa ter feito uma mamografia (presumivelmente, algumas teriam realizado o exame devido a um nódulo suspeito ou alguma outra preocupação), de modo que a amostra de mulheres escolhidas era enviesada e não representativa. Outros que insistem na ideia de que a TRH causa câncer de mama às vezes apontam estudos de follow-up relatados por pesquisadores da WHI. Depois de se revelar às participantes do estudo original se estavam recebendo TRH ou placebo, e ser dito às que realizavam TRH que corriam um risco mais elevado de câncer de mama, algumas ficaram obcecadas com esse tipo de câncer, mesmo que fosse indolente. Outras falhas nos estudos de follow-up foram documentadas na literatura médica.

Com o passar do tempo, depois do estudo original da WHI, os críticos apontaram ainda mais falhas na sua elaboração e execução. Por exemplo, para a pesquisa foram usados estrogênio de urina equina e progesterona sintética, não as formas bioidênticas comumente empregadas hoje.

Um exame de todo o corpus da pesquisa médica sobre o tema revela dados contundentes. Analisando trinta ensaios clínicos com um total de 26 708 participantes, a TRH não foi associada a aumento na mortalidade por câncer, segundo um estudo realizado por pesquisadores do Centro Médico Santa Clara, de Stanford, e da Universidade da Califórnia, em San Francisco. Em contrapartida, mulheres que realizaram a TRH viveram mais. No subconjunto de dezessete ensaios clínicos em que as mulheres iniciaram a TRH antes dos sessenta anos, "o tratamento foi associado a uma redução na mortalidade total de 39%".[13]

Os dados são claros. A TRH salva vidas.

UMA LIÇÃO DE HUMILDADE

Às vezes, alguns pacientes se revelam um verdadeiro mistério para a medicina. Como aluno, um dos casos que mais me abriram os olhos foi o de uma mulher de 52 anos que procurou a unidade de cirurgia com uma queixa de três anos de desconforto abdominal, palpitações, depressão, dormência e formigamento. Eu e outros médicos conversamos para tentar desvendar o problema.

Um dos meus colegas foi logo apontando a necessidade de uma tomografia, teste de esforço cardíaco e uma infinidade de exames de sangue; outro achou melhor não fazer nada, porque a própria paciente se referiu aos sintomas como leves; um terceiro, mais preocupado com um processo por negligência médica, insistiu na ideia de que ela deveria consultar um cardiologista, um psiquiatra, um neurologista e um especialista em medicina do sono, e se ofereceu com entusiasmo para cuidar pessoalmente dos encaminhamentos, pois conhecia profissionais em cada uma dessas áreas. (Não por coincidência, todos os três eram homens.)

Então, finalmente, uma aluna interrompeu a conversa e solucionou o mistério com apenas duas palavras: "É menopausa".

Como assim?, pensei. *Sério?*

Na faculdade de medicina, não havíamos conversado mais do que quinze minutos sobre menopausa. Lembro-me disso porque uma colega, Jennifer Rosen, se queixara de como a grade curricular praticamente ignorava o assunto, enquanto o restante da classe (homens, na maioria) revirava os olhos. Poderiam todos esses sintomas, alguns deles sérios, estarem de fato ligados à menopausa?

Os sintomas da menopausa, diziam-nos os professores (homens), não passavam de uma leve sensação de calor e suores noturnos, afetando apenas algumas mulheres, e duravam cerca de dois anos. No entanto, a verdade é que os sintomas da menopausa afetam 80% das mulheres, duram em média 7,5 anos e podem sim ser graves.[14]

A paciente foi orientada a conversar com seu ginecologista, que curou todos os sintomas relatados com estrogênio e progestina. Depois ela retornou à clínica apenas para nos contar como se sentia melhor e nos agradecer. Estava livre de seus problemas médicos debilitantes.

Fiquei de queixo caído.

O dr. Sarrel me explicou que, "devido à WHI, havia pouca educação médica sobre menopausa, pois a WHI sugeria que não havia tratamento seguro para o problema". Isso talvez explique por que apenas 20% dos residentes em ginecologia e obstetrícia, em uma pesquisa feita cerca de dez anos depois, relataram ter recebido treinamento sobre como tratar a menopausa.[15]

Infelizmente, o sistema de ensino nas faculdades de medicina demora para mudar. Isso acontece porque a grade curricular de todas as escolas de medicina nos Estados Unidos é controlada por uma empresa privada que detém o monopólio do credenciamento de faculdades e da elaboração de provas. Trata-se da Associação Americana de Faculdades de Medicina (que foi denunciada por ter doado 500 mil dólares a um obscuro grupo dedicado a influenciar eleições, em 2018).[16] Como o ensino da medicina nos Estados Unidos é controlado por uma autoridade morosa, politizada, com vários outros interesses e centralizada, as faculdades médicas perpetuam um antiquado pensamento de grupo, diferentemente do ensino superior tradicional, em que as universidades podem criar com agilidade novos cursos e adaptar a grade curricular existente ao pensamento científico mais atualizado.

UM OLHAR MAIS ATENTO

Tive a oportunidade de presenciar em primeira mão a rapidez com que a TRH trata os sintomas imediatos da menopausa. Foi um dos tratamentos mais inequívocos e gratificantes que já vi em medicina, o tipo de coisa que resulta em uma boa imagem para a classe médica. A capacidade que a TRH tem de aliviar os sintomas da menopausa nunca foi controversa. Mas e quanto a seus benefícios de longo prazo? Revisando a literatura e conversando com colegas, descobri algo incrível. As vantagens para mulheres que começam a TRH dentro de dez anos a partir do início da menopausa são amplas e bem estabelecidas. A terapia reduz o risco de uma série de problemas de saúde.

Exploremos brevemente alguns dos mais importantes. Como veremos nas páginas a seguir, *mesmo* que a WHI houvesse demonstrado que a TRH aumenta o risco de câncer de mama, seus benefícios de longo prazo são tão profundos que superariam de longe esse risco aumentado.

A TRH REDUZ O DECLÍNIO COGNITIVO (MAIS DO QUE MEDICAMENTOS BILIONÁRIOS)

Mulheres recebendo estrogênio apresentam uma incidência de Alzheimer 35% menor. Os dados são de um estudo da Universidade do Sul da Califórnia envolvendo mais de 8800 mulheres. "A terapia de reposição de estrogênio pode ser útil para prevenir ou postergar o início do Alzheimer em mulheres na pós-menopausa", concluía o estudo.[17]

Contextualizemos esse benefício. Para cada mulher diagnosticada hoje com câncer de mama, duas são diagnosticadas com Alzheimer. Tenha em mente que o câncer de mama é 90% curável, ao passo que o Alzheimer não tem cura.

Pesquisadores perceberam há tempos uma associação entre hormônios e cognição. Um estudo de 2009 da clínica Mayo envolvendo mulheres que haviam removido ambos os ovários antes da menopausa — interrompendo, assim, sua produção hormonal — mostrou um aumento no risco de depressão e ansiedade, demência e sintomas semelhantes aos da doença de Parkinson.[18]

Outros estudos identificaram um potencial mecanismo de ação: o estrogênio auxilia no desenvolvimento e na manutenção dos neurônios ao longo de toda a vida.[19] Mais recentemente, um estudo envolvendo 1178 mulheres na pós-menopausa, feito no Reino Unido em 2023, revelou que as pacientes realizando TRH apresentavam ganhos de memória.[20]

Pesquisadores dinamarqueses realizaram um ensaio clínico randomizado com 343 mulheres no início da menopausa. Elas receberam TRH ou placebo e foram acompanhadas por quinze anos. Descobriu-se que realizar TRH por apenas dois a três anos reduzia o risco de comprometimento cognitivo em 64%.[21] Uau!

Compare isso com o novo e badalado medicamento para Alzheimer, Leqembi, aprovado pela Administração de Alimentos e Medicamentos (FDA, na sigla em inglês) em 2023. Afirmou-se que o Leqembi reduzia o declínio cognitivo feminino em 12% — a um custo anual de 26 500 dólares.[22,23]

Ao contrário da TRH, os novos medicamentos para Alzheimer apresentam grandes riscos (13% de risco de inchaço cerebral e 17% de risco de sangramento cerebral), por isso receberam tarja preta. Com tal relação entre prós e contras, eu nunca os teria recomendado para minha tia Aida, que morreu com essa doença cruel. A TRH é mil vezes mais segura e custa um quadragésimo do preço. Às vezes me pergunto se o declínio cognitivo da minha tia poderia ter sido prevenido ou adiado caso ela houvesse recorrido à TRH.

Paralelamente, decidi ler o estudo completo de 2023 no *New England Journal of Medicine* que levou a FDA a aprovar o Leqembi. Descobri que a redução relatada de 12% na progressão do Alzheimer em mulheres *não* era estatisticamente significativa (um déjà-vu do estudo da WHI). Os resultados para mulheres — que representam dois terços dos pacientes de Alzheimer — não apareciam em lugar algum do artigo publicado, que era financiado pelos fabricantes do medicamento. Encontrei-os no material suplementar do estudo, disponível on-line.

Me parece estranho que os Estados Unidos gastem bilhões em um medicamento para tratar Alzheimer, mas apenas uma ninharia em um estudo que realmente o previne.

A TRH REDUZ OS RISCOS DE FRATURAS POR QUEDAS E OUTROS ACIDENTES

Cair sozinho é uma causa comum de mortalidade. Embora o atestado de óbito tenda a mencionar alguma outra causa, como pneumonia, uma queda depois dos 65 anos muitas vezes desencadeia uma cascata de eventos possivelmente letais. Pode ser uma fratura no punho que leve à perda da independência ou uma fratura no tornozelo ou quadril que implique imobilidade. De fato, a taxa de mortalidade um ano depois de uma fratura de quadril é de 22%.[24]

De forma notável, a TRH reduz o risco de fraturas em 50% a 60%, segundo um ensaio clínico randomizado publicado no *New England Journal of Medicine*.[25] Não há muitas maneiras pelas quais a mulher consiga aumentar sua densidade óssea e reduzir o risco de uma fratura de quadril, mas a TRH é uma delas. Na verdade, sem a TRH, não faz diferença quanto cálcio ou vitamina D uma mulher na pós-menopausa tome para fortalecer os ossos. A TRH ajuda a deixar os ossos mais fortes.

Outro estudo que acompanhou quase 3 mil pacientes por décadas revelou que mulheres em pós-menopausa que tomaram estrogênio apresentaram um risco de fratura de quadril 35% menor.[26] Esse risco reduzido é particularmente benéfico para mulheres mais velhas. Entre aquelas com oitenta anos ou mais, uma em cada três sofrerá uma fratura de quadril como resultado da osteoporose.[27]

Esses benefícios da TRH eram conhecidos pelos médicos antes da divulgação do relatório da WHI, em 2002. Em 1984, os NIH organizaram uma Conferência de Desenvolvimento de um Consenso sobre a Osteoporose que se reuniu por dois dias, com apresentações de especialistas. O painel chegou a algumas conclusões sobre estratégias para lidar com a osteoporose, apontando como a mais importante delas "garantir a reposição de estrogênio em mulheres na pós-menopausa".[28]

Fraturas ósseas podem matar. Para contextualizar esse risco, o número de mulheres que morrem anualmente de fratura no quadril (cerca de 40 mil) é quase igual ao das que morrem de câncer de mama. No momento em que escrevo este livro, minha mãe escapou por um triz do pior: ela caiu enquanto caminhava e fraturou dois ossos, precisando passar por cirurgia. Seus sintomas de menopausa surgiram no mesmo ano em que o estudo da WHI foi publicado, em 2002. Em nenhum momento os médicos sugeriram TRH para ela. Não consigo deixar de me perguntar se todo o sofrimento, cirurgias, contas hospitalares e incapacitação temporária não teriam sido evitados caso ela estivesse realizando a terapia.

A TRH PREVINE ATAQUES CARDÍACOS

A doença cardíaca é a principal causa de mortalidade entre as mulheres americanas. A TRH reduz esse risco em cerca de 50%.

O quê?, provavelmente você se pergunta. Para ser sincero, também fiquei chocado. Eu nem sequer sabia que essa taxa era tão alta, porque é raro conversar sobre isso na comunidade médica. Presenciei inúmeras palestras e campanhas de saúde pública demonizarem as gorduras saturadas, exaltarem a ressuscitação cardiopulmonar e defenderem a disponibilização de desfibriladores em todos os shoppings dos Estados Unidos, porém *nunca* vi nada sobre a TRH. Mas os dados são absolutamente claros.

Pesquisadores da Universidade da Califórnia em San Diego e da Universidade Johns Hopkins fizeram uma revisão detalhada da literatura científica e concluíram que a maioria dos estudos sobre a TRH "mostra uma redução de aproximadamente 50% no risco de um evento coronariano em mulheres que utilizam estrogênio oral isolado".[29] Em comparação, as estatinas — usadas hoje por 40 milhões de americanos — reduzem entre 25% e 35% a incidência de ataques cardíacos.[30]

Outro estudo, publicado dois anos antes daquele da WHI, examinou 70 mil mulheres na pós-menopausa ao longo de vinte anos e descobriu que a TRH reduz o risco de eventos coronarianos em quase 40%.[31] Que outra intervenção diminui tanto assim o risco da principal causa de mortalidade feminina? Outra observação poderosa é que mulheres que param de fazer a TRH apresentam um risco 26% aumentado de ataque cardíaco fatal no primeiro ano depois da interrupção, segundo um estudo finlandês.[32]

Ademais, pesquisadores dinamarqueses publicaram em 2012 os resultados de um ensaio clínico randomizado e controlado com mais de mil mulheres recém-ingressadas na menopausa. Eles descobriram que a TRH reduzia o risco de ataques cardíacos e outros problemas cardíacos graves em 52%. Os autores também observaram que o uso prolongado da TRH não aumentava o risco de câncer de mama ou AVC.[33] Finalmente, uma revisão de 2015 de todo o corpus de pesquisa sobre o assunto, feita pela Cochrane Library, revelou que mulheres que começaram a TRH dentro de dez anos depois do início da menopausa apresentaram metade da taxa de "mortalidade por causas cardiovasculares e infarto não fatal do miocárdio" e nenhum risco aumentado de AVC.[34]

Para os benefícios cardíacos — e praticamente qualquer benefício à saúde, aliás —, o segredo é que a TRH deve ser iniciada perto da menopausa (ou até dez anos depois de sua chegada). É nesse momento que o nível de estrogênio da mulher cai naturalmente e seus vasos sanguíneos começam, de forma gradual, a se fechar e enrijecer, processo acelerado pelos baixos níveis de óxido nítrico e pelo processo natural de envelhecimento. O estreitamento e o enrijecimento nos primeiros dez anos de menopausa podem ser irreversíveis. Isso explica por que o estudo da WHI não mostrou os melhores resultados cardíacos observados em outros estudos. As participantes da WHI começaram a TRH, em média, aos 63 anos — tarde demais.

A TRH iniciada mais ou menos no começo da menopausa ajuda a manter a maciez e a dilatação dos vasos sanguíneos. Uma descoberta consistente entre especialistas da minha confiança é de que não é recomendável começar a TRH depois de mais de dez anos da chegada da menopausa. Para mulheres que podem começar a TRH dentro desse período, esses mesmos especialistas costumam recomendar a continuidade do tratamento por toda a vida, contanto que não surjam complicações nem haja fatores de risco.

A TRH REDUZ O RISCO DE CÂNCER DE CÓLON

Nas ocasiões em que precisei dar a alguma paciente a má notícia de que ela tinha câncer de cólon, quase sempre se seguiu uma longa conversa sobre as causas. Algumas me perguntavam se poderiam ter feito alguma coisa diferente em sua vida para prevenir a doença. Minha resposta de praxe era que não, nada. Mas, em 2009, três grandes estudos relataram que a TRH pode reduzir o risco de câncer de cólon.

O primeiro estudo examinou 56 mil mulheres ao longo de duas décadas. Pesquisadores da Universidade de Minnesota e dos NIH descobriram que mulheres que realizaram a TRH apresentaram uma diminuição de 25% a 45% no risco de câncer de cólon, dependendo do tipo e da duração da TRH utilizada.[35] Outro estudo, feito pela Sociedade Americana de Câncer, analisando 67 mil mulheres, revelou que o uso da TRH se associava a uma redução de 24% no risco de câncer colorretal.[36] Por fim, o *Journal of Clinical Oncology* relatou em um estudo com mais de 2600 mulheres israelenses que a TRH estava associada a uma redução de 63% no risco de câncer colorretal em mulheres na pós-menopausa.[37] O microbioma, uma camada bacteriana que reveste o intestino, também pode desempenhar um papel (assunto que iremos explorar no próximo capítulo).

OUTROS BENEFÍCIOS SURPREENDENTES DA TRH

Um dos motivos para os casais pararem de ter relações sexuais quando a mulher chega à menopausa é a secura vaginal, que torna o ato doloroso para algumas. O estrogênio reduz a secura vaginal. Curiosamente, mulheres também relatam que a TRH alivia a secura no nariz, na boca, nos olhos e no couro cabeludo. Alguns médicos me contam que já salvaram casamentos prescrevendo a TRH. "A melhora da saúde mental é palpável", disse-me um deles.

A TRH ainda pode ajudar a prevenir o diabetes. Pesquisadores da WHI, a despeito de todo ceticismo em relação à TRH, relataram em 2004 que mulheres realizando a terapia apresentavam risco 21% menor de diabetes.[38] Um possível mecanismo para essa redução no risco de diabetes é que mulheres em TRH se sentem melhor e são mais ativas, e assim sofrem menos com o ganho de peso normalmente associado à menopausa. Isso talvez explique por que uma revisão sistemática publicada em 2017 descobriu que a TRH adia a chegada do diabetes tipo 2.[39,40] Embora os dados sejam considerados menos conclusivos do que em relação a outros benefícios da TRH, as potenciais implicações são significativas. Uma em cada sete mulheres americanas tem diabetes.[41,42]

Finalmente, como a TRH contribui para a densidade óssea, há também um benefício odontológico. Um estudo de 2017 revelou que a incidência de gengivite grave é 44% menor em mulheres submetidas à TRH.[43] Outro estudo, conduzido por pesquisadores sul-coreanos, apontou que mulheres na pós-menopausa apresentam maior risco de gengivite, e que a TRH pode atenuar sua incidência.[44] Mais um benefício pouco conhecido do tratamento.

De forma geral, em termos populacionais, a TRH pode ser mais benéfica para a saúde feminina a partir dos cinquenta anos do que qualquer outro medicamento na história.

ALGUMAS EXCEÇÕES DIGNAS DE NOTA

Embora a TRH apresente uma longa lista de benefícios admiráveis para a saúde a curto e longo prazos, ela não é para todo mundo. Algumas formas orais de estrogênio podem estar associadas a um ligeiro aumento no risco de coágulos sanguíneos. Mas esse não é o caso do estrogênio transdérmico. O risco de um coágulo sanguíneo é semelhante ao das pílulas anticoncepcionais, ou seja, muito baixo. Mulheres com fatores de risco para o desenvolvimento de coágulos sanguíneos podem ser aconselhadas a evitar a forma oral.

O estrogênio pode agravar o quadro de algumas mulheres com endometriose. Além disso, as que utilizam a TRH talvez não tolerem o tratamento, pois ele pode causar uma retomada de sangramentos, irritabilidade e alterações de humor. Nem todo mundo se dá bem com a terapia. Também não é recomendável começar a TRH mais de dez anos depois do início da menopausa.

As mulheres devem ainda estar cientes de que o tipo e a qualidade do estrogênio e da progesterona fazem muita diferença. Algumas clínicas populares oferecem TRH sem muito controle de qualidade; outras afirmam oferecer somente *pellets* subcutâneos cirurgicamente implantados, quando, na verdade, a mulher deveria ter acesso a todas as opções, incluindo formas tópicas e orais.

Por essas e outras razões, a recomendação de realizar TRH deve ser feita caso a caso e não pode ser considerada uma solução universal. Não obstante, a maioria das mulheres obtém benefícios com a TRH.

BAIXANDO O CUSTO DOS MEDICAMENTOS

No momento em que escrevo este livro, a FDA acaba de aprovar a primeira medicação para tratar a sensação de calor da menopausa, Veozah.[45] Já percebo uma enxurrada de comerciais do Veozah na TV. Embora não tragam os tradicionais bandos de pessoas dançando e cantando, o remédio é promovido como sendo livre de hormônios. A questão óbvia que nos vem à mente é: por que uma mulher saudável tomaria esse medicamento para tratar um sintoma da menopausa quando poderia realizar a TRH para tratar o mesmo sintoma e obter o espectro completo de benefícios para a saúde a curto e longo prazos?

Para uma mulher que não pode recorrer à TRH — alguém com predisposição a coágulos sanguíneos ou com um câncer de mama ativo, por exemplo —, o Veozah parece uma ótima solução. Mas, fora isso, a meu ver não faz o menor sentido. Além disso, é bem mais caro do que a TRH. Um suprimento anual de Veozah sai por 7386 dólares na unidade da Costco mais próxima de mim.

Os políticos não precisam coçar a cabeça para descobrir como reduzir os custos dos medicamentos nos Estados Unidos. Eis uma ideia simples: a melhor maneira de fazer isso é parar de encorajar os pacientes a usarem remédios caros quando há alternativas menos onerosas.

AS CONSEQUÊNCIAS E O LEGADO

Os drs. Avrum Bluming, Carol Tavris, Phil Sarrel e outros dedicaram suas carreiras a educar a comunidade médica sobre a verdade envolvendo a TRH.

O dr. Sarrel faz parte de um grupo de especialistas que hoje administra uma fundação dedicada a instruir mulheres e médicos com as melhores informações sobre o tema.[46] O Visana é outro grupo que ajuda as mulheres a se orientarem no sistema de saúde para que encontrem um atendimento adequado.

A liderança da WHI causou tremendos males à saúde pública. O dr. Sarrel e uma equipe de pesquisadores publicaram um estudo estimando que 91 mil mulheres morreram prematuramente por evitar a TRH na década seguinte à infame coletiva de imprensa da WHI. O dr. Sarrel me contou que, nos últimos dez anos, ocorreram outros 50 mil óbitos prematuros devido à desinformação promovida pela organização.[47] Em retrospecto, dizer às mulheres que evitassem a TRH porque ela causa câncer de mama talvez tenha sido o maior erro da medicina moderna.

As mulheres merecem um pedido de desculpas.

No entanto, inexplicavelmente o dogma segue vivo e forte. A Força-Tarefa de Serviços Preventivos dos Estados Unidos, um influente conselho de médicos americanos, renovou sua orientação de evitar a TRH para prevenção de enfermidades crônicas alegando risco de câncer de mama. Em seu pronunciamento, a força-tarefa diz o seguinte: "Desaconselhamos o uso de estrogênio e progestina combinados para a prevenção primária de enfermidades crônicas em mulheres na pós-menopausa". Como resposta, artigos contundentes do dr. Langer e outros ressaltaram a falácia da recomendação e exortaram a força-tarefa a dar uma boa olhada nas evidências.[48,49]

A SITUAÇÃO ATUAL

O dr. Jacques Rossouw foi posteriormente nomeado uma das cem pessoas mais influentes do mundo em 2006 pela revista *Time*.[50] A publicação escreveu que ele e outros "merecem uma ovação por seu papel na operação de desmascarar a WHI". No momento em que este livro é publicado, o dr. Rossouw, aos 81 anos, continua a atuar como cientista voluntário nos NIH.[51]

Perguntei ao dr. Rossouw se ele tinha algum arrependimento. Ele reafirmou sua crença de que a TRH causa câncer de mama. Mas acrescentou que gostaria de ter declarado "mais enfaticamente" em seu comunicado à imprensa que a

TRH é "um tratamento razoável para [os sintomas de menopausa em] mulheres mais jovens". "Fiz questão de informar ao público feminino que os riscos absolutos são pequenos [...], talvez menos de um em mil [...]. Isso foi ignorado. Você sabe como a mídia funciona, querem más notícias."

A dra. JoAnn Manson, outra autora principal da WHI, foi posteriormente promovida, e hoje chefia o Departamento de Medicina Preventiva do Brigham and Women's Hospital, além de lecionar epidemiologia na Harvard T. H. Chan School of Public Health. É celebrada como a quinta pesquisadora mais citada em medicina.[52]

Para seu crédito, a dra. Manson revisou algumas alegações feitas pelos investigadores da WHI e se mostrou aberta a discutir o estudo com seus críticos.[53] Em 2016, admitiu em um artigo no *New England Journal of Medicine* que "a relutância em tratar os sintomas da menopausa desviou e fragmentou os cuidados clínicos de mulheres na meia-idade, gerando uma carga de sofrimento grande e desnecessária".

Em uma entrevista com a dra. Manson em 2023, o dr. Peter Attia a pressionou educadamente, mas concluiu dizendo o seguinte:

> Ainda me sinto um pouco triste, porque acho que perdemos uma geração de mulheres. Por vinte anos, mulheres que entraram na menopausa ficaram sem acesso à TRH devido à ignorância de seus médicos e à irresponsabilidade da mídia. Vejo os casos de mulheres como minha mãe e minha sogra, que estavam entrando na menopausa bem no momento em que a WHI divulgava suas conclusões e sofreram sem necessidade [...]. Quantos milhões sofreram desnecessariamente?[54]

Quando comentei a frustração do dr. Attia com o dr. Langer, ele foi além. "Estamos prestes a perder a oportunidade de ajudar a próxima geração de mulheres se não trabalharmos com afinco para oferecer resultados honestos para elas e para os médicos."

A dra. Garnet Anderson, estatística do estudo da WHI, foi posteriormente nomeada vice-presidente sênior e diretora de ciências da saúde pública no Fred Hutch, um centro oncológico bastante conceituado na Universidade de Washington, onde também detém uma cátedra. Seu perfil biográfico no site do centro diz:

> Em 2002, ela seus colegas da WHI relataram que a terapia de estrogênio com progestina para a menopausa aumentava o risco de câncer de mama [...]. Análises subsequentes conduzidas pelos colegas no Hutch estimaram que essas mudanças preveniram 126 mil diagnósticos de câncer de mama e representaram uma economia de cerca de 35,2 bilhões de dólares em despesas médicas diretas.

Enquanto eu escrevia este livro, no início de 2023, notei por acaso uma declaração que Anderson e um colega da WHI haviam publicado no *New York Times* em resposta a um artigo assinado pela jornalista Susan Dominus. O título do artigo de Dominus, publicado em 1º de fevereiro de 2023, era "Women Have Been Misled about Menopause" [Mulheres foram enganadas sobre menopausa]. Em sua resposta, algumas semanas depois, Anderson escreveu com o maior descaramento, em nome do comitê diretor da WHI, que a diminuição mundial no uso da TRH "indubitavelmente salvou milhões de vidas e significou uma economia de bilhões de dólares para o sistema de saúde americano".[55] Quem dera isso fosse verdade.

Seria bom que as pessoas envolvidas em divulgar a arbitrariedade de que a TRH causa câncer mostrassem um pouco de humildade. Não é tarde demais. Mas não vimos nenhuma retratação vinda dos quarenta investigadores da WHI, exceto do dr. Robert Langer.

Vez ou outra, alguma mulher me pergunta como encontrar um bom clínico geral ou especialista em clínica médica. Às vezes sugiro que comece perguntando aos seus candidatos como se sentem em relação ao tratamento dos sintomas da menopausa com a TRH. Se o médico responder: "Não prescrevo isso porque me preocupo com o risco de câncer de mama", minha recomendação é clara: continue procurando.

3. "Antibióticos não têm nenhuma desvantagem"

Exceto devastar o microbioma

Depois de descobertas, todas as verdades são de fácil compreensão; o problema é descobri-las.
Galileu Galilei

Certo dia, no pronto-socorro do hospital, atendi um adolescente, Chris, que sofria repetidas crises de dor abdominal. Ele parecia péssimo. Apresentei-me, tentei fazê-lo rir com uma piada sobre Taylor Swift e, a seguir, acompanhado por um aluno, o examinei.

"Nenhum médico conseguiu descobrir qual é o problema dele", afirmou a mãe, aflita. "Sempre que isso acontece, dizem apenas que é 'intestino irritável'."

Sorri, sabendo que isso é um jargão médico para *não fazemos a menor ideia*.

Realizei uma bateria de exames que só revelaram uma inflamação intestinal, o tipo de coisa insatisfatória e inespecífica com que deparamos o tempo todo. Voltei à minha sala e me debrucei sobre o histórico médico de Chris, e não demorei a perceber a causa mais provável para tanto sofrimento: seu microbioma fora atacado.

O microbioma é um dos sistemas menos compreendidos do corpo, mas desempenha um papel central na nossa saúde. Trata-se de um jardim no nosso intestino com bilhões de diferentes bactérias, fungos e outros organismos que normalmente vivem em saudável equilíbrio.[1]

Ao longo da vida de Chris, seu microbioma ficou desregulado repetidas vezes. Como ele nascera de cesárea, seu intestino estéril no parto pode ter sido colonizado por bactérias hospitalares, em vez de bactérias do canal vaginal. Ele não foi amamentado, e isso também afeta o microbioma. Além disso, como descobri, ele adorava junk food, o que o prejudicou ainda mais nesse aspecto. Depois, vi em seu histórico médico as maiores agressões contra sua flora intestinal: cerca de uma dúzia de tratamentos com antibióticos realizados na infância.

Seu microbioma fora varrido por um bombardeio.

Tive uma longa conversa sobre microbioma com a mãe de Chris. Os antibióticos matam alguns tipos de bactérias intestinais e, como resultado, outras bactérias se desenvolvem para preencher o vazio. Isso acaba com o equilíbrio natural do corpo e pode causar problemas de saúde. Por exemplo, os antibióticos podem causar inflamação ao eliminar bactérias com propriedades anti-inflamatórias, permitindo que bactérias causadoras de inflamação prosperem. Os médicos às vezes diagnosticam o problema com o termo genérico de "síndrome de supercrescimento bacteriano". Uma tragédia dos tempos modernos nos Estados Unidos é que cerca da metade dos antibióticos prescritos é desnecessária (uma estimativa confirmada por diversos estudos).[2]

Mas nem sempre foi assim. Pense numa otite, por exemplo. Historicamente, antes de prescrever antibióticos, o médico examinaria o ouvido de maneira cuidadosa para distinguir uma infecção bacteriana de uma infecção viral. Infecções virais são bem mais comuns e não respondem a antibióticos. Mas, hoje em dia, poucos médicos, além dos otorrinolaringologistas, têm interesse ou habilidade suficiente para fazer essa distinção. É mais fácil ignorar o exame clínico (sobretudo em tempos de telemedicina) e sair receitando antibióticos como se fossem doces. Muitos acreditam que a telemedicina só tem vantagens. Mas um estudo conduzido recentemente por mim e meus colegas na Universidade Johns Hopkins revelou que a tendência a receitar antibióticos é muito maior em uma consulta virtual do que presencial. Muitas dessas prescrições são desnecessárias — e o abuso dos antibióticos causa mais danos do que podemos imaginar.

Eu tinha pouco a oferecer a Chris além de sugerir algumas mudanças na dieta. Sua mãe confessou que sempre hesitara em lhe dar antibióticos para resfriados comuns, mas os médicos lhe diziam: "Antibióticos não têm nenhuma desvantagem".

É uma frase que ouvi com frequência ao longo da minha carreira. Infelizmente, não é verdade.

O QUE NÃO ENSINAM NA FACULDADE DE MEDICINA

Antibióticos salvam vidas. Pessoalmente, já vi isso acontecer muitas vezes. Mas não devem ser prescritos de forma exagerada, pois são como dinamite para os bilhões de bactérias intestinais que deveriam vivem em harmonia. Bactérias geralmente são consideradas nocivas (e nojentas), mas aquelas no microbioma vivem em um estado de equilíbrio e juntas fazem coisas incríveis por nossa saúde. Elas estão envolvidas na digestão, treinam o sistema imune, produzem vitaminas e também serotonina, que influencia o humor. As bactérias do microbioma vivem em equilíbrio — e, como resultado, nos mantêm saudáveis.

Além de erradicarem parte da nossa flora intestinal, os antibióticos também podem ter efeitos colaterais imediatos.

Percebi isso pela primeira vez quando realizava minha residência e prescrevi um antibiótico chamado quinolona para uma mulher com infecção urinária. A paciente me contou mais tarde que, depois do tratamento, seu tendão de aquiles se rompera. *Essa é boa!*, pensei. *Como é possível um antibiótico fazer ISSO?* Então fui pesquisar. E, de fato, o rompimento espontâneo do tendão de aquiles era uma complicação bem conhecida, uma das muitas que eu não levara em consideração.

Para aprender mais sobre as complicações dos antibióticos, conversei com a dra. Sara Cosgrove, minha colega na Johns Hopkins e médica especialista em doenças infecciosas, que dedicou sua carreira a estudar os danos causados pelo abuso de antibióticos. Sua pesquisa revelou que 20% dos pacientes de internação tratados com antibióticos sofrem algum efeito adverso, como pequenas lesões nos rins e no fígado.[3] "A maioria dos médicos não sabe que a taxa de complicações é tão elevada", contou-me a dra. Cosgrove. Eu, sem dúvida, não sabia. Efeitos adversos menores não costumam chegar ao nosso conhecimento.

Considerando que esse uso excessivo de antibióticos na medicina é desnecessário, tais complicações são normalmente evitáveis.

Perguntei à dra. Cosgrove sobre a pesquisa mais recente de como os antibióticos afetam a flora intestinal. Ela me indicou o dr. Marty Blaser, um especialista em microbioma da Universidade Rutgers e ex-chefe de medicina no Hospital da Universidade de Nova York. A questão era pessoal para o dr. Blaser. Ele e sua esposa, a dra. Maria Gloria Dominguez-Bello, uma microbiologista, se deram conta de que sua filha tomara antibióticos demais quando era pequena. Em retrospecto, o casal se sentiu horrível por ter permitido que tomasse antibióticos para infecções virais leves na infância. Mesmo sendo médicos, haviam seguido as orientações do pediatra. Os remédios muitas vezes eram receitados com a falsa garantia de que "não oferecem nenhuma desvantagem". Ambos imaginavam que era a coisa certa a fazer. Hoje, a filha deles sofre de problemas digestivos crônicos e sintomas da síndrome do intestino irritável — a exemplo de Chris. Essa provação inspirou o dr. Blaser a dedicar a carreira à pesquisa do microbioma.

"Estamos envenenando o microbioma", disse-me ele, referindo-se ao abuso dos antibióticos.

Depois de várias conversas com o dr. Blaser, visitei a Universidade Rutgers para passarmos o dia juntos em seu laboratório. Ele me mostrou uma pesquisa que revelava como o microbioma é formado principalmente aos três anos de idade.[4,5] Nos Estados Unidos, o problema é que, ao alcançar essa faixa etária, a criança já realizou, em média, quatro tratamentos com antibióticos!

O dr. Blaser obteve uma pista sobre os efeitos nocivos do excesso de antibióticos de uma fonte inesperada: fazendeiros. Animais criados para o consumo humano recebiam antibióticos com frequência porque isso os fazia engordar. O dr. Blaser realizou um experimento para reproduzir tais efeitos em ratos de laboratório e descobriu que, de fato, os ratos que tomaram antibiótico ficaram mais gordos do que os demais.[6,7] Ele analisou a quantidade e a diversidade das bactérias intestinais e viu o nítido efeito dos antibióticos no microbioma. Se isso acontecia com os ratos, pensou, *o que os antibióticos fazem com as crianças?*

A seguir, o dr. Blaser me mostrou o que talvez seja um dos estudos mais fascinantes dos últimos anos.

Pesquisadores na clínica Mayo acompanharam todas as crianças nascidas no condado de Olmsted, Minnesota, onde esse renomado sistema hospitalar está sediado, por um período de onze anos. Compararam cerca de 10 mil crianças que tomaram antibióticos nos primeiros dois anos de vida com aproximadamente 4 mil crianças que não tomaram. As que realizaram tratamentos com antibióticos apresentaram taxas de obesidade, dificuldades de aprendizado, asma e doença celíaca muito mais elevadas no decorrer da vida.[8]

Eis os dados. Comparadas às crianças que não tomaram antibióticos, as que tomaram antibióticos nos dois primeiros anos de vida mostraram:

- risco 20% maior de obesidade;
- risco 21% maior de dificuldade de aprendizado;
- risco 32% maior de transtorno do déficit de atenção e hiperatividade;
- risco 90% maior de asma;
- risco 289% maior de doença celíaca.

E isso só a curto prazo. Imagine como seria a longo prazo.

O estudo era robusto, pois levou em consideração diferenças nas condições de saúde e as características demográficas dos dois grupos. Os antibióticos teriam sido a causa? Não podemos dizer ao certo, mas o estudo também mostrou que quanto mais se prescreviam antibióticos para a criança, maior o risco de desenvolver uma doença crônica. São dados convincentes! É o que chamamos de relação dose-dependente, e ela sugere uma relação de causa e efeito. O dr. Blaser afirmou que ele e seus colegas repetiram a análise recentemente em uma população de estudo de 1 milhão de crianças e obtiveram resultados semelhantes.[9]

Esse estudo me impressionou. *Como eu nunca tinha ouvido falar dessas descobertas?* Na Johns Hopkins, conversamos o tempo todo sobre estudos de todas as partes do mundo. Há verdadeiros gênios quebrando a cabeça para tentar descobrir o que causa enfermidades como a doença celíaca. Pacientes com doença celíaca se fazem a mesma pergunta, e a resposta é que não sabemos. A forte correlação encontrada no estudo da clínica Mayo sugere que uma das causas pode estar bem debaixo do nosso nariz.

A equipe do dr. Blaser conduziu um experimento ainda mais convincente. Ministraram antibióticos a ratos de laboratório para alterar seu microbioma. A seguir, transferiram uma amostra do microbioma alterado para o intestino de ratos saudáveis. Resultado: os ratos saudáveis engordaram de repente. Duas teorias explicam isso.[10] Talvez a flora intestinal alterada tenha mudado a maneira como o alimento é digerido e absorvido pelo corpo, ou pode ser que a alteração resulte em menor produção de hormônios intestinais — hormônios como o GLP-1 que, descobriu-se, é produzido em baixos níveis pelas bactérias intestinais. Seja como for, os experimentos laboratoriais revelaram que a obesidade desenvolvida pelos ratos não se devia a problemas genéticos. Era fruto de microbioma desequilibrado.

Em outro experimento, os pesquisadores transferiram o microbioma alterado por antibióticos para o intestino de ratos estéreis nascidos em laboratório. Esses ratos desenvolveram colite, uma doença digestiva, e sua prole também.[11]

"Não herdamos os genes, simplesmente; herdamos o microbioma", contou-me o dr. Blaser.

O dr. Blaser comparou o problema ao aquecimento global. A diversidade do microbioma vem diminuindo a cada geração. Essa contínua diminuição talvez explique, em parte, algumas alergias alimentares. A incidência de alergias alimentares veio aumentando por décadas, possivelmente devido ao microbioma em transformação passado de uma geração para outra. No caso das alergias a amendoim, como vimos, o problema foi agravado de maneira significativa pela sensibilização imunológica decorrente de evitar seu consumo.

Hoje, cerca de 200 milhões de pessoas no mundo sofrem de alguma alergia alimentar. O dr. Talal Chatila, de Harvard, descobriu que o microbioma de crianças com esse problema é diferente do microbioma das demais crianças. Eu o visitei para entender melhor a questão. Ele e sua equipe identificaram uma bactéria, chamada *Subdoligranulum variabile*, que está ausente ou em depleção em crianças com alergia alimentar. Essa bactéria pode proteger contra o problema, acredita ele. Agora sua equipe tem realizado experimentos para tratar alergias alimentares humanas usando bacterioterapia oral. O dr. Chatila está otimista.

Outras equipes de pesquisa estão conduzindo ensaios clínicos para testar a eficácia de fazer o paciente beber as bactérias produtoras de GLP-1, o ingrediente ativo do popular remédio de perda de peso Ozempic.[12] Os resultados iniciais demonstraram que tomar as bactérias *Akkermansia* e outras pode ajudar pessoas com diabetes a controlarem melhor seu nível de glicose sanguínea, reduzindo a hemoglobina A1C em 0,6% — uma queda significativa.[13]

Há também uma sugestão epidemiológica de que o tratamento com antibióticos na infância pode estar associado a doenças crônicas. A partir do pós-guerra, as taxas de doenças crônicas nos Estados Unidos aumentaram drasticamente, incluindo taxas de obesidade, asma e diabetes.[14] Foi chocante observar os dois mapas dos Estados Unidos que o dr. Blaser me mostrou, extraídos de uma de suas publicações. A seu ver, eles indicam a necessidade de mais investigações. Um dos mapas mostra os estados americanos com taxa de obesidade mais elevada. "São essencialmente o mesmo mapa", contou-me. O paralelo surpreendente requer um estudo formal que leve em consideração outros fatores capazes de influenciar as taxas de obesidade.

Blaser e seus colegas publicaram esses mapas, mas as publicações passaram praticamente despercebidas. Essa informação vinha de um periódico médico chamado *Annals of the American Thoracic Society*, o décimo periódico mais lido na área da pneumologia.[15] Isso mesmo: uma das hipóteses epidemiológicas mais intrigantes sobre um dos problemas de saúde centrais dos Estados Unidos foi publicada em uma revista especializada lida por um pequeno grupo de pneumologia.

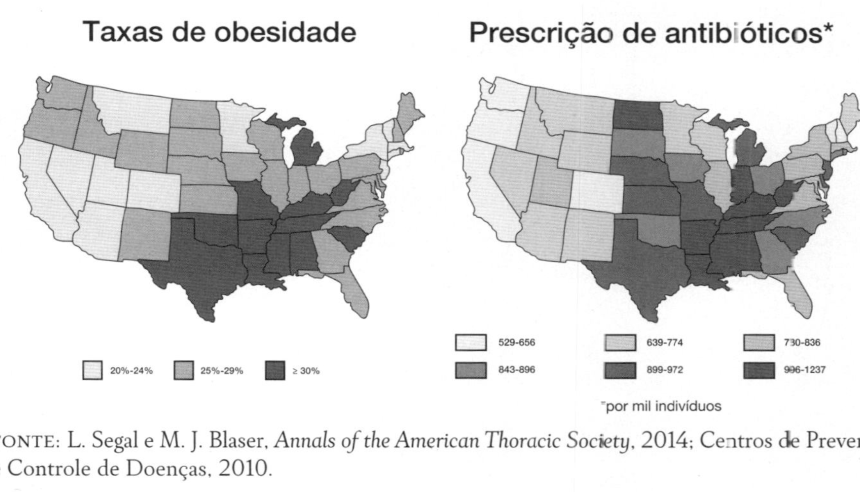

FONTE: L. Segal e M. J. Blaser, *Annals of the American Thoracic Society*, 2014; Centros de Prevenção e Controle de Doenças, 2010.

Quanto mais estudos leio, mais o caso me fascina.[16] Sem dúvida, a obesidade é o principal problema de saúde nos Estados Unidos. O diabetes talvez ocupe um segundo lugar muito próximo. Um estudo dinamarquês que acompanhou mais de 1 milhão de indivíduos revelou que pessoas que tomam antibióticos apresentam probabilidade 21% maior de desenvolver diabetes.[17] Mais uma vez, trata-se de uma relação dose-dependente que sugere uma estreita associação.

TIO NABIL

Os estudos sobre uso de antibióticos associados a asma, dificuldades de aprendizado, diabetes e doença celíaca me impressionaram. Mas a coisa não para por aí. O uso de antibióticos na infância foi correlacionado com colite ulcerativa e doença de Crohn, coletivamente chamadas de doença inflamatória intestinal (DII).

Lembro-me de quando era aluno de saúde pública em Harvard e visitava meu tio Nabil, um atarefado médico, no Egito. Ele me contou que naquele país não havia doença de Crohn nem colite ulcerativa, uma observação repetida por médicos em toda a África e em muitos outros países, na época. Ele também postulava: "Nos Estados Unidos, não acredito que essas doenças existissem antes da chegada dos antibióticos". Sem dúvida, tio Nabil tinha razão.

Essas observações simples não saíram da minha cabeça durante minha residência, operando dezenas de pacientes com colite ulcerativa e doença de Crohn. Aprendi sobre essas enfermidades na faculdade de medicina e na residência, mas, por incrível que pareça, nunca nos disseram que elas não existiam antes da Segunda Guerra Mundial, quando os antibióticos entraram em cena, ou que por várias décadas essas doenças se limitavam aos países ricos ocidentais.

Então, um dia, na Johns Hopkins, assisti a uma palestra de um professor visitante do hospital Mount Sinai, em Nova York, um renomado centro de tratamento para colite ulcerativa e doença de Crohn. Ele falou sobre a impressionante variedade de complexas cirurgias que realizavam nesses pacientes. Era um tour de force de procedimentos cirúrgicos tecnicamente sofisticados, alguns realizados em múltiplos estágios por um período de vários meses.

Ao final da apresentação, perguntei o que causava a doença de Crohn e a colite ulcerativa.

Ele afirmou que não sabemos ao certo. Então lhe perguntei se era verdade que em países pobres essas doenças quase não existiam e que não se ouvia falar delas antes da década de 1940. Ele respondeu que sim e pareceu intrigado com a ideia, mas não fez nenhum comentário. Não era minha intenção invalidar sua impressionante palestra com uma questão incisiva. Mas, ao mesmo tempo, pareceu-me bizarro que a causa dessas doenças incapacitantes não fosse parte do currículo acadêmico para aqueles que se especializavam nisso.

Alguns anos depois da palestra, estudos começaram a ligar o uso de antibióticos à DII. Crianças que tomavam antibióticos tinham probabilidade duas a três vezes maior de desenvolver DII.[18] Como visto em outros estudos, quanto mais antibióticos a criança tomava, maior o risco de DII. Então um estudo sueco revelou que o tratamento com antibióticos na infância estava associado a um risco 3,5 vezes mais elevado de doença de Crohn e que esse risco aumentava conforme a criança tomasse mais antibióticos.[19] Outro estudo, debruçando-se sobre o número três vezes maior de casos de doença de Crohn e colite ulcerativa em Hong Kong na década passada, revelou igualmente um crescimento acentuado desses problemas entre crianças que passaram por múltiplos tratamentos com antibióticos.[20]

Embora esses estudos não sejam amplamente conhecidos, eles lançam luz sobre o dogma de que "antibióticos não oferecem nenhuma desvantagem".

UMA EPIDEMIA GLOBAL DE DOGMA

Os Estados Unidos representam um caso atípico de abuso de antibióticos, mas países mais pobres estão chegando lá e, em muitos casos, já nos superaram. Em alguns lugares, as pessoas tomam antibiótico para dor de cabeça. Isso mesmo. Não faz o menor sentido, mas os antibióticos, às vezes, são tidos como uma panaceia universal. A maioria dos países não exige receita — são amplamente vendidos em farmácias locais e por vendedores de rua. Em certos países, os pais dão antibióticos para os filhos ao primeiro sinal de um problema de saúde, *seja ele qual for*. Essa é uma tendência relativamente nova e uma crise de saúde mundial cada vez mais grave. Um estudo de 2017 feito pela Organização Mundial da Saúde (OMS) revelou que, em Bangladesh e no Paquistão, uma criança de dois anos de idade já passou, em média, por dez tratamentos com antibióticos![21] Se a atual pesquisa sobre os danos ao microbioma está correta, poderemos testemunhar em breve uma explosão global de doenças crônicas, sobrecarregando terrivelmente os sistemas de saúde.

Na verdade, isso já começou.

A obesidade disparou na Índia, na China e em outros países, começando na infância. De fato, em áreas urbanas da China, as taxas de obesidade entre adolescentes do sexo masculino hoje se equiparam às dos Estados Unidos. O Egito e outros países africanos enfrentam agora um aumento de doenças crônicas, como a doença de Crohn e a colite ulcerativa, que nunca haviam sido constatadas antes do uso disseminado de antibióticos. Por quê? Alguns especulam que isso se deva à explosão de consumo de alimentos processados e à dieta ocidental, mas esse pode ser apenas um dentre muitos "ataques" contra o microbioma. Uma coisa é clara: não podemos pôr toda a culpa nos genes. É um fato amplamente conhecido que as comunidades amish e menonitas da antiga ordem, nas quais há baixo uso de antibióticos, apresentam taxas extremamente baixas de asma, alergias alimentares, doença de Crohn e colite ulcerativa.

UM PONTO EM COMUM

Conforme lia os diversos estudos sobre microbioma, percebi que a perturbação da microbiota intestinal pode estar na raiz de inúmeras doenças que observei ao longo da minha carreira.

Pense no câncer de cólon, por exemplo. Ensinaram-me que os pólipos colorretais — considerados precursores do câncer de cólon — simplesmente surgem. "Não sabemos o que os causa", afirmei a centenas de pacientes que me perguntaram. Mas hoje parece haver uma pista. Um estudo de Harvard de 2017, com mais de 16 mil profissionais da enfermagem, descobriu que os indivíduos que tomaram antibiótico antes dos sessenta anos tinham maior probabilidade de desenvolver um pólipo colorretal a partir dessa idade.[22] O estudo também revelou que os indivíduos que fizeram tratamentos prolongados com antibióticos tinham probabilidade entre 36% e 70% maior de desenvolver pólipos.

Outro estudo encontrou uma correlação entre as taxas de câncer de cólon e o ano de nascimento do indivíduo.[23] O gráfico a seguir apresenta as taxas de câncer colorretal nos Estados Unidos por ano de nascimento. As taxas de câncer de cólon estavam em constante declínio para os nascidos antes da Segunda Guerra Mundial, anteriormente ao uso generalizado de antibióticos. Mas, entre os nascidos depois de 1950, houve um aumento contínuo nas taxas. Também presenciamos um aumento recente dos casos entre pessoas mais jovens (nascidas nos últimos cinquenta anos).

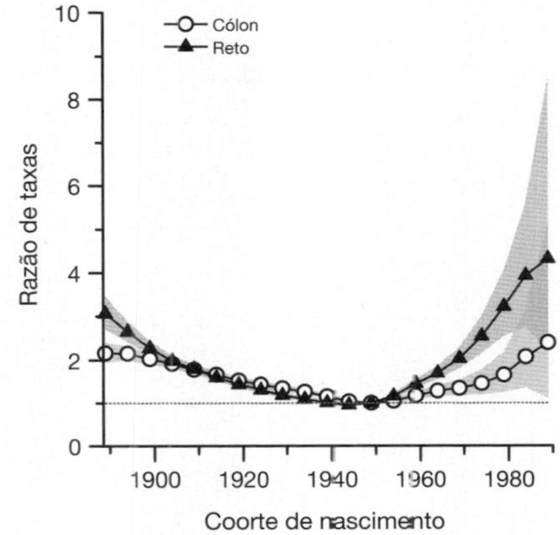

Taxas de câncer de cólon por ano de nascimento nos Estados Unidos. FONTE: *Journal of the National Cancer Institute*, 2017.

Já em 2024, os cientistas publicaram um estudo na revista *Nature* demonstrando que a *Fusobacterium nucleatum* — uma bactéria em geral presente na boca e raramente encontrada no aparelho gastrointestinal — constava em 50% dos casos de câncer de cólon.[24] Esse estudo sugere ainda um papel do microbioma no câncer de cólon.

Assisti a centenas de horas de palestras sobre câncer de cólon e li milhares de páginas sobre tudo o que cerca o assunto — desde o gene do câncer de cólon à quimioterapia usada no tratamento. Mas nunca, em momento algum, vi professor, mentor, colega, livros ou artigos mencionarem o microbioma. É como se não fosse considerado "acadêmico" falar a respeito. Minha esperança é de que este livro ajude a mudar isso chamando a atenção para os melhores estudos sobre o tema.

ENGENHARIA REVERSA

As taxas de câncer de mama também podem estar associadas a mudanças no microbioma. A dra. Mary-Claire King, responsável pela descoberta dos genes BRCA, que transmitem o aumento do risco de câncer de mama, publicou uma observação preocupante em 2003. Ela mostrava que as taxas de câncer de mama são mais elevadas entre mulheres nascidas depois de 1940 do que antes dessa data, mesmo quando apresentam uma mesma predisposição genética.[25] O abuso dos antibióticos desempenha algum papel no aumento das taxas de câncer de mama? Não podemos tirar conclusões apenas dos dados epidemiológicos. Mas o fato de os aumentos aparentemente seguirem o mesmo padrão de crescimento de outras enfermidades no pós-guerra justifica uma investigação mais aprofundada. Reconheço a necessidade de financiar pesquisas sobre como tratar o câncer de mama com quimioterapia, mas também precisamos de verbas de pesquisa para estudar o que o *causa*.

O dr. Blaser tenta atualmente fazer a "engenharia reversa" de problemas médicos comuns para investigar suas causas e descobrir potenciais tratamentos. Ele quer saber quais doenças passaram a proliferar nas décadas de 1940 e 1950, quando o uso disseminado de antibióticos teve início. Em um experimento em seu laboratório, a introdução de antibióticos para ratos jovens acelerou a ocorrência de diabetes tipo 1.[26] Esse experimento foi conduzido em ratos geneticamente predispostos a desenvolver diabetes tipo 1. Em outro experimento, sua equipe investiga se os ratos recebendo antibiótico têm maior ou menor probabilidade de desenvolver Alzheimer.[27]

Descobriu-se que muitas enfermidades começaram a proliferar a partir dos anos 1940 e 1950. Se estudarmos o microbioma de forma adequada, talvez sejamos capazes de finalmente desvendar doenças cujos tratamentos estão estagnados há décadas. O dr. Blaser me contou que o autismo se encaixa nesse padrão. As taxas de autismo aumentaram de modo constante desde a década de 1940. O estudo da clínica Mayo, no qual o dr. Blaser colaborou, já encontrou uma ligação entre o uso de um tipo de antibiótico, a cefalosporina, e o autismo.[28]

No capítulo 2, "A histeria com a TRH", discutimos o importante papel do estrogênio no corpo. No período em que trabalhei no laboratório de Blaser, na Universidade Rutgers, descobri que o microbioma também pode afetar os níveis de estrogênio.[29] A dra. Abigail Armstrong estuda essa ligação de perto e me mostrou dados impressionantes que confirmam a interação. Eles demonstram que determinadas bactérias no microbioma ajudam a quebrar o estrogênio em sua forma ativa, aumentando assim seus níveis. Essa é só uma das muitas novas áreas de pesquisa que sugerem que as coisas que colocamos na boca e moldam nosso microbioma têm amplas implicações para nossa saúde.

O QUE ESTÁ ALTERANDO O MICROBIOMA?

Quando um recém-nascido vem ao mundo, ele é estéril, isto é, não possui bactérias em seu intestino. Seu microbioma é formado pelas bactérias vaginais que recebe durante o parto,[30,31] junto com as bactérias provenientes da pele da mãe, da amamentação ou dos beijos maternos e paternos. Bebês nascidos de cesárea, por outro lado (como Chris, meu paciente), são extraídos de um útero estéril para uma sala de cirurgia estéril, perdendo a oportunidade de se expor ao canal vaginal como um primeiro contato natural com bactérias.[32] Como resultado, seu microbioma pode ser colonizado por bactérias normalmente presentes em hospitais. E como mulheres que passam por uma cesariana recebem rotineiramente um antibiótico antes da cirurgia, o bebê já nasce com antibióticos em seu organismo. Isso é particularmente preocupante: um estudo com mais de 55 mil pacientes descobriu que não há diferença nas taxas de infecção cirúrgica quando os antibióticos são administrados à mãe depois do nascimento do bebê.[33]

Um estudo revelou que crianças nascidas de cesárea têm probabilidade três vezes maior de desenvolver asma.[34] Outro, publicado no *Journal of the American Medical Association* (*JAMA*) em 2023, apontou que crianças nascidas de cesárea tinham maior probabilidade de desenvolver câncer de cólon, outra explicação potencial para o fato de esse câncer ser cada vez mais frequente entre indivíduos jovens.[35] Ademais, a falta de aleitamento materno foi associada à DII.

Há muitos fatores presentes aqui que vêm alterando o microbioma. O aumento geral no uso de antibióticos correspondeu ao aumento das cesarianas, à diminuição do aleitamento e ao consumo disseminado de alimentos ricos em açúcar e ultraprocessados. Isso pode ser uma ameaça quádrupla ao microbioma.[36] Hoje em dia, quando fico sabendo de alguém com quarenta anos sofrendo de câncer de cólon ou DII, apesar de não apresentar nenhum fator de risco tradicional, pergunto-me se a pessoa tomou antibióticos com frequência, se nasceu de cesárea, se foi amamentada ou se consumiu alimentos pouco saudáveis.

Mal começamos a compreender o microbioma e precisamos estudar que outros fatores também o influenciam. Por exemplo: o flúor na água potável desempenha um papel? O fluoreto mata bactérias; exatamente por isso, acredita-se que previna cáries. Os microplásticos afetam o microbioma? Um estudo sugeriu que uma pessoa pode consumir o equivalente, em média, a um cartão de crédito de microplástico semanalmente.[37] E quanto ao álcool? E o que dizer dos agrotóxicos? Segundo um relatório do Departamento de Agricultura dos Estados Unidos, o morango não orgânico contém em média 7,8 diferentes pesticidas.[38] Se essas substâncias eliminam pragas, é possível que também matem algumas bactérias do microbioma. O mesmo pode valer para herbicidas usados na agricultura, como o glifosato. Se ele mata ervas daninhas, o que pode fazer com certas bactérias intestinais? Conversei com a dra. Suchitra Hourigan, uma das poucas pesquisadoras de microbioma nos Institutos Nacionais de Saúde (NIH, na sigla em inglês). Ela se dedica hoje a estudar como medicamentos comuns vendidos sem receita, como o antiácido Pepto Bismol, podem prejudicar o microbioma.[39]

É hora de a comunidade médica aplicar o mesmo rigor e as mesmas verbas à pesquisa do microbioma que ela devota ao estudo de doenças cardíacas, câncer e outras enfermidades. Alimentos e substâncias químicas que isoladamente não são tóxicos talvez mudem o microbioma de formas que ainda não compreendemos totalmente. Eles podem estar tendo um impacto dramático na nossa saúde.[40]

O fator microbioma recontextualiza uma série de questões científicas antigas. Por exemplo, nos últimos sessenta anos se debateu se os adoçantes artificiais causam câncer. Muitos estudos foram feitos sem conseguir demonstrar uma ligação direta. Mas perguntar se eles *causam* câncer talvez não seja o questionamento correto. Talvez devamos investigar se eles *mudam o microbioma*. Um estudo de 2022 realizado por pesquisadores da Johns Hopkins, da Alemanha e de Israel, publicado no periódico *Cell*, mostrou que os adoçantes artificiais alteram o microbioma e detalhou a mudança causada por cada tipo de adoçante.[41] A questão seguinte é: essas mudanças são relevantes?

"Ingerimos muitas coisas que consideramos normais, mas que podem afetar o microbioma. Precisamos de mais pesquisas para compreender melhor o que está acontecendo", disse-me o dr. Chatila, de Harvard.

BACTERIOTERAPIA

A bacterioterapia é a nova ciência de ministrar bactérias ou outras moléculas para ajudar a reparar um microbioma alterado. O exemplo mais dramático dessa estratégia ocorre na colite por *Clostridium difficile*, uma doença que custou a vida de uma paciente que tive tempos atrás.

Alguns anos depois de sua morte, em 2013, pesquisadores publicaram um artigo no *New England Journal of Medicine* sobre uma série de pacientes cuja colite por *C. diff* fora tratada com sucesso mediante a infusão em seu intestino de pequenas doses de fezes líquidas de outra pessoa.[42] A Administração de Alimentos e Medicamentos (FDA, na sigla em inglês) vetou o procedimento por anos, mas grupos de pacientes venceram a queda de braço e mandaram um duro recado aos burocratas do governo: parem de se intrometer em tudo. Hoje em dia, receitar pílulas com bactérias do cólon (ou seja, fezes) de indivíduos saudáveis é um tratamento-padrão para pacientes com colite por *C. diff* recorrente. Funciona em 99% dos casos. Pode parecer meio repulsivo, mas, considerando as opções — uma cirurgia ou a pílula de bactérias —, a maioria dos pacientes prefere a segunda.

Probióticos — bactérias intestinais para consumir na forma de líquido ou pílulas — são utilizados atualmente para tratar doenças psiquiátricas e têm o potencial de desvendar o que causa as doenças mentais. Um colega da Johns Hopkins, o dr. Robert Yolken, e pesquisadores no hospital Sheppard Pratt relataram recentemente que pacientes hospitalizados com episódios de mania, que haviam tido alta com um tipo de probiótico, apresentavam menor probabilidade de sofrer recaídas e voltar a ser internados.[43]

Alguns estudos atuais avaliam se há benefícios em administrar bactérias intestinais em pacientes com transtorno bipolar. Como sabemos que algumas bactérias produzem serotonina e outras moléculas que agem no cérebro, é plausível que estejamos prestes a obter grandes avanços. A maioria dos antidepressivos funciona aumentando os níveis de serotonina. É totalmente concebível que bactérias possam conseguir isso ou até funcionar como substitutas.

Os probióticos são muito populares, mas, apesar de trazerem benefícios para algumas pessoas, a maioria não funciona. O mercado está repleto de produtos sem comprovação científica. Probióticos populares parecem ir e vir com base no marketing e nos modismos mais recentes do Instagram. Precisamos de mais pesquisa sobre como restabelecer o equilíbrio do microbioma, bem como sobre o papel curativo dos alimentos, uma área geralmente negligenciada da moderna farmacopeia da medicina. À medida que novas pesquisas esclarecerem quais probióticos e alimentos podem ajudar a tratar doenças, investidores serão atraídos para a área, considerando o imenso potencial de mercado dos probióticos em transformar a atual indústria dos medicamentos.

Conforme eu analisava os impressionantes dados associando o uso de antibióticos na infância a doenças crônicas e até mesmo ao câncer, ocorreu-me como tais estudos são simples de realizar. Não é difícil para os pesquisadores administrar antibióticos em ratos de laboratório e observá-los engordarem. Um aluno de sétima série poderia fazer isso em um projeto para a feira de ciências. Para as dezenas de milhares de laboratórios das universidades, também deveria ser fácil. Até os estudos epidemiológicos são razoavelmente descomplicados. Onde estão o Instituto Nacional do Câncer, a fundação Susan G. Komen e as dezenas de centros oncológicos nessa pesquisa?

As doenças crônicas correspondem a 75% das despesas com saúde nos Estados Unidos. O sistema de saúde de 4,5 trilhões de dólares é a maior indústria do país e, mesmo assim, não consegue atender à demanda.

As diversas enfermidades identificadas pelo dr. Blaser e pelos pesquisadores da clínica Mayo como estreitamente associadas ao uso de antibióticos na infância — asma, dificuldades de aprendizagem e doença celíaca, entre outras — são problemas para os quais houve pouco progresso científico real em décadas recentes. É hora de explorarmos novas ideias.

Em vez disso, gastamos bilhões de dólares pesquisando ideias antigas. Grande parte do nosso trabalho chegou a um beco sem saída e não resultou em melhorias significativas. É impressionante nossa capacidade de gastar bilhões para tratar enfermidades sem obter benefício algum e, ao mesmo tempo, investir uma bagatela para descobrir o que as causa. Às vezes me pergunto se a cultura médica não tem participação nisso: calcada num grande volume de informações decoradas e regurgitadas, ela parece sufocar nossa curiosidade intelectual.

Em décadas recentes, testemunhamos taxas cada vez maiores de colite ulcerativa, doença de Crohn, síndrome do intestino irritável e câncer de cólon em indivíduos jovens. É hora de as entidades de saúde serem proativas e expandirem suas prioridades de financiamento para apoiar mais estudos sobre o microbioma. Dados preliminares sólidos, como os apresentados acima, justificam apoio maior à pesquisa.

A pesquisa sobre o microbioma pode ser feita por uma fração do custo do desenvolvimento de medicamentos. Não se trata do Projeto Manhattan nem do envio do homem à Lua; são apenas pesquisas simples. Na verdade, muitos dos estudos conduzidos pelo dr. Blaser foram feitos por estudantes orientados por ele. Não são experimentos difíceis de realizar, mas têm implicações abrangentes para a saúde global.

UMA ESPECIALIDADE SINGULAR

Muitos dos estudos mais impactantes que li sobre o microbioma ao longo dessa jornada de aprendizado foram produzidos por cientistas de ponta em centros médicos renomados. Porém tais estudos não são amplamente conhecidos sequer dentro da comunidade médica. Creio que isso se deva, em parte, a um problema de identidade. Sob qual especialidade médica eles deveriam ser incluídos? Em que conferência seus resultados poderiam ser apresentados? A pesquisa sobre o microbioma é fundamental para as áreas de gastroenterologia, pediatria, psicologia, obstetrícia, nutrição, saúde pública e doenças infecciosas. Mas, em geral, passa despercebida por todas elas. Os estudos publicados acabam se perdendo numa espécie de Triângulo das Bermudas da pesquisa.

As especialidades médicas podem existir numa bolha e sufocar o progresso. Desde o primeiro dia na faculdade de medicina, todo mundo vivia me perguntando: "Qual especialidade médica você vai seguir?". Sinceramente, aquilo começou a me irritar. Eu queria estudar o corpo humano em si, tanto no campo cirúrgico quanto no campo clínico, além dos vários aspectos da medicina, mas não havia residência para isso. Fiquei com a sensação de que me davam um diagrama com os diversos sistemas corporais e me diziam: "Escolha seu órgão favorito". Fiz minha escolha (cirurgia gastrointestinal e oncológica), mas não demorei a voltar ao meu sonho inicial: estudar o sistema de saúde como um todo.

A pesquisa sobre o microbioma se situa na intersecção de diversas especialidades. Ela precisa ocupar a primazia da medicina. Levantar dinheiro para pesquisar bactérias no cólon é muito mais difícil do que obter financiamento para o câncer de mama. Mas esses estão entre os principais problemas do atual sistema de saúde. Caso você fique sabendo de uma "corrida pelo microbioma" ou uma maratona de dança em uma escola local para levantar dinheiro a fim de combater o uso excessivo de antibióticos, não deixe de me avisar.

Certa noite, no meu plantão no hospital, enquanto dormia em um sofá na minha sala, fui chamado para atender uma mulher de 74 anos em choque séptico. Os médicos da UTI sabiam exatamente por que ela ficara nessa situação: seu cólon estava contaminado pela bactéria *C. diff*, causando uma colite. Durante a maior parte da minha carreira, curávamos essa infecção tão rapidamente quanto a diagnosticávamos, ministrando um antibiótico. Mas essa paciente tinha um tipo de *C. diff* resistente a qualquer antibiótico. Em consequência, a equipe da UTI não sabia o que fazer. Só lhes restava torcer para que o seu o sistema imune conseguisse combater a infecção. Mas a paciente estava perdendo a batalha. No desespero, como último recurso, os médicos me procuraram para remover seu cólon cirurgicamente.

Vi pacientes assim piorarem muito rápido. A infecção avançava velozmente, então mobilizei minha equipe e levei a mulher às pressas para a sala de operações. Ao longo dos 45 minutos seguintes, concentramo-nos em remover o lado esquerdo de seu intestino grosso. A pressão sanguínea dela estava extremamente instável antes e durante a cirurgia. Mas estabilizou-se de repente quando clampeamos ambas as extremidades da área infectada e cortamos o suprimento sanguíneo do cólon comprometido. Removemos o cólon infectado e o pusemos num recipiente de plástico. A paciente voltou para a UTI, e estávamos esperançosos de que tivesse uma chance, mas, infelizmente, o estresse fisiológico sobre seu corpo fora muito intenso. Seus órgãos começaram a falhar. Ela não chegou a acordar e morreu no dia seguinte. Embora houvéssemos nos apressado à sala de operações, tinha sido tarde demais.

Todo cirurgião geral tem uma história parecida para contar nos últimos dez ou quinze anos, porque vivemos em uma nova era, a da resistência aos antibióticos. Fui informado posteriormente que, uma semana antes, ela tomara amoxicilina porque se esfolara depois de uma pequena queda — o tipo de coisa para a qual antibióticos não são indicados. Essa centelha provocou um incêndio florestal. Embora um tratamento com amoxicilina parecesse inofensivo, o antibiótico matou as "bactérias boas" em seu cólon, permitindo que as bactérias *C. diff* proliferassem.

A colite por *C. diff* é a doença de microbioma mais encontrada na medicina. Ao longo dos últimos quinze anos, a cirurgia para remover o cólon devido a uma infecção de *C. diff* resistente passou da proporção de uma em 1 milhão a uma ocorrência frequente. Nos últimos anos, nos Estados Unidos, mais pessoas morreram de *C. diff* do que de gripe.[44] Além disso, o número de casos tem aumentado todo ano, sem dar sinal de se estabilizar.

Não é só a *C. diff*. Outro tipo de bactéria resistente, as chamadas enterobactérias resistentes aos carbapenêmicos (ERC, na sigla em inglês), costumava ser tratado com antibióticos carbapenêmicos, medicamento considerado de "último recurso". Mas agora já não funcionam. Como a *C. diff*, esse tipo de bactéria é notório por infectar pacientes hospitalares. A taxa de mortalidade foi de zero, nos meus tempos de residência, a 40% a 50% atualmente.[45] Da mesma forma, os pediatras encontram cada vez mais infecções de ouvido causadas por *Staphylococcus aureus* e outras bactérias comuns contra as quais nenhum antibiótico é eficaz. Eles não têm escolha a não ser esperar que o organismo da criança combata a infecção e oferecer tratamento apenas para dor e febre. A situação está ficando feia. Contudo, essa verdadeira pandemia recebe pouca atenção da mídia.

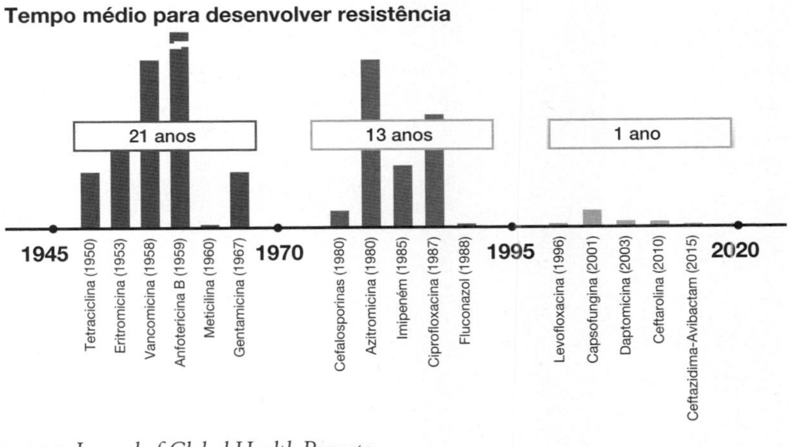

FONTE: CDC, *Journal of Global Health Reports*.

Você deve estar se perguntando: por que não criamos novos antibióticos? Bem, estamos fazendo isso há décadas, mas não conseguimos acompanhar o ritmo das bactérias resistentes. Para agravar o problema, a quantidade de novos antibióticos sendo desenvolvidos anualmente está diminuindo, porque o mercado para eles é pequeno em comparação ao mercado para coisas como, digamos, rugas ou olhos ressecados.

Antes, o tempo necessário para as bactérias adquirirem resistência a um novo antibiótico era de, em média, 21 anos. Agora é de um ano. Hoje os Centros de Controle e Prevenção de Doenças (CDC, na sigla em inglês) listam os mais diferentes tipos de bactérias resistentes a antibióticos circulando nos Estados Unidos. O órgão classifica cinco delas como "ameaças urgentes" à saúde humana.[46] Trata-se de uma crise em andamento. A paciente que operei foi apenas mais uma baixa.

A devastação da pandemia de covid-19 ficou evidente para todos. Enquanto alguns tentam prever os riscos de uma futura pandemia, a realidade é que já está em andamento. Ela não se alastra pelos países em questão de meses. É uma pandemia de proliferação mais lenta, mas a projeção é de que faça 10 milhões de vítimas até 2050.[47]

O QUE FAZER?

O problema do abuso de antibióticos não se restringe ao tratamento de humanos. Nos Estados Unidos, quase metade dos antibióticos é utilizada em fazendas que criam animais em confinamento. E quando as bactérias presentes nesses animais desenvolvem resistência farmacológica, elas podem passar aos humanos.

Para lidar com o problema da resistência aos antibióticos, algumas redes de fast food, como Chipotle, de comida mexicana, hoje defendem que os produtos de origem animal sejam livres de antibióticos. A demanda pública crescente por alimentos livres de antibióticos pode levar os mercados a uma maior preocupação sanitária, ajudando a lidar com a próxima pandemia de resistência antimicrobiana. Todos nós desempenhamos um papel-chave na prevenção à resistência antimicrobiana, incluindo os profissionais de saúde. Da mesma forma que a profissão médica empreendeu um esforço educacional coordenado contra o tabagismo, também podemos educar o público sobre o uso excessivo de antibióticos.

NÃO PODEMOS DIZER QUE NÃO FOMOS AVISADOS

Certo dia, em 1928, ao retornar de férias, o dr. Alexander Fleming descobriu que a janela de seu laboratório fora deixada aberta por descuido, e o vento trouxera um fungo que aterrissou em suas placas de Petri, onde cultivava bactérias. Fleming não demorou a perceber que, nos pontos atingidos pelo fungo, as bactérias haviam morrido. Esse fungo em breve ficaria conhecido mundialmente como penicilina, um medicamento que revolucionaria o campo da medicina. Em algumas décadas, as mulheres deixariam de morrer rotineiramente ao dar à luz, as crianças não perderiam a audição por causa de uma otite, e as cirurgias seriam, pela primeira vez, seguras.

Muitas pessoas sabem que a penicilina inaugurou a era moderna da medicina, mas talvez ignorem que, em 1945, quando o antibiótico passava a ser rotineiramente utilizado, o dr. Fleming havia feito um alerta ominoso. O "público exigirá" a nova droga miraculosa, afirmou ele, e a procura desencadeará "uma era de abusos". No mesmo ano, em uma entrevista, ele advertiu: "O sujeito imprudente lidando de forma leviana com um tratamento de penicilina é moralmente responsável pela morte de outro que sucumbe a uma infecção causada por um organismo resistente ao medicamento. Espero que esse mal possa ser evitado".[48] Sua descoberta fora acidental, mas sua advertência era deliberada.

Além disso, as palavras de Fleming se mostraram proféticas. O uso excessivo de antibióticos aumenta a resistência e cria superbactérias assassinas. Na raiz do problema do abuso de prescrições reside uma postura negligente, refletida em frases como: "O antibiótico pode não ajudar, mas mal não vai fazer". Esse pode ser um dos mitos mais nocivos da medicina moderna.

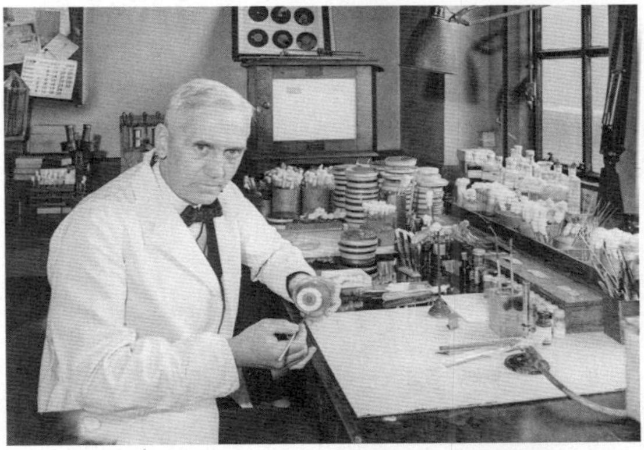

Alexander Fleming, descobridor da penicilina
(Bettmann/ Getty Images)

É impressionante quanto tempo passamos na faculdade de medicina memorizando e regurgitando informações das quais nunca precisaremos em um momento de urgência. O que se perde com esse estilo mecânico de ensino é a capacidade de saber o que é mais apropriado na prática médica.

O problema vem se agravando de tal forma que, em muitos hospitais americanos, os médicos não têm permissão de receitar determinados antibióticos sem que um especialista em doenças infecciosas aprove o pedido.

Os antibióticos devem ser prescritos de forma precisa para salvar vidas ou prevenir uma incapacitação. Falamos muito no uso excessivo, mas o uso insuficiente também pode ser um problema. Algumas crianças tragicamente *não* recebem os antibióticos necessários para uma grave infecção de ouvido e, como resultado, podem sofrer perda auditiva e talvez até enfrentar dificuldades na escola quando o problema passa despercebido. Os antibióticos podem salvar um paciente morrendo de pneumonia e devolver a visão a um paciente com infecção ocular. Mas as pessoas deveriam parar de exigir antibióticos de seus médicos para tratar doenças sobre as quais eles não têm nenhum efeito. Além disso, os médicos não deveriam receitá-los apenas para garantir sua avaliação on-line de cinco estrelas. A cultura consumista moderna contribui para essa epidemia. A finalidade deste capítulo não é demonizar os antibióticos, e sim dar um basta ao abuso de prescrições nos casos em que eles não são o tratamento mais indicado.

A alarmante trajetória atual das bactérias resistentes significa que os antibióticos se tornarão cada vez menos eficazes. Talvez até parem de funcionar, ameaçando desfazer um século de progresso na medicina. As cirurgias poderiam voltar a ser um procedimento arriscado como eram no século XIX, e a taxa de mortalidade materna no parto poderia disparar. A administração conscienciosa de antibióticos é uma responsabilidade de todos.

"NENHUMA DESVANTAGEM"

Penso muito sobre antibióticos no meu dia a dia e em tudo o que faço, de uma ida ao supermercado aos cuidados com meus pacientes. O abuso desses medicamentos me vem à mente sempre que vejo um protocolo hospitalar me orientando a receitar algum antibiótico sem necessidade a um paciente submetido a um procedimento menor apenas para cumprir uma medida nacional de qualidade. Penso nisso sempre que vejo no noticiário alguma morte causada por um surto de *E. coli* transmitida pelos alimentos. Penso nisso sempre que vejo pessoas no pronto-socorro sofrendo de síndrome do intestino irritável.

Os médicos e pesquisadores que lidam hoje com esse problema me deixam esperançoso. A dra. Sara Cosgrove faz parte de um grupo que trabalha incansavelmente para nos conscientizar sobre o uso excessivo dos antibióticos. Da mesma forma, um grupo de vinte biólogos e antropólogos se reuniu para trabalhar na questão.[49] O dr. Blaser e a dra. Dominguez-Bello lideram ativamente novas pesquisas sobre o microbioma e viajam pelo mundo para disseminar a conscientização.

Os antibióticos podem salvar vidas. Mas, se continuarmos no atual caminho de uso excessivo, deixarão de fazê-lo. Assim, da próxima vez que você ouvir a frase "antibióticos não têm nenhuma desvantagem", explique à pessoa que há uma montanha de evidências provando o contrário.

4. Meu tio Sam adora ovos

A verdade sobre o colesterol

Quando investidores se juntam a qualquer iniciativa em um comportamento de manada, eles criam sua própria verdade – por algum tempo.

Warren Buffett

Sempre que estou no sul da Flórida, sinto-me ótimo. Tenho a sensação de estar mais forte e saudável. Não admira que todo mundo que encontro por lá pareça acreditar que vai viver para sempre.

Quando alguém descobre numa conversa casual que sou médico, muitas vezes sou bombardeado com perguntas – são os ossos do ofício, com os quais qualquer médico se acostuma. Foi o que aconteceu quando conheci uma senhora chamada Betty, que me pediu para explicar o que causava o câncer.

Dei-lhe uma resposta genérica. Mas ela insistiu, comentando que uma amiga sua falecera recentemente de câncer no pâncreas.

"É tão trágico, ela morreu dormindo", disse a mulher, com um ar de perplexidade. "Do nada. Eu tinha *acabado* de almoçar com ela, faz alguns meses, e bum! Sem mais nem menos, ela morreu! Como é possível acontecer uma coisa dessas, doutor?"

Decidi prosseguir com a conversa e perguntei delicadamente: "Quantos anos tinha sua amiga?".

"Cento e três anos", respondeu.

Como assim?! Hum... ok. Sim, é uma tragédia, concordo, mas chegar aos 103 anos é uma vitória.

Quanto tempo esse pessoal aqui na Flórida espera viver?, pensei com meus botões.

Um sujeito que conheci no campo de golfe me contou que acabara de completar cem anos. Perguntei-lhe o que achava de sua vida.

"Os primeiros cinquenta foram os mais difíceis", gracejou ele.

Quando lhe perguntei qual era o segredo para uma vida longa, ele respondeu: "Permanecer ativo e se sentir jovem".

Então me dei conta de algo. A alta densidade de cabeleireiros, salões de beleza, óleo de coco, frutas frescas, dermatologistas, aulas de ioga e banhos de sol na Flórida faz com que as pessoas se sintam jovens, como se pudessem viver para sempre.

Mas meu tio Sam, que mora no sul da Flórida, tem seu próprio segredo para uma vida feliz...

O HOMEM MAIS FELIZ DO MUNDO

Acho que ninguém desfruta o sol da Flórida mais do que meu tio Sam. Aos 93 anos, ele nada, cozinha e abraça sua família todos os dias. Para você ter uma ideia, tio Sam é um egípcio alto e amistoso de pele cor de café, forte como um touro, com alegres covinhas nas bochechas e um sorriso tão simpático que ganha lanches de graça no Chick-fil-A. Há uma piada na família de que até dormindo ele sorri de orelha a orelha.

Em outras palavras, trata-se simplesmente do homem mais feliz do mundo.

E uma das rotinas diárias que mais alegra o tio Sam é comer ovos.

Todo dia, depois de nadar, ele sobe ao seu apartamento e prepara ovos da maneira como seus pais faziam em sua infância no Egito. Mistura os ovos mexidos com um pouco de leite integral e os tempera com cominho, sal e pimenta, e gosta de comê-los com tomate, queijo e pão fresco. Costuma comer dois ovos desse jeito praticamente toda manhã desde criança. Sempre foi um momento especial de seu dia.

Mas o hábito de comer ovos do tio Sam foi interrompido de repente, quando ele imigrou para os Estados Unidos na década de 1970. Ele partiu com a esposa e os filhos para fugir do comunismo e tentar uma nova vida. Depois de se estabelecer, marcou sua primeira consulta com um médico americano para fazer um check-up.

O médico o examinou e pediu alguns exames de rotina. Então, com base no nível de colesterol um pouco alto do tio Sam (algo relativamente normal para pessoas de ascendência mediterrânica) e na análise de sua dieta, fez um alerta severo.

"Basta de ovos. Ovo tem muito colesterol."

Tio Sam ficou arrasado. Mas tinha ouvido dizer que os médicos americanos eram os melhores do mundo, de forma que, não sem relutância, reduziu o consumo de ovos. Foi difícil. Às vezes se perguntava o que seria pior: sua nova vida sem ovos ou o comunismo? Posteriormente, toda consulta começava com: "Como anda o consumo de ovos?", como se se tratasse de um vício em heroína. E, a cada vez, meu tio, excessivamente honesto, admitia constrangido que andava comendo alguns ovos às escondidas, sendo repreendido e ouvindo que isso resultaria diretamente em colesterol depositado nas artérias, que acabariam entupindo. "Cada prato de ovo abrevia sua vida um pouco mais", censurou o médico.

Depois de alguns anos de campanha contra os ovos, a obsessão do médico por eles terminou em uma trégua. Se tio Sam concordasse em limitar seu consumo de ovos para uma vez por semana, ele teria permissão de consumir apenas a clara (embora a gema fosse a parte favorita do meu tio). Mas, passados alguns meses aguentando com relutância a tentação de comer seus deliciosos ovos, tio Sam jogou a toalha. "Meus filhos estavam crescendo, e eu queria viver bastante, então decidi radicalizar e eliminei os ovos por completo", recordou. Ele acreditava que esse sacrifício lhe permitiria ter uma vida mais longa.

Por ordens médicas, tio Sam também passara a consumir alimentos com baixo teor de gordura. Ele trocou manteiga por margarina. (Para os leitores mais jovens, margarina é algo que os humanos consumiam no século passado, pensando ser um alimento saudável, apesar de ser composta de óleos vegetais processados, como de milho, semente de algodão, canola, cártamo, soja e girassol, com resíduos de pesticidas misturados a gorduras hidrogenadas e outras moléculas diversas que não existem na natureza.) Tio Sam se queixava de que o leite americano (desnatado) tinha gosto de água. Sentia falta do sabor das gorduras naturais nos alimentos que adorava cozinhar. Foi instruído a ler os rótulos dos produtos ao fazer compras, verificar se aumentavam o colesterol e evitá-los. Parou de comer lagosta porque seu médico lhe disse que tinha muito colesterol. Ele e o médico passavam uma quantidade absurda de tempo discutindo o assunto. Durante esses anos difíceis, tio Sam continuou a sorrir, mas com uma ponta de melancolia. Todos percebíamos como ainda sonhava com seus ovos diários.

Ver o pai evitando seus alimentos prediletos por décadas foi particularmente difícil para seu filho, meu primo Morris. Ele se tornou gastroenterologista e se dedicou a estudar o assunto com atenção. Morris descobriu a verdadeira história por trás da demonização do colesterol e das gorduras saturadas: as "evidências" de que causavam doenças cardíacas eram, na melhor das hipóteses, débeis. Ele encorajava seu pai a voltar a consumir as coisas que tanto amava: manteiga, leite integral e ovos. Até que, após anos de insistência, enfim o convenceu.

"Levei trinta anos para desfazer o dogma que o médico havia incutido no meu pai", contou-me Morris. "Os médicos o aterrorizaram!"

Felizmente, Morris conseguiu dar um basta à deprimente abstinência de ovos de seu pai. Hoje, em sua décima década de vida, tio Sam está consumindo-os novamente. E voltou a ser o homem mais feliz do mundo.

O MITO DO COLESTEROL DIETÉTICO

Uma das recomendações mais comuns da medicina moderna é que as pessoas devem evitar colesterol. Ela passou a ser um fundamento da saúde pública e ajudou a moldar a moderna indústria alimentícia. O conceito soa lógico e recebeu amplo apoio de especialistas, incluindo importantes associações médicas. Eles acreditavam ter descoberto o antídoto para combater as doenças cardíacas, principal causa de morte nos Estados Unidos, e que salvavam vidas com a mensagem de que se deveria evitar o colesterol.

Só havia um problema: isso nunca foi verdade.

Estudos em série fracassaram em demonstrar a ligação entre o colesterol na dieta e as doenças cardíacas, bem como entre o colesterol na dieta e os níveis de colesterol no sangue. Mas a pesquisa científica sólida, muito pelo contrário, revelou uma realidade chocante: o colesterol que ingerimos geralmente não é absorvido pelo corpo. Isso acontece porque a maioria do colesterol nos alimentos possui, ligada a ele, uma robusta molécula de cadeia lateral que impede sua absorção. (Em termos técnicos, o colesterol dos alimentos de origem animal, ou colesterol dietético, é esterificado.)

O colesterol dietético representa uma pequena fração do colesterol presente no corpo humano. A maioria do colesterol é produzida pelo próprio organismo. Na verdade, todas as células do corpo produzem colesterol. Além disso, o colesterol não é prejudicial. De fato, cada célula do corpo possui uma parede composta de colesterol. O colesterol também é um precursor essencial para a produção de estrogênio, progesterona, testosterona e corticosteroides — hormônios fundamentais para a fisiologia e a saúde normais.

Uma revisão de 2018 feita pela dra. Ghada Soliman, da Universidade da Cidade de Nova York, analisou dezenas de estudos sobre o assunto e concluiu que "extensas pesquisas não revelaram evidências que sustentem um papel do colesterol dos alimentos no desenvolvimento de doenças cardiovasculares".[1] É exatamente por isso que as diretrizes dietéticas oficiais recentemente abandonaram os limites para consumo de colesterol.[2]

Não pude deixar de perceber que o estudo da dra. Soliman fazia um comentário específico sobre ovos. "Considerando que ovo é um alimento acessível e rico em nutrientes, contendo proteínas de alta qualidade [...], seria recomendável incluir ovos com moderação como parte de um programa alimentar saudável." Incrível. Era como se isso tivesse sido escrito para o tio Sam!

Em um estudo de 2020 que também avaliava o consumo de ovos, uma equipe internacional de pesquisadores examinou 177 mil pessoas e concluiu que o aumento do consumo de ovos (sete ou mais por semana, em comparação com menos de um ovo por semana) não estava associado a um aumento nos níveis de colesterol no sangue, a doenças cardiovasculares ou à taxa de mortalidade.[3] Mais um ponto para o tio Sam.

Finalmente, embora os exercícios tragam inúmeros benefícios à saúde, eles não baixam o colesterol. No entanto, tende a ser essa a razão lógica apresentada ao público pelo establishment médico há décadas.

O fato de que o colesterol dos alimentos de origem animal exerce pouca ou nenhuma influência nos níveis de colesterol do sangue já era sabido desde a década de 1950. E, mais recentemente, em um atípico gesto de humildade, a Associação Americana do Coração (AHA, na sigla em inglês) admitiu isso em 2015, ainda que discretamente. Mas, por meio século antes disso, a AHA e a comunidade médica mais ampla se deram as mãos e caminharam juntas para o abismo. Alguns críticos alegam que isso pode ter sido incentivado pelas empresas farmacêuticas produtoras de medicamentos para baixar o colesterol, que financiam tanto a associação quanto pesquisadores da área. Independentemente do papel desempenhado pela indústria farmacêutica, essa mentalidade de manada atacou de tal forma o colesterol e as gorduras saturadas que qualquer um que desafiasse o dogma era tachado de herege.

Alguns médicos foram suficientemente corajosos para questionar isso.

PENSAMENTO DE GRUPO SOBRE O COLESTEROL

Esta história pode mudar a forma como encaramos cada refeição, compra de supermercado e prato preparado na cozinha. É uma história real de como o establishment médico se mobilizou para promover a principal recomendação de saúde pública dos últimos setenta anos, não só determinando o tratamento oferecido a pessoas com sobrepeso, como também continuando a exercer grande influência até hoje.

Antes do século XX, ataques cardíacos eram raros e dificilmente havia descrições na literatura médica. Mas, no início do século XX, a prevalência de ataques cardíacos aumentou de forma constante e, em 1921, eles se consolidaram como a principal causa de mortalidade nos Estados Unidos, superando as infecções.[4] Então, em 24 de setembro de 1955, o presidente Dwight D. Eisenhower sofreu um ataque cardíaco. Temendo que aquilo pudesse acontecer aleatoriamente com qualquer um, como um raio caindo do céu, um público em pânico exigiu conhecer suas causas.

O dr. Ancel Keys, um fisiologista da Universidade de Minnesota, mas que não exercia a clínica médica, procurou responder à pergunta. Segundo ele, o problema vinha do consumo de gordura. A ideia ocorrera ao dr. Keys quando ele visitava Nápoles e ouviu dizer que as taxas de ataque cardíaco na Itália eram menores do que as americanas. Ele atribuiu a taxa mais baixa ao fato de que os italianos consumiam menos gordura animal. Sua hipótese propunha que o consumo de gordura saturada aumentava o colesterol, o que, por sua vez, aumentava o risco de ataque cardíaco.

Mas gordura é uma coisa, colesterol é outra. Trata-se de moléculas diferentes, e cada uma possui uma função fisiológica própria no organismo. O dr. Keys suspeitava que o consumo de alimentos ricos em colesterol não tinha nenhuma influência nas cardiopatias. Ele fizera experimentos em que fornecia alimentos ricos em colesterol para voluntários e descobriu que os níveis de colesterol no sangue deles não se alteravam. Na verdade, desde 1954 ele admitia que

> as evidências obtidas tanto de experimentos quanto de levantamentos entre a população indicam que, por si só, o conteúdo de colesterol numa dieta natural não exerce efeito significativo sobre o ser humano nem em relação ao nível de colesterol, nem no desenvolvimento da aterosclerose.[5]

Assim, ele se concentrou em demonizar a gordura saturada.

Quanto às causas do ataque cardíaco do presidente, havia outras teorias sendo propostas por especialistas na época, mas o dr. Keys, um sujeito bem-apessoado, persuasivo e politicamente bem relacionado, contava com o apoio do dr. Dudley White, de Harvard, médico pessoal de Eisenhower. Assim, o dr. White atribuiu o ataque cardíaco do presidente ao consumo de gordura e lhe prescreveu uma dieta rigorosa com baixo teor de colesterol e gordura.[6] Nos três anos subsequentes ao ataque cardíaco de Eisenhower, o dr. Keys aproveitou o embalo para levar sua teoria ao grande público — publicou vinte livros sobre o assunto e tentou consolidar sua hipótese conduzindo um estudo em vários países. Os resultados de seu estudo foram mostrados neste gráfico famoso, revelando uma associação direta entre consumo de gordura e doenças cardíacas.[7]

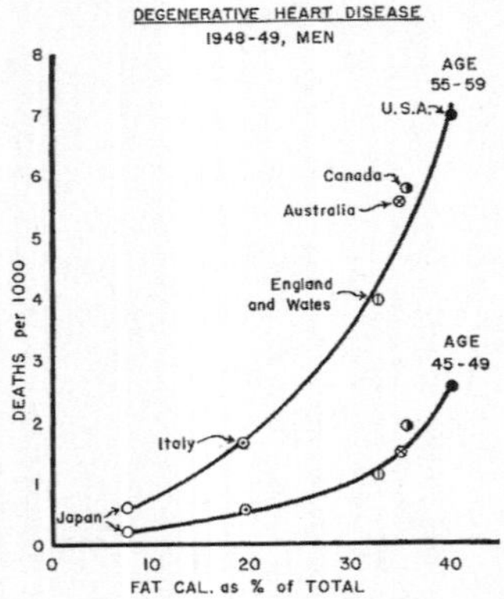

FONTE: Ancel Keys, "Atherosclerosis: A Problem in Newer Public Health", julho de 1953. Reproduzido com permissão dos Arquivos Arthur A. Aufses Jr., MD, da Icahn School of Medicine at Mount Sinai, Nova York.

"Devemos concluir que a gordura dietética está, de algum modo, associada à mortalidade por doenças cardíacas, pelo menos na meia-idade", declarou ousadamente.

O dr. Keys, que tinha contatos na Europa, apresentou seus dados preliminares à Organização Mundial da Saúde (OMS) em um encontro em 1955.[8]

Mas foi duramente criticado. Os médicos presentes observaram que os países incluídos em seu estudo pareciam ter sido selecionados visando um resultado esperado, que muitos eram costeiros e que seu método de amostragem era grosseiramente inadequado.

Mas, nos Estados Unidos, ele foi aplaudido pela comunidade médica, a imprensa alardeou seus resultados e ele foi capa da *Time*.[9]

De início, a AHA não apoiou sua teoria. Seus especialistas relutavam em oferecer orientação médica sobre o assunto, citando falta de evidências científicas. Mas o dr. Keys era um político astuto e agressivo. Ele se valeu de sua amizade com o dr. White, que era também um dos fundadores da AHA, e conseguiu ser nomeado para um importante comitê da organização. Nesse comitê, ele convenceu os demais membros e a liderança da associação a apoiar sua hipótese.

Vários ensaios clínicos foram realizados ao longo dos quinze anos seguintes para testar as ideias do dr. Keys, mas elas não foram confirmadas por nenhum deles. Alguns mostravam que reduzir o consumo de gordura ou gordura saturada não influenciava a mortalidade por doenças cardíacas, enquanto outros indicavam que uma dieta com baixo teor de gordura era efetiva para reduzir as cardiopatias. Nenhum deles, porém, demonstrou que a pessoa viveria de fato mais tempo se aderisse à teoria do dr. Keys. Essa falta de confirmação, contudo, não pareceu importar para os especialistas da AHA, que haviam ficado encantados com o médico. Ao mesmo tempo, a indústria do açúcar subsidiava discretamente cientistas que demonizavam a gordura.[10] Eles financiaram pesquisas minimizando os riscos do açúcar e ressaltando os riscos da gordura.[11]

Em 1961, com o dr. Keys agora no comando de um importante comitê, a AHA assumiu a posição dele, orientando os homens a evitarem gordura para prevenir ataques cardíacos e AVCs. As mulheres seriam acrescentadas à recomendação posteriormente. Em dez anos, a recomendação seria estendida a qualquer pessoa a partir dos dois anos. Vale notar que a AHA recebera 1,7 milhão de dólares da Procter & Gamble, fabricante do Crisco, produto anunciado como uma alternativa com menos gordura do que a manteiga. Na década de 1990, a recomendação de reduzir a ingestão de gordura foi consolidada na infame pirâmide alimentar elaborada pelo governo. Em pouco tempo, as campanhas de saúde pública para evitar gordura proliferaram à medida que livros didáticos, relatórios oficiais e até cursos de ressuscitação cardiorrespiratória ensinavam que gordura causava doenças cardíacas.

Nem todo médico embarcou nessa história de que a gordura causava ataques cardíacos. Alguns notáveis especialistas argumentaram que o estudo do dr. Keys era grosseiro demais e ignorava muitos fatores. Seu "Estudo de seis países" (rebatizado de "Estudo de sete países", quando um outro foi acrescentado) estranhamente deixava de fora alguns que não respaldavam sua teoria – em especial Alemanha, França e Suíça, conhecidas por seu consumo de alimentos ricos em gordura, mas, ao mesmo tempo, com baixa prevalência de cardiopatias. Além disso, Keys entrevistara apenas cerca de trinta indivíduos de cada um dos países incluídos e conduzira sua pesquisa dietética durante o período da quaresma, quando as pessoas evitavam rigorosamente a gordura.[12] Alguns pesquisadores que haviam feito objeções à apresentação de Keys na OMS expuseram as falhas de seu estudo publicando uma análise mais abrangente dos dados europeus.[13]

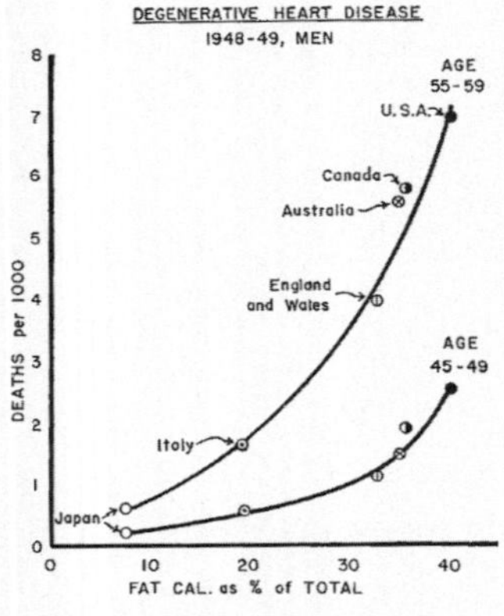

O que Keys publicou (seis países na publicação original, depois mais um foi acrescentado, levando o trabalho a ser conhecido como "Estudo de sete países")

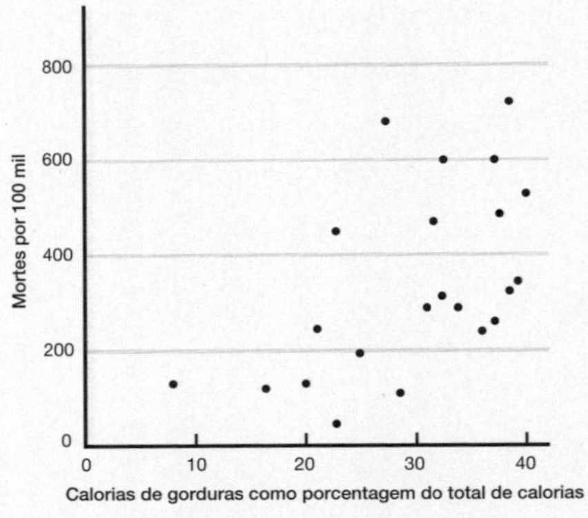

O que Keys não publicou

Dados iniciais de Keys (esquerda) comparados a um conjunto de dados mais amplo publicado por seus críticos (direita). FONTE: Keys, "Atherosclerosis". Reproduzido com permissão de The Arthur A. Aufses Jr., MD, Archives, Icahn School of Medicine at Mount Sinai, Nova York; conjunto de dados recriado pelo autor.

O dr. John Yudkin, um proeminente especialista britânico em nutrição, contestou o dr. Keys ao longo das décadas de 1960 e 1970. Seu argumento era de que o fator verdadeiramente responsável pela inflamação que causava doenças cardíacas era o açúcar, não a gordura saturada. Já em 1957, Yudkin escreveu que "tanto os defensores quanto os detratores da hipótese dietética [da gordura] citam apenas dados que sustentam seu ponto de vista". Em seu livro *Pure, White, and Deadly* [Puro, branco e mortal], Yudkin apresentava uma forte refutação científica da hipótese do dr. Keys, mas poucos médicos se convenceram, permanecendo do lado de Keys.

O dr. Yudkin presenciou a hipótese do dr. Keys se disseminar e a indústria alimentícia turbinar produtos com cada vez mais sal e açúcar, mantendo o baixo teor de gordura sem perder o sabor. Em um artigo de 1974 na revista científica *The Lancet*, ele alertou: "A cura não deveria ser pior do que a doença".[14]

Mas o dr. Yudkin não foi páreo para o dr. Keys e seus partidários. O médico americano construía um exército de apoiadores, muitos deles pessoas influentes e importantes que controlavam os altos escalões da medicina.[15] Houve ocasiões em que o dr. Keys ridicularizou o dr. Yudkin em artigos e palestras. Como agravante, médicos academicamente prestigiados e figuras poderosas ligadas à indústria alimentícia destruíram a reputação de Yudkin.[16] Gary Taubes, um jornalista independente e historiador minucioso dessa era (e meu amigo próximo), me contou que "a ideia de que o açúcar pudesse causar cardiopatias era vista como charlatanismo, e Yudkin foi incapaz de nadar contra a corrente". O dr. Yudkin foi tão ridicularizado por outros médicos que sua carreira jamais se recuperou — e isso foi antes da era das mídias sociais e dos ataques incessantes no Google. O dr. Yudkin teve uma carreira distinta no Queen Elizabeth College, onde foi presidente do Departamento de Fisiologia e, a mais tarde, professor de nutrição. Mas seu laboratório acabou sendo fechado quando um novo chefe que não gostava do que ele afirmava assumiu o departamento — era um adepto da hipótese da gordura do dr. Keys.[17]

A indústria do açúcar também estava insatisfeita com os pontos de vista do dr. Yudkin. Preocupados com o potencial impacto de seus escritos na opinião pública, patrocinaram a Faculdade de Saúde Pública de Harvard para escrever um artigo no *New England Journal of Medicine*. O artigo apontava a gordura e o colesterol como causadores de doenças cardíacas e descartava os resultados do dr. Yudkin de que o consumo de sacarose era um fator de risco significativo.[18,19]

O dr. Keys e seus aliados esmagaram o colega britânico, mas outros especialistas médicos, incluindo seus próprios colegas na Universidade de Minnesota, pensavam que o dr. Keys muito provavelmente estava enganado. Em 1975, em um editorial no *New England Journal of Medicine*, o dr. Henry Blackburn, que trabalhava ao lado de Keys na Universidade de Minnesota, comentou sobre o debate. "Duas atitudes marcadamente polarizadas persistem sobre esse assunto, com muita conversa de lado a lado e quase ninguém ouvindo", escreveu.[20]

Em 1980, o presidente da Academia Nacional de Ciências, dr. Philip Handler, criticou a incorporação da recomendação de baixo teor de gordura às diretrizes nutricionais do governo, testemunhando perante o Congresso: "Que direito tem o governo federal de propor que o povo americano conduza um vasto experimento nutricional, usando as pessoas como cobaias, com base em evidências tão escassas?".[21]

Mas as evidências pareciam não ter importância. A população acreditou na história assustadora sobre gordura que já ouviam havia algum tempo e no homem que a contava.

Em 1980, a ideia de que gordura causava doenças cardíacas ganhou um grande impulso. O Colégio Americano de Cardiologia passou a engrossar o coro. Em pouco tempo, as recomendações nutricionais do governo sobre a quantidade de gordura que as pessoas deveriam consumir ficaram ainda mais rígidas. A OMS adotou as diretrizes americanas. A essa altura, qualquer divergência pública tinha sido silenciada. Da noite para o dia, produtores de carne passaram a ser vistos como rebeldes anticientíficos, inimigos do progresso e ameaça à saúde pública. O dr. Keys e sua esposa escreveram um livro de receitas que virou best-seller. A AHA foi na onda e lançou seu próprio livro de receitas, com um selo oficial da entidade. Foi o primeiro de uma série iniciada em 1973. (No momento em que escrevo este livro, noto no catálogo de livros de receitas da AHA de 2024 mais uma obra promovendo "receitas com baixo teor de colesterol".) Nos Estados Unidos, nenhuma associação médica de relevância discordou da visão predominante.

A guerra global contra a gordura parecia pender a favor do dr. Keys e de seus amigos.

Mas então os epidemiologistas começaram a observar as tendências de obesidade e diabetes. Notaram que, depois de cada grande campanha de recomendação de dieta com baixo teor de gordura, as taxas de obesidade e diabetes nos Estados Unidos aumentavam. O ponto de virada inicial se deu em 1961, com a primeira grande recomendação para reduzir o consumo de gordura. Mas, em vez de voltarem a analisar a fundamentação para essa diretriz, os médicos a seguiram à risca. Quando confrontados com o aumento das taxas de obesidade, descartaram a possibilidade de que isso pudesse ser consequência do consumo de alimentos com pouca gordura, porém ainda mais carregados de açúcar. Para o establishment médico, o motivo do aumento era claro: os americanos mentiam nas pesquisas ou não seguiam as orientações médicas. Na mentalidade paternalista dos médicos, eles só precisavam enfatizar ainda mais a questão.

A PRIMEIRA DE TRÊS VERDADES INCONVENIENTES

Depois de apresentar sua hipótese ao mundo, o dr. Keys ajudou na elaboração de um estudo que fosse definitivo. Iniciado na década de 1960 e liderado pelo dr. Ivan Frantz, seu colega da Universidade de Minnesota, o ensaio clínico recrutou impressionantes 9 mil indivíduos, randomizando metade para uma dieta com baixo teor de gordura e a outra metade para uma dieta-padrão, mais rica em gordura.[22]

Mas os resultados obtidos *não* foram os esperados. Houve *mais* mortes por cardiopatias no grupo de baixo teor de gordura. Mais especificamente, houve 269 mortes no grupo de baixo teor de gordura, em comparação com 248 mortes entre os indivíduos fazendo uma dieta regular, mais rica em gordura.

Os resultados foram contra suas expectativas.

Isso era algo profundamente constrangedor para o dr. Keys, e é provável que tenha sido por essa razão que ele desassociou seu nome desse estudo e os resultados foram engavetados. Conhecido como Minnesota Heart Study, ele seria publicado apenas dezesseis anos depois, em 1989, pelo dr. Frantz — que, pouco antes de morrer, foi questionado por Gary Taubes quanto ao motivo para ter demorado tanto tempo para publicar os resultados. Frantz lhe respondeu: “Ficamos muito decepcionados com eles”.[23]

Não é assim que a ciência funciona.

Os críticos do dr. Keys explicariam os resultados mais tarde, sugerindo que alimentos pouco gordurosos continham quantidades mais elevadas de carboidratos refinados, conhecidos por aumentarem a inflamação das artérias coronárias. É essa inflamação que permite a deposição de certos tipos de lipoproteínas, causando placas e ataques cardíacos.

Quando o Minnesota Heart Study foi publicado em 1989, era tarde demais. O establishment médico e as agências de saúde do governo estavam obcecados com a tese de que a gordura era a raiz das cardiopatias. Mudar o rumo contencioso do establishment médico seria como fazer um porta-aviões encalhado dar meia-volta.

Um dos motivos é o seguinte: no ano anterior à publicação do Minnesota Heart Study, a AHA anunciara que licenciaria seu selo de "saudável para o coração" a restaurantes e empresas alimentícias cujos produtos atendessem a suas diretrizes para o conteúdo de sal, colesterol e gordura.[24] O presidente da AHA afirmou que o programa, aprovado por seus delegados, era uma "ampliação lógica" dos esforços em reduzir mortes prematuras e incapacitações causadas por ataques cardíacos e AVCs. A cobertura do *New York Times* simplesmente repetiu a afirmação da AHA de que "o controle da dieta era uma das maneiras mais eficazes de reduzir o risco de doenças cardiovasculares", e lembrou os leitores de que a associação mantinha essa recomendação desde 1961. Seria necessário que Gary Taubes, em seu livro *Rethinking Diabetes* [Repensando o diabetes], e a jornalista independente Nina Teicholz, autora de *Gordura sem medo*, expusessem o dogma, décadas depois.

O SEGUNDO GOLPE

Se o Minnesota Heart Study, mesmo engavetado, representou o primeiro grande golpe para o dr. Keys, o Framingham Heart Study, dos Institutos Nacionais de Saúde (NIH, na sigla em inglês), conduzido por pesquisadores da Escola de Saúde Pública de Harvard, foi o segundo. Maior estudo de longo prazo sobre cardiopatias já realizado, ele reuniu dados sobre dieta e resultados de saúde desde 1948, e foi coliderado pelo bioquímico nutricional dr. George Mann, um professor altamente respeitado da Universidade Vanderbilt. Quando Mann e sua equipe tabularam os resultados em 1960, ficou óbvio que o consumo de gordura saturada *não* causava doenças cardíacas. Os pesquisadores redigiram um documento interno sobre a potencial associação entre ingestão de gordura e cardiopatias: "Nenhuma relação encontrada".[25]

No entanto, essa descoberta ficou sepultada sob uma pilha de relatórios (o 24º volume de 26) e não foi publicada em um periódico médico; em vez disso, foi disponibilizada a algumas bibliotecas de faculdades de medicina cerca de dez anos depois. Os resultados só vieram à tona para o público décadas mais tarde, em 1992, quando divulgados por um diretor subsequente do estudo, o dr. William P. Castelli: "Quanto maior a quantidade de gordura saturada consumida [...], *menor* o colesterol sérico da pessoa [...] e *menos* ela pesava".[26] Isso significa que, por 32 anos, o público foi mantido no escuro! A comunidade científica se conduzira às cegas, sem conhecimento do Minnesota Heart Study ou do Framingham Heart Study. Um bocado de comportamento de manada prevaleceu nesse período.

Mais tarde, o dr. George Mann se pronunciou, afirmando que fora proibido de publicar os resultados iniciais do estudo de Framingham nos anos 1960,[27] sob a ameaça de que, se continuasse a nadar contra a corrente, jamais receberia novos subsídios à pesquisa. E foi exatamente o que aconteceu. Destemido, em 1985 ele escreveu que "uma geração de cidadãos chegou à vida adulta depois que a hipótese da dieta/coração foi lançada como dogma oficial. Essas pessoas foram enganadas pelo maior embuste científico dos nossos tempos: a ideia de que o consumo de gordura animal causa doenças cardíacas".

Uau! Apesar de suas inúmeras realizações e o elevado status como diretor associado do Framingham Heart Study dos NIH, os oligarcas da medicina se voltaram contra Mann pelo crime de querer divulgar os resultados para o público. Arruinaram sua carreira, deixando de convidá-lo para se apresentar em encontros e conferências, e de financiar sua pesquisa — a base de tudo na vida acadêmica.

Mais ou menos nessa época, uma nova tecnologia entrou em cena. Os cardiologistas adotaram o exame rotineiro das artérias coronárias com tecnologia de cateter e notaram algo peculiar: alguns pacientes com colesterol elevado não apresentavam obstruções, enquanto pacientes com colesterol baixo sofriam de obstruções graves. Isso levou os médicos a questionarem a visão convencional.

O TERCEIRO GOLPE

Então veio o terceiro grande golpe contra a hipótese da gordura. Lembra-se do estudo da Iniciativa de Saúde da Mulher (WHI, na sigla em inglês) interpretado equivocadamente para justificar a alegação de que a terapia de reposição hormonal (TRH) causa câncer de mama? Bem, quatro anos depois dessa publicação de 2002, outro grupo de pesquisadores se debruçou sobre o mesmo banco de dados de 48 mil mulheres e fez uma pergunta diferente: as que seguiam uma dieta pobre em gordura viviam mais? Resposta: não.[28]

"Uma intervenção na dieta que reduziu a ingestão total de gordura [...] não teve redução significativa no risco de doença arterial coronariana e AVC", concluíram os pesquisadores. O estudo, publicado no *Journal of the American Medical Association* (*JAMA*), foi um balde de água fria na hipótese da gordura, mas, estranhamente, acabou omitido do resumo de evidências científicas compilado pelo comitê de diretrizes alimentares do governo dos Estados Unidos em 2015.

Nina Teicholz apontou a omissão em um artigo que escreveu para o periódico médico *British Medical Journal* (*BMJ*) e também assinou uma coluna no *New York Times* criticando os membros do comitê por não revelarem quanto haviam recebido da indústria alimentícia. Por denunciar esses simples fatos, foi escorraçada pelo establishment médico. Dezenas de cientistas assinaram uma petição exigindo que o *BMJ* se retratasse, mas o periódico se recusou a fazê-lo. Na época, eu integrava o comitê consultivo editorial do *BMJ*. Não tive envolvimento na decisão, mas fiquei orgulhoso da postura firme tomada pelo editor-chefe. Inúmeros líderes hoje em dia cedem a esse tipo de pressão, enquanto outros preferem enfiar a cabeça num buraco.

Teicholz não cometera nenhuma fraude em sua pesquisa, nem matara ninguém. Seu crime era bem pior: ela havia constrangido os patriarcas da medicina.

A dra. Marion Nestle, uma renomada professora de nutrição da Universidade de Nova York, condenou Teicholz por seu artigo no *BMJ*, afirmando ao jornal *Politico*: "O que realmente me incomoda é que isso confunde ainda mais o público".[29] Entrei em contato com a dra. Nestle (que não tem nenhum parentesco com a Nestlé, mas também é uma gigante na área da nutrição) para lhe perguntar se o que Teicholz afirmara tinha alguma coisa incorreta. Ela respondeu que não e logo apontou que outros também criticavam Teicholz, ela não era a única. A dra. Nestle sugeriu que o periódico havia se retratado pelo artigo, mas eu a corrigi, lembrando que isso não ocorrera.

Então perguntei à dra. Nestle a respeito do Relatório sobre Nutrição e Saúde do Cirurgião Geral de 1988, famoso pela recomendação da dieta com baixo teor de gordura (ela o editara). Quando lhe pedi que citasse o principal estudo usado para embasar a recomendação contra gordura, ela respondeu: "Não acho que tenha um estudo só. Esses estudos são difíceis de fazer. É o que as pessoas achavam na época, e naquela época todo mundo pensava assim". Por incrível que pareça, ela afirmou que continuava acreditando na recomendação contra gordura. Examinaremos a psicologia por trás dessa mentalidade no próximo capítulo. Perguntei à dra. Nestle como conciliar sua opinião com os três importantes estudos acima, nenhum dos quais encontrou ligação entre ingestão de gordura e doenças cardíacas. Eis como ela respondeu:

> Se o senhor acha que todo mundo se enganou, então um bocado de gente estava delirando, todo aquele pessoal na AHA, todo aquele pessoal na Academia Nacional, todo aquele pessoal no Relatório do Cirurgião Geral. Sério? Todo mundo estava louco? Acho que não.

Em outras palavras, se todo mundo acredita, só pode ser verdade.

Ela acrescentou que o dr. Keys era um grande expoente da medicina, observando que as diretrizes alimentares do governo "não mudaram desde 1980 e não são diferentes das diretrizes dietéticas do fim da década de 1950, e o motivo de continuarem em vigor é que são corroboradas pelas evidências".

Fiquei perplexo por ela achar que a recomendação de baixo teor de gordura continuasse presente nas atuais diretrizes oficiais. Não continua. O comitê governamental das diretrizes de 2015, na verdade, já admitira que a recomendação de reduzir a ingestão de gordura levara as pessoas a consumir alimentos ricos em carboidratos refinados, algo que deve ter contribuído para o aumento das taxas de cardiopatias.

Fico admirado com o legado deixado por Ancel Keys, apesar das duras críticas a seus estudos e de outros estudos terem sido incapazes de confirmar sua teoria. O Minnesota Heart Study, o Framingham Heart Study e o estudo da WHI representaram três duros golpes, mas essas revelações vieram tarde demais. O trem partira da estação e não havia mais como pará-lo. A AHA lucrava milhões ao licenciar seu selo de baixo teor de gordura e coração saudável para empresas alimentícias e restaurantes por todo o território nacional.

REVERENCIANDO NOSSOS SUMOS SACERDOTES

Quando o dr. Keys faleceu, em 2004, o *Lancet*, terceiro periódico médico mais lido do mundo, publicou um artigo elogioso enumerando suas tantas conquistas. O tributo não mencionava nenhuma controvérsia, nem o fato de que ele usara má ciência para propagar um dos maiores mitos científicos da era moderna.[30] O *New York Times* também publicou um artigo laudatório, celebrando-o por "ter inserido a gordura saturada no mapa como uma das principais causas de doenças cardíacas".[31]

Um de seus principais opositores, o dr. Yudkin, que acabou se provando com a razão, faleceu em 1995 como "um homem extremamente decepcionado e esquecido", cujo reconhecimento viria somente 21 anos depois, no *Guardian* e nos livros de Gary Taubes.[32] Mas o trabalho do dr. Yudkin seria ressuscitado anos depois de sua morte pelo endocrinologista pediátrico da Universidade da Califórnia Robert Lustig, que conduziu estudos validando a relação entre carboidratos refinados e doenças cardíacas. Os carboidratos refinados não são o tipo de açúcares complexos e ligados a fibras encontrados nas frutas, resultando em uma lenta absorção no aparelho gastrointestinal; na verdade, são açúcares e grãos processados e despojados do farelo, das fibras e dos nutrientes — como o pão branco. Nos últimos quinze anos, muitos médicos proeminentes mudaram completamente de opinião, hoje admitindo o papel dos carboidratos refinados, e pararam de martelar em seus pacientes a ideia de adotarem uma dieta com baixo teor de gordura. A maioria dos novos profissionais de saúde está por dentro da ciência mais recente. Meu primo Morris, filho do tio Sam, foi um desses médicos.

O dr. Dudley White ficou conhecido como pai da cardiologia nos Estados Unidos. É considerado um herói no Hospital Geral de Massachusetts, onde premiações anuais são concedidas em seu nome e seu retrato ocupa um lugar de destaque na galeria principal. O dr. White parece ter se distanciado do dr. Keys. Lendo as coisas que escreveu mais ao fim da vida, percebe-se que sentia ter sido enganado.

O dr. Walter Willett, cientista nutricional mais influente desde o dr. Keys, sempre foi um fervoroso defensor da proposta alimentar de Keys. Cruzei com ele na Escola de Saúde Pública de Harvard, onde era um membro altamente celebrado do corpo docente (e bastante acessível aos alunos). Epidemiologista, ele presidiu o Departamento de Nutrição por 26 anos, até 2017. Pessoalmente, não tive oportunidade de ver a foto na parede de sua sala em que ele aperta a mão do dr. Keys, mas Nina Teicholz me contou ter visto. Aos 79 anos, ele continua a pertencer ao corpo docente de Harvard.

Lembro-me de uma palestra dele quando eu estudava lá. Eu não fazia ideia dos fatos, então acreditei cegamente em tudo o que afirmou com tanta eloquência. Em anos recentes, ele foi muito criticado por receber milhões da indústria alimentícia conforme minimizava o papel dos carboidratos. O dr. Willett escreveu um livro sobre nutrição que era usado em escolas do mundo todo e é o pesquisador mais citado na medicina, de acordo a lista dos "Melhores Cientistas da Medicina" do Research.com — a pontuação é atribuída segundo um índice de impacto baseado na frequência com que outros pesquisadores citam seu trabalho. (A dra. JoAnn Manson, do estudo da WHI sobre terapia hormonal, está em quinto lugar nessa lista.) Os cinco principais pesquisadores dessa lista são de Harvard.

Como o dr. Keys, o dr. Willett sempre reservou duras palavras aos seus críticos e denunciou a dra. Katherine Flegal, uma epidemiologista do Centro Nacional de Estatísticas de Saúde do Centro de Controle e Prevenção de Doenças (CDC, na sigla em inglês), por publicar um estudo mostrando que pessoas com leve sobrepeso viviam mais.[33] Alguns especularam que esse resultado podia ter relação com o fato de que indivíduos mais pesados têm risco menor de queda ou possuem mais massa muscular.

Mas o dr. Willett não quis nem saber. "Esse estudo é uma grande bobagem, e ninguém deveria perder tempo lendo isso", declarou à National Public Radio (NPR).[34] Ele afirmou que o interesse da mídia em divulgar os resultados da dra. Flegal representava um risco à saúde pública e temia que aquele estudo pudesse confundir o público e a classe médica. Em outras palavras, tentou cancelá-la. Posteriormente, ela escreveu no periódico médico que o dr. Willett havia conduzido "uma campanha agressiva que incluía insultos, erros, desinformação, postagens nas mídias sociais, intrigas, manobras de bastidores e queixas ao empregador dela".[35] Se a acusação é verdadeira, sugere que essa área da ciência não é exatamente um foro aberto para a troca de ideias. Está mais para um reino governado por oligarcas.

A história do dr. Keys e de seus aliados revela algo importante sobre o establishment médico. Que o consenso, às vezes, pode ser resultado de um forte lobby internacional feito por poucos indivíduos de grande influência.

A AHA difundiu a hipótese do dr. Keys por sessenta anos. Ao optarem por ele em lugar do dr. Yudkin (gordura em vez de açúcar), apostaram no cavalo errado. Mas o mais preocupante foi que, em vez de divulgar um enfático pedido de desculpas quando os dados ficaram claros, a AHA simplesmente permaneceu calada e modificou na surdina suas diretrizes muitos anos depois.

A rigorosa diretriz da AHA para evitar o colesterol e a gordura, embora baseada numa ciência falha, permaneceu na cabeça do público. Até hoje, ao procurar o médico, uma pessoa com sobrepeso costuma ser orientada a manter uma dieta com baixo teor de gordura. Além disso, a maioria das pessoas cujos exames de sangue revelam colesterol total ou LDL elevados é instruída a reduzir a ingestão de colesterol. Essas recomendações não passam de resquícios de uma era anterior de ciência malfeita e pensamento de manada.

O dogma tem se perpetuado por gerações. Em vista de tantas informações conflitantes sobre alimentos, as pessoas tendem a acreditar no que seus pais lhes ensinaram. No meu caso, eu tinha 100% de certeza de que o café da manhã era a refeição mais importante do dia, pois era o que minha mãe vivia me dizendo. Eu tomava um café completo com ovos toda manhã antes de ir para a escola, porém, mais tarde, fiquei fissurado nos cereais superaçucarados e, ao chegar à sala de aula, lutava contra a sonolência. Continuei teimosamente a acreditar que o café da manhã era a refeição mais importante do dia mesmo durante a faculdade de medicina.

Até que um amigo me mostrou de onde vinha esse mantra: ele foi inventado pelo dr. John Harvey Kellogg — criador dos flocos de milho e outros cereais consumidos no café da manhã — como uma campanha de marketing.

No tempo das cavernas, ninguém acordava e se via diante de uma mesa de café da manhã. Homens e mulheres saíam para caçar e coletar durante o dia, e comiam de dia e à noite. Entrar em um prolongado processo de digestão pesada logo pela manhã depois de um substancioso desjejum não é o ideal. Para otimizar a saúde, as pessoas deveriam ser ativas pela manhã. Essas grandes refeições, incluindo os almoços escolares carregados de carboidratos que fazem as crianças terem dificuldades de permanecer acordadas nas primeiras aulas do período vespertino, são uma invenção dos tempos modernos. Pessoalmente, hoje em dia me limito a um desjejum leve pela manhã, em vez da volumosa refeição recomendada pelo dr. Kellogg.

Meu tio Sam parecia ser mais inteligente que o dr. Kellogg. Em vez de encher a barriga assim que saía da cama, ele ingeria algum líquido e depois saía para caminhar, nadar e se socializar. No fim da manhã, sentava à mesa e saboreava os ovos preparados a seu gosto.

RESTABELECENDO A OBJETIVIDADE

Só porque existe um estudo respaldando uma ideia, não significa que ele foi adequadamente projetado, eticamente conduzido ou precisamente relatado. Quando ouço alegações médicas por parte de alguém, em geral examino com atenção o estudo usado para sustentá-las. Às vezes ele é sólido, ou ao menos intrigante. Outras vezes, porém, não oferece base alguma para o que foi afirmado.

Uma das minhas maiores preocupações é de que os especialistas em saúde pública e medicina atuais — e, sem dúvida, a mídia — perderam a capacidade de avaliar criticamente a qualidade da pesquisa. Se um estudo desleixado confirma algo em que o público já acredita, é aclamado como uma evidência científica definitiva, mas se um estudo sólido contradiz uma conclusão prévia, é ignorado ou minuciosamente criticado.

O que quero dizer com isso?

Quando eu estudava na Escola de Saúde Pública de Harvard, tínhamos uma tarefa-padrão a fazer. Pegávamos seis estudos recém-publicados pelo *JAMA* e pelo *New England Journal of Medicine* e nos debruçávamos sobre eles para esmiuçá-los. Era um exercício de aprendizado para examinarmos os métodos e as limitações dos estudos, e refletir sobre como procederíamos em um trabalho semelhante. E sempre encontrávamos erros. *Esse estudo não fornecia a altura e o peso dos indivíduos; aquele outro esquecia de testar a urina para saber se os pacientes estavam tomando a medicação*, e assim por diante. Sempre havia alguma crítica a fazer. Nossas notas dependiam disso! Claro que muitos desses estudos continham descobertas interessantes. Mas se quiséssemos invalidá-los, era só bombardeá-los com uma infinidade de críticas de menor importância. Na verdade, começávamos com uma lista de quinze critérios rigorosos e os seguíamos item por item até encontrar uma falha. Nenhum estudo publicado atendia a todos os quinze critérios. Aprendi a otimizar ao máximo um projeto de pesquisa, mas, assustadoramente, também aprendi a destruir qualquer estudo que não me agradasse.

É dessa mesma forma que os NIH analisam as propostas de financiamento para determinar quais pesquisadores receberão dinheiro do contribuinte. Se os professores mais tradicionais e conservadores não gostam do que uma nova pesquisa está propondo por possivelmente desafiar seu próprio trabalho de décadas, eles o revisam procurando pelo em ovo; caso contrário, se a pesquisa é favorável ao que fazem, caem perdidamente de amores por ela e negligenciam os eventuais problemas que possa apresentar.

A literatura médica também age assim. Já publiquei extensamente e em alguns dos principais periódicos da área, além de participar de conselhos editoriais. Estou muito familiarizado com os padrões científicos para a publicação de pesquisas. Mas, nos últimos anos, fiquei chocado ao ver estudos tão falhos que seus resultados tornam-se inválidos, e que mesmo assim eram publicados em periódicos de prestígio e oferecidos como evidência científica quando na verdade apenas reforçavam uma narrativa de pensamento de grupo. Também presenciei estudos sólidos elaborados com métodos excelentes serem atacados com lupa na mão quando não reforçam a narrativa prevalecente. Alguns periódicos não têm o menor escrúpulo quanto a isso. O site do *Nature Medicine* declara abertamente sua política de remover artigos que "possam contradizer orientações de saúde pública amplamente aceitas".

Se essa política estivesse em vigor durante o debate sobre gordura, os artigos do dr. Yudkin poderiam ter sido removidos por desafiar o pensamento convencional. O mesmo vale para os pesquisadores que contestaram o "Estudo de sete países", de Keys.

Ex-editora do *New England Journal of Medicine*, a dra. Marcia Angell certa vez contou a um amigo meu que enfrentava dificuldades para publicar artigos decentes toda semana. "Imagine o que os outros periódicos estão recebendo!", disse. Falaremos mais sobre a dra. Angell nos próximos capítulos.

Quando converso com pesquisadores sobres esses problemas notórios, muitos afirmam hesitar em se manifestar publicamente por receio de serem boicotados pelo reduzido grupo que controla o discurso na medicina acadêmica. Todo pesquisador precisa dos NIH para financiar suas propostas de pesquisa e dos periódicos médicos para publicar seus artigos; assim, os oligarcas médicos, que detêm um poder tremendo, raramente são desafiados.

Para resgatar o método científico, precisamos ser objetivos na forma de avaliar a pesquisa, incluindo as pesquisas que não apreciamos feitas por pessoas de quem não gostamos.

UMA GRANDE IRONIA

Observo o legado do dr. Keys quase todos os dias no hospital. Seja a equipe médica conversando com os pacientes sobre alimentação saudável, aconselhando-os a perder peso antes de uma cirurgia, seja vendo alguém comer um lanche ou uma barrinha nutricional com baixo teor de gordura na cafeteria – Ancel Keys está por toda parte.

Alguns anos atrás, compareci a uma feira de planos de saúde para colaboradores no meu hospital. Nos estandes, os expositores explicavam as opções dos diversos planos, como cobertura odontológica e benefícios de aposentadoria. Vendo um estande intitulado "Nutrição", fui até lá e conversei com duas nutricionistas. Quis saber o que ofereciam, e elas explicaram educadamente que seus serviços de consultoria nutricional estavam disponíveis para todos os colaboradores do hospital. Assim, perguntei-lhes o que recomendariam, teoricamente, para uma pessoa com sobrepeso que estivesse tentando emagrecer. Responderam que, de modo geral, diriam ao paciente para comer coisas com baixo teor de colesterol e gordura.

Inacreditável.

Sorri e agradeci. Nosso hospital era classificado como número um pelo *U.S. News & World Report* havia 22 anos. Como o dr. John Cameron, meu mentor, costumava dizer quando algo constrangedor se passava por lá: "Imagine como deve ser no hospital número dois".

COMO PROCEDER?

Este capítulo não tem intenção de determinar o que você deve comer, e sim mostrar como o comportamento de manada às vezes também predomina na comunidade médica. O abuso de alimentos ricos em gordura pode alterar seus níveis de colesterol LDL em um exame de sangue padrão. Talvez haja situações específicas em que o médico acerte em aconselhar evitar uma dieta rica em gordura, em especial as porções excessivas. Mas, no nível populacional, diversos estudos importantes *não* associaram a precaução com o colesterol dietético e a gordura saturada a uma vida mais longa.

A doença arterial coronariana é hoje reconhecida como sendo resultado de uma inflamação generalizada do corpo que, no nível das artérias coronárias, permite a deposição de determinados tipos de lipoproteína. A lipoproteína A (LPa) e a apolipoproteína B (ApoB) são exemplos dos principais culpados. A ApoB é monitorada mais atentamente na Europa do que nos Estados Unidos, mas, a meu ver, todo adulto deveria checar as duas coisas. Você pode pedir a seu médico que solicite esses exames em sua próxima consulta, mas verifique se ele sabe como interpretá-los corretamente. A ApoB e a LPa são, provavelmente, os melhores marcadores para avaliação do perfil lipoproteico — melhores do que o colesterol HDL e LDL.

Vários estudos revelam que as estatinas podem reduzir as taxas de mortalidade. Mas por quê? Presume-se que elas reduzam os níveis de lipídios. Talvez seja verdade, mas, na realidade, não sabemos se isso se deve a seu efeito de redução de lipídios ou a seu efeito anti-inflamatório. Provavelmente tem a ver com este último, pois as estatinas demonstraram melhorar a taxa de sobrevivência em pessoas com níveis normais de lipoproteínas.[36] A inflamação é agravada pelos carboidratos refinados, por isso muitos médicos hoje em dia orientam seus pacientes a limitarem a ingestão dos alimentos que os contêm como uma maneira de promover a saúde cardíaca.

Estatinas e outras medicações podem ser uma maneira eficaz de pessoas com nível de ApoB elevado viverem mais tempo. Para uma análise mais aprofundada, recomendo o livro *Outlive: A arte e a ciência de viver mais e melhor*, do dr. Peter Attia.

Neste capítulo, focamos a mentalidade de manada que motiva parte das recomendações médicas. O campo da medicina decerto precisa que mais médicos corajosos como Attia, Yudkin e Mann usem o método científico para desafiar pressupostos muito arraigados.

UM EQUÍVOCO DE SESSENTA ANOS

Por cerca de sessenta anos, a AHA se negou a questionar o dogma de que a redução do consumo de colesterol dietético e gordura saturada era benéfica para o coração. Hoje a associação começa a rever sua posição. O site agora afirma: "A gordura goza de má reputação, embora seja um nutriente necessário na nossa dieta".[37] É como perguntar se um peixe sabe que está molhado.

Mas muita gente continua a promover o dogma dos alimentos com baixo teor de gordura e colesterol, quando deveria orientar o paciente a controlar a quantidade de porções consumidas, adotar uma dieta à base de alimentos integrais e limitar os carboidratos refinados.

Façamos uma pausa por um segundo para observar o cenário mais amplo.

O establishment da medicina se equivocou sobre a causa principal das doenças cardíacas por sessenta anos.

Equivocou-se sobre a terapia de reposição hormonal (TRH) por 22 anos.

Equivocou-se sobre o uso adequado de antibióticos por sessenta anos.

Equivocou-se sobre a prevenção da alergia a amendoim por quinze anos.

Equivocou-se sobre as propriedades viciantes dos opioides por vinte anos.

Essa é uma lista apenas parcial dos principais erros cometidos pela comunidade médica em questões importantes de saúde. Tais equívocos não são descuidos de uma época remota; são falhas evitáveis na medicina moderna. As questões poderiam ter sido resolvidas com uma pesquisa rigorosa *antes* que as recomendações fossem feitas de forma tão autoritária. Vale a pena descrevê-las porque as correções baseadas em evidências ainda não são amplamente conhecidas. Nos próximos capítulos, examinaremos a *cultura* médica que catalisou o pensamento de grupo e o paternalismo que consolidou esses equívocos. Também perguntaremos o que estamos fazendo hoje que pode estar errado.

Não guardo rancor dessas ideias equivocadas causadas pelo comportamento de manada do establishment médico. Minha fé me ensina a perdoar. O objetivo de detalhá-las aqui é 1) ampliar a perspectiva das pessoas sobre a abrangência dos estudos científicos desses temas, 2) incentivar o debate público e 3) encorajar uma abordagem mais arejada do diálogo sobre ciência, de modo que nossa profissão se paute mais universalmente pelo método científico.

Em última análise, sou otimista quanto ao futuro da medicina. E qual minha maior inspiração para tal otimismo? Meu tio Sam voltou a comer seus ovos.

5. Crenças irredutíveis

Por que resistimos a novas ideias?

Nunca subestime a dificuldade de substituir as falsas crenças pelos fatos.
Henry Rosovsky

Nós, cirurgiões, fomos treinados por décadas para reconhecer um apêndice inflamado em uma tomografia e agir prontamente. Como em ágeis operações militares, acionei minha equipe cirúrgica centenas de vezes para levar um paciente à sala de operações e remover seu apêndice. Depois de realizar inúmeros desses procedimentos, na minha mente eles começaram a se confundir. Certa noite, quando estava em uma recepção depois de um longo dia em que realizara diversas apendicectomias de emergência, eu agradecia alguém por sua generosidade quando distraidamente acrescentei: "Se algum dia puder lhe retribuir o favor, terei o maior prazer em remover seu apêndice de graça".

Então, um dia, um novo estudo desafiou o tratamento-padrão dessa enfermidade tão antiga. O estudo concluía que um único ciclo de antibióticos era capaz de curar a apendicite, eliminando a necessidade de uma cirurgia. O estudo parecia ser bem conduzido, e os resultados eram impressionantes. Foi chocante ser confrontado com uma pesquisa que ia diretamente contra tudo o que eu e os demais cirurgiões vínhamos fazendo havia décadas.

Algumas semanas depois, eu estava de plantão no pronto-socorro quando encontrei o candidato perfeito para essa nova abordagem: um jovem com princípio de apendicite.

"Minha irmã se casa em Boston amanhã", contou-me ele. "Eu gostaria muito de ir."

Fiquei num dilema. Ele parecia bem e quase sem dor. Se o operasse imediatamente, ele passaria os dias seguintes se recuperando e perderia o casamento da irmã. Decidi contar sobre o novo estudo e lhe dei duas alternativas: tomar os antibióticos ou fazer a cirurgia. Expliquei-lhe o risco dos antibióticos (inclusive os efeitos sobre o microbioma). Mas, considerando que seria um tratamento breve e capaz de evitar a necessidade de uma cirurgia, e que a cirurgia envolveria tomar antibióticos de um modo ou de outro, era uma situação em que considerei seu uso apropriado.

Como ele não era nenhum masoquista, optou por não fazer a cirurgia (quem não faria isso?). E assim foi. Receitei os antibióticos e o deixei sob observação.

Como estava bastante preocupado, eu o via de tantas em tantas horas. A certa altura, ouvi algumas enfermeiras do pronto-socorro questionando: "Por que o dr. Makary não para de ver esse paciente, que parece que nem precisa estar aqui?".

Doze horas depois, o enfermeiro me ligou no celular. "O paciente está sem dor nenhuma e quer ir embora." E lá se foi ele para Boston, onde, como me contou posteriormente, dançou a noite toda no casamento da irmã. Não precisou de cirurgia nem voltou a ter apendicite. O novo protocolo funcionara.

O pesquisador de políticas públicas que há em mim parou para pensar nas enormes implicações dessa nova pesquisa para o sistema de saúde: toda a economia de custos decorrente da realização de menos cirurgias, como isso ajudaria a suprir a falta de enfermeiros e como reduziria nossa pegada de carbono (os hospitais estão entre os maiores geradores de lixo). Além disso, poderia reduzir também a fila de pacientes internados à espera de cirurgia. Todo ano, cerca de 300 mil pessoas dão entrada no hospital com apendicite. É uma das cirurgias mais comuns da medicina. A ampla adoção dessa abordagem não invasiva poderia ter enormes implicações para o sistema de saúde e seus custos.

Relatei minha experiência a um colega cirurgião e amigo próximo, perguntando-lhe o que achava do novo estudo.

"Não engulo isso. Preciso ver um estudo randomizado controlado", respondeu ele.

Vários meses depois, seu desejo foi atendido. Um ensaio clínico randomizado e controlado foi publicado no nosso principal periódico de cirurgia, mostrando os mesmos resultados: cerca de 75% das pessoas com apendicite não precisam de cirurgia.[1] Enviei-lhe o estudo e voltei a perguntar sua opinião.

"Preciso ver dois estudos randomizados controlados", disse ele.

Sua resposta pareceu mais uma reação territorial do que um exemplo de objetividade. O estudo publicado era bem projetado e incluía dados de um ano de acompanhamento com excelentes resultados. Mas então, cerca de seis meses depois, foi publicado um segundo estudo randomizado controlado no *Journal of the American Medical Association* (*JAMA*), mostrando conclusões igualmente impressionantes.[2] Mais uma vez, enviei-lhe o estudo por e-mail, depois conversamos pessoalmente, quando nos cruzamos no corredor.

"Preciso ver um terceiro estudo randomizado controlado", insistiu ele.

Como assim? Então percebi que aquilo não dizia respeito apenas à ciência. Contei-lhe sobre minha experiência de tratar diversos pacientes com essa nova abordagem, tendo poupado a cirurgia na maioria dos casos. Também o informei de que o protocolo era utilizado havia muito tempo na Europa. Mas ele não pareceu interessado. Pelo contrário: mostrou-se irritado e incomodado com o que eu lhe dizia.

Quando indaguei quais problemas ele via na metodologia do estudo, pareceu que nem o lera. Fiquei curioso para saber se sua resistência se dava por adorar ser um cirurgião superocupado ou se decorria do fato de que todo cirurgião recebe um bônus com base na quantidade de operações realizadas. (Recuso-me a correr nessa roda de hamster e não compartilho dos bônus anuais.) Mas meu colega nunca me pareceu ser do tipo ganancioso. Sempre foi um profissional confiável e honesto.

Então, dois anos depois, um terceiro estudo controlado foi publicado em outro periódico de destaque e,[3] separadamente, o *JAMA* publicou os resultados de um impressionante follow-up de cinco pacientes que tinham evitado a cirurgia.[4] Outros estudos relataram os mesmos resultados em crianças.[5,6] A essa altura, seria antiético realizar outro estudo similar e randomizar mais pessoas para cirurgia. Depois de inúmeros estudos reproduzíveis, os dados eram eloquentes. Não se tratava mais de uma questão em aberto.

Voltei a procurar meu colega e, de maneira educada, indaguei se havia visto todos os novos estudos. Perguntei o que achava deles. Enumerei um por um, sintetizando os resultados em cada caso.

"Marty, só acho que é melhor para os pacientes a remoção do apêndice", respondeu ele. Incrível. Nem toda pesquisa do mundo faria diferença. Para ele, não era uma questão científica; era um sistema de crenças. Meu colega, hoje aposentado, se recusava a mudar de ideia.

E não estava sozinho. Atualmente, passada mais ou menos uma década do primeiro estudo definitivo mostrando como funciona a abordagem não invasiva, apenas cerca de metade dos cirurgiões a incorporou à sua prática. A outra metade continua operando todo mundo que aparece com um caso claro de apendicite. Isso significa que, nos Estados Unidos de hoje, passar ou não por uma cirurgia do apêndice depende de quem você encontrará de plantão quando chegar ao pronto-socorro.

DISSONÂNCIA COGNITIVA

Relutamos em rever nossas convicções. Mesmo pessoas de boa formação, educadas e razoáveis podem ser hostis a novas ideias. O psicólogo mais famoso por explicar esse mistério é o falecido dr. Leon Festinger.

O dr. Festinger teorizava que as pessoas ficam incomodadas se suas crenças não se conciliam com novas informações. Segundo ele, quando alguém é solicitado a considerar uma nova ideia ou fazer algo que contradiga suas crenças, entra em um estado de conflito mental. Ele chamou esse desconforto de "dissonância cognitiva".

E como as pessoas lidam com a dissonância cognitiva? Segundo o dr. Festinger, elas podem tentar resolvê-la modificando ligeiramente suas crenças para adequá-las à nova informação ou negando a nova informação. Ele descobriu que as pessoas muitas vezes se convencem de que a nova informação, na verdade, não é diferente de sua crença preexistente. Alguns fazem um verdadeiro malabarismo mental para manter viva a convicção anterior. Em suma, a dissonância cognitiva é desconfortável. Mesmo assim, poucos estão dispostos a empreender o árduo trabalho de reavaliar suas crenças para acomodar novas informações.

Em um experimento social, o dr. Festinger e seu colega, o dr. James Carlsmith, pagaram algumas pessoas para realizar uma tarefa tediosa por uma hora.[7] Um grupo recebeu vinte dólares, e o outro, apenas um dólar. Curiosamente, o grupo que recebeu um dólar considerou a experiência mais divertida.

A explicação é que precisaram encontrar uma maneira de resolver sua dissonância cognitiva. Receber um dólar por uma hora para realizar uma tarefa tediosa é ridículo. Isso gera uma situação incongruente. Assim, os participantes tentaram se convencer de que era divertido. Talvez tenham pensado: *Não é tão absurdo realizar uma tarefa divertida por um dólar a hora.*

O princípio do dr. Festinger me ajudou a compreender por que aquele meu colega rejeitara pesquisas sólidas sobre um novo tratamento. Pense, por exemplo, em alguém que sempre acreditou que o hábito de fumar não é tão prejudicial à saúde. Então a pessoa vê uma nova pesquisa mostrando que *é*. Ela pode desacreditar o estudo, não importa quais sejam seus méritos, ou sugerir que não se aplica a seu caso porque ela não fuma tanto quanto os indivíduos pesquisados. Talvez argumente que está prestes a largar o hábito, de modo que o estudo sobre uso prolongado não se aplica a ela. Ao recontextualizar a situação, a pessoa dá um jeito de acomodar ambas as ideias: fumar faz mal *e* não faz mal para ela. Segundo o dr. Festinger, esse tipo de malabarismo mental é a maneira mais comum de os seres humanos buscarem subconscientemente manter a coerência de suas opiniões.

A teoria do dr. Festinger nomeou uma importante verdade da psicologia humana. Não gostamos de crenças inconsistentes, assim fazemos de tudo para resolvê-las explicando as diferenças.

JUSTIFICAÇÃO DO ESFORÇO

A teoria recebeu apoio renovado graças a um experimento feito por dois psicólogos, Elliot Aronson e Judson Mills.[8] Os pesquisadores convidaram mulheres para participar de uma discussão sobre sexo, mas, para isso, elas primeiro tinham de passar por um teste de iniciação, e assim foram divididas em três grupos (sem saber dessa divisão). O primeiro grupo realizou um teste difícil; o segundo, um teste fácil; e o terceiro não fez teste algum. Em seguida, os pesquisadores apresentaram uma palestra extremamente tediosa sobre a reprodução das abelhas, concebida para ser frustrante.

Então pediram às participantes que classificassem em que medida acharam a palestra agradável. Incrivelmente, as que mais a apreciaram foram as que haviam feito o teste mais difícil. Isso passou a ser conhecido na psicologia como princípio da "justificação do esforço". As participantes que haviam realizado o teste difícil se convenceram de que seu esforço fora justificado: garantir seu lugar em uma palestra agradável.

A justificação do esforço explica por que conseguir algo na vida pode causar sofrimento desnecessário. Esse princípio, quando empregado para lidar com a dissonância cognitiva, também explica outros ritos de passagem excessivamente difíceis: trotes de universidade, provas escolares incessantes e turnos de residência médica de 36 horas. *Nós* passamos por isso, logo, *os outros* também devem passar — precisamente para reduzir a dissonância cognitiva da pessoa.

Como residente que trabalhou em turnos de 36 horas, a exemplo de gerações e gerações de médicos antes de mim, lembro-me de ouvir falar de novos estudos mostrando que permanecer acordado por 36 horas seguidas prejudicava as habilidades motoras e a capacidade de avaliação. A pesquisa indicava que a exaustão equivalia a ficar embriagado! Ninguém esperava que aparecêssemos bêbados para trabalhar no hospital, mas, de algum modo, não havia problema se estivéssemos exaustos.

Os amigos me perguntavam por que os hospitais continuavam a insistir na premissa de que os residentes fizessem turnos de 36 horas. Eu fora doutrinado por uma cultura médica que dizia que os maus-tratos eram necessários para nos deixar mais resistentes. E eu acreditava mesmo nisso; o torpor da privação de sono extrema era um teste de resistência, como o treinamento em que soldados das Forças Especiais quase se afogavam. Ele nos tornava mais fortes. Isso sugere certa mentalidade de culto, mas é também o único caminho estabelecido pelos sumos sacerdotes da medicina para alguém chegar a cirurgião. Testemunhei colegas residentes no limite, abusando de substâncias, terminando relacionamentos e até se suicidando. Contudo, acreditávamos, de alguma maneira, que a jornada de trabalho de 120 horas semanais, incluindo alguns turnos de 36 horas ou mais, era necessária. Cirurgiões mais experientes, que haviam enfrentado o mesmo rito de passagem antes de nós, racionalizavam que a privação de sono era a única maneira de acompanhar um paciente durante toda sua permanência no hospital.

Por sorte, algumas restrições de horas trabalhadas foram implementadas depois que terminei a residência. Fazer cirurgias "sem dormir" costumava ser considerado uma questão de honra. Agora, com razão, é visto como negligência. Até hoje, muitos que viveram a jornada de trabalho de 120 horas semanais ainda insistem na ideia de que aqueles foram "os bons e velhos tempos" e de que os alunos e residentes atuais precisam aprender a pegar no pesado.

A dissonância cognitiva e a justificação do esforço explicam grande parte do comportamento humano, assim como a perpetuação do dogma médico. Esses conceitos não são simplesmente abstratos; eles influenciam na forma como nos comportamos. Na minha profissão, constantemente avaliamos novidades nas intervenções médicas, nas medicações, na tecnologia, nas técnicas cirúrgicas. A dissonância cognitiva é palpável sempre que lemos novos estudos e os discutimos na comunidade médica. As descobertas feitas pelo dr. Festinger são um constante lembrete para admitirmos nossa tendência natural a descartar ou modificar novas informações para encaixá-las no que já acreditamos. Precisamos administrar e corrigir deliberadamente tal tendência.

É assustador constatar como as pessoas perpetuam esses padrões equivocados de pensamento.

INFILTRADOS EM UM CULTO

Quando o dr. Festinger desenvolveu a teoria da dissonância cognitiva, ele só a aplicara a eventos passados, pois não tinha como testá-la no mundo real. Mas certo dia, lendo o jornal em casa, deparou com um artigo sobre um culto que previa o apocalipse para aquele ano.

Os membros desse culto acreditavam que alienígenas do planeta Clarion sobrevoavam a Terra e podiam ver falhas geológicas que resultariam em uma grande inundação. As mensagens eram transmitidas por meio da "escrita automática" dos extraterrestres, canalizadas para a líder do culto, uma mulher de Chicago conhecida como sra. Martin. Ela alegava ter recebido a mensagem de que uma inundação catastrófica ocorreria em 21 de dezembro de 1954, no solstício de inverno.[9] Mas havia uma boa notícia, segundo a mulher: os alienígenas comunicaram que aterrissariam em sua casa para resgatar tanto ela quanto seus seguidores. Os membros do culto, entre eles um médico, se prepararam para a partida.

O dr. Festinger logo se infiltrou no culto para testar sua hipótese. Os psicólogos Henry Riecken e Stanley Schachter se juntaram a ele, passando-se por pessoas comuns com um interesse sincero em discos voadores e nas crenças do grupo. Se sua teoria se provasse correta, os membros do culto não admitiriam que a profecia era falsa quando a data chegasse e nada acontecesse; pelo contrário, ficariam ainda mais determinados.

Ele e os outros pesquisadores observaram que muitos seguidores acreditavam piamente naquilo tudo, tendo largado o emprego, abandonado os estudos e terminado relacionamentos. A maioria achava mesmo que uma espaçonave apareceria para pegá-los à meia-noite desse dia, em dezembro.

Mas, passado o prazo da meia-noite sem que nada tivesse ocorrido, os devotos membros do culto não se sentiram humilhados, tampouco reconheceram o equívoco. Na verdade, ficaram ainda mais convictos. O dr. Festinger tinha razão. Eis aqui uma descrição passo a passo de como foi essa noite, adaptada do livro escrito pelo dr. Festinger e por seus colegas, *When Prophecy Fails* [Quando a profecia falha]:[10]

- 20 de dezembro. Cuidando dos preparativos para a chegada da espaçonave à meia-noite, os membros do culto removem qualquer objeto de metal que possam ter, incluindo zíperes e fechos de sutiãs, para que não derretam na espaçonave.
- À meia-noite, nada acontece. Nenhum alienígena aparece na casa.
- 0h05. Ainda nada de espaçonave. O grupo permanece sentado em casa, aguardando pacientemente. Um membro do culto observa que outro relógio na sala assinala 23h55. O relógio estava dez minutos atrasado, mas o grupo concorda que ainda não é meia-noite.
- 0h10. O segundo relógio agora indica a meia-noite. Ainda nada de delegação espacial para buscá-los. O dilúvio que vai destruir a Terra deve acontecer pela manhã.
- 0h30. Alguém bate à porta. O grupo imagina que sejam os alienígenas que vieram buscá-los. Mas são algumas crianças.
- 4h00. O grupo permanece sentado, esperando, todos atônitos e impassíveis. Então a sra. Martin, líder do culto, começa a chorar.
- 4h45. Uma mensagem é enviada por "escrita automática" diretamente para a sra. Martin, dizendo que o Deus da Terra decidiu poupar o planeta da destruição. O motivo, segundo a sra. Martin, era que "esse pequeno grupo, espalhando a luz aqui, impediu o dilúvio".
- Ao fim da tarde, o grupo é procurado pela imprensa e inicia uma campanha para disseminar sua mensagem para o mundo.

As conversas gravadas pelo dr. Festinger e por seus colegas nos dizem mais sobre o cérebro humano do que qualquer imagem de ressonância magnética seria capaz. Os membros do culto que nutriam as crenças mais fortes sobre a data do apocalipse redobraram a força de sua convicção, assim como o empenho em atrair novos membros para o culto.

Alguns seguidores menos entusiasmados abandonaram o culto nessa noite, mas os pesquisadores observaram algo interessante. O médico que fazia parte do grupo explicou que estava envolvido demais para desistir. Depois de a profecia não se concretizar, ele declarou, na mesma noite: "Dei as costas para o mundo, não posso me permitir duvidar, tenho de acreditar. Fui escorraçado nos últimos meses. Não posso me permitir duvidar". O dr. Festinger previra que os mais devotos ficariam ainda mais convictos quando a profecia se revelasse fajuta. E foi exatamente o que aconteceu.

Neste livro, examinamos como novas informações são recebidas na medicina. O dr. Festinger não se surpreenderia ao ver o establishment médico moderno se aferrando a dogmas enraizados. Quando comentei sobre os temas deste livro com colegas, notei os princípios de Festinger em ação. Não estou afirmando que meus colegas sejam como os membros de um culto que passaram por lavagem cerebral e esquadrinham o céu à procura de discos voadores. Mas as mesmas tendências psicológicas parecem se aplicar universalmente.

Por exemplo, quando contei a um médico amigo meu que não existem evidências sólidas de que a terapia de reposição hormonal (TRH) cause câncer de mama, ele respondeu: "Como isso é possível, se o câncer de mama tem receptores de hormônio?". Depois de lhe explicar sobre os estudos, ele continuou procurando razões para objetar: "Então por que correr o risco, já que a TRH não traz benefícios, certo?". Dava para ver as engrenagens em seu cérebro tentando solucionar o conflito. A seguir, expliquei-lhe como diversos estudos mostravam que a TRH previne ataques cardíacos, fraturas e declínio cognitivo. Depois da conversa, ele admitiu que talvez houvesse raros casos em que ela fizesse sentido. Era uma situação clássica de dissonância cognitiva, um verdadeiro banquete intelectual para ser observado por Festinger, se ainda estivesse vivo. Da mesma forma, muitas pessoas inteligentes têm dificuldade em aceitar a nova ciência sobre como os antibióticos podem prejudicar o microbioma e contribuir para doenças crônicas. "É por causa da junk food", disse-me um médico. Ao lhe mostrar o importante estudo sobre o tema, ele disse: "Ok, é a junk food e o microbioma". Ele pode ter razão, mas observar sua dissonância cognitiva foi impressionante.

No caso da saga da alergia a amendoim, a dissonância cognitiva explica por que o dr. Gideon Lack foi acusado de ser contra o aleitamento materno simplesmente por sugerir a introdução de produtos derivados de amendoim, ovos e leite entre três e seis meses de idade. Ele era o exato oposto disso, um defensor irredutível da amamentação, e não acreditava que as duas coisas fossem mutuamente exclusivas, como presumiram alguns.

A dissonância cognitiva também explica por que as pessoas rejeitaram os cientistas que criticaram o dr. Ancel Keys e por que elas tendem a se aferrar a certas dietas mesmo tendo pouco conhecimento de como funcionam. Nos próximos capítulos, veremos exemplos ainda mais impressionantes de dissonância cognitiva se desenrolando em grandes debates nacionais sobre saúde. Este livro não aborda a pandemia de covid-19 (as pessoas se tornaram excessivamente tribais sobre a questão), mas é possível identificar a dissonância cognitiva dar o ar de sua graça também nesse assunto.

A teoria do dr. Festinger serve de lembrete a todos nós. Precisamos ter a constante disposição de manter a mente aberta, mesmo quando estamos profundamente investidos em uma crença ou opinião particular. Isso exige um esforço deliberado.

Seja ao avaliarmos novas informações no trabalho, seja ao aprendermos algo novo no dia a dia, seja ao buscarmos as verdades científicas, devemos lembrar que o progresso não vem do conforto de ajustar novas ideias a nossas crenças preexistentes, mas de sair da nossa zona de conforto, mantendo nossas convicções flexíveis o bastante para que possam se alinhar às novas informações quando necessário.

COMO SER MENOS TENDENCIOSO

Até eu posso ser culpado de tendenciosidade. Meus colegas gostam de me provocar por causa disso. Segundo eles, quando debatemos novos temas de pesquisa, às vezes os descarto rápido demais. Alguém sugere uma nova ideia, e eu digo: "Não é interessante, não vamos fazer isso". Meus colegas afirmam que sempre repito essa frase. Embora não me lembre de dizer isso com tanta frequência, outras frases que costumo dizer seriam: "Então por que não medir o tamanho médio dos paralelepípedos na rua?" ou "Prefiro pesquisar quantas pessoas morrem por ano atingidas por um coco na cabeça". Eles têm razão. Gosto de pensar que meus alunos e colegas de pesquisa apreciam minha franqueza, mas isso pode soar arrogante. Eu e minha parceira na liderança do grupo, a dra. Caitlin Hicks, ouvimos dezenas de novas propostas na nossa reunião semanal, que está sempre com a agenda cheia, mas eu poderia ser mais delicado ao apontar as limitações das ideias que não pretendemos explorar. Esse feedback dos meus colegas me fez lembrar que todo mundo tem opiniões preconcebidas, e, no meu caso, elas vêm à tona nas nossas reuniões de pauta sobre novas pesquisas.

Pessoas que tentam deliberadamente ser abertas e objetivas impressionam. É fácil identificá-las. Elas surpreendem os outros com seus pontos de vista sobre diferentes questões, não embarcam no comportamento de manada, cobram evidências rigorosas e têm a coragem de desafiar pressupostos e nadar contra a corrente. O advogado (e depois presidente) John Adams, por exemplo, apoiou a Revolução Americana, mas defendeu soldados britânicos em um julgamento por agir em legítima defesa no Massacre de Boston, em 1770. Essas pessoas são comprometidas com a honestidade e a objetividade, mesmo quando isso exige transitar por campos ideológicos opostos.

Tive um mentor que demonstrava um nível de imparcialidade impressionante: o dr. John Cameron, nosso antigo chefe de departamento. E não só em relação a decisões sobre procedimentos clínicos. Quando ouvia dizer que uma pessoa famosa enfrentava problemas com a lei, por exemplo, ele sempre dizia: "Não podemos julgar sem saber de todos os fatos". Acho isso admirável.

Resistir à nossa tendência natural de rejeitar ou recontextualizar informações para que se encaixem nas nossas ideias preexistentes é importante e também contribui para a formação do caráter. Devemos todos reconhecer essas tendências implícitas e trabalhar ativamente para manter a objetividade. Essa é, de fato, uma marca registrada de muitos inovadores e grandes líderes. Na ciência, é o que favorece a apuração da verdade.

6. Sangue ruim

Como realmente funciona o establishment da medicina

Uma pessoa com uma nova ideia é um excêntrico até a nova ideia ser aceita.
Mark Twain

Recém-saído da faculdade de medicina, Don Rucker, um jovem de olhos vivazes e porte atlético, entrou na clínica da Universidade da Califórnia em San Diego determinado a fazer o bem. Os vincos em seu jaleco branco e os bolsos abarrotados de canetas entregavam que acabara de se formar. Como a maioria dos médicos, esperava fazer a diferença.

Essa não era uma clínica qualquer. Era o que chamavam de clínica de "doenças gays" (acredite ou não, era assim que os médicos se referiam a ela) em San Diego — cidade com uma considerável comunidade homossexual.

O ano era 1981, e uma epidemia proliferava rapidamente. No verão, 139 homens gays haviam tido o diagnóstico[1] de comprometimento do sistema imune, apresentando um tipo raro de infecção chamado pneumocistose, uma forma de pneumonia. Outros gays tinham algo chamado "cripto" (não, eles não investiam em criptomoedas), forma abreviada de criptosporidiose, infecção causada por um parasita microscópico que provoca diarreia aquosa e tosse persistente. Essas infecções eram oportunistas, ocorrendo em pessoas com o sistema imune agudamente comprometido — uma série de sintomas que logo passariam a ser conhecidos como síndrome da imunodeficiência adquirida, ou simplesmente aids. A comoção pública exigia pesquisas urgentes para compreender por que a doença se espalhava tão rápido.

Certa vez, depois de um dia cheio no hospital, o dr. Rucker saiu para correr no parque Balboa, em San Diego, quando notou uma longa fila de pessoas na calçada do outro lado da rua esperando para doar sangue. Quando se aproximou, reconheceu algumas delas. Eram seus pacientes: gays e usuários de drogas injetáveis que atendera havia pouco na clínica ou no pronto-socorro. Alguns exibiam a série de novos sintomas. Ele também sabia que outros tinham endocardite (uma infecção na válvula cardíaca), hepatite ou verrugas anais.

O dr. Rucker descreveu a cena para mim quando nos encontramos para jantar em Arlington, Virgínia. "'Essa não', disse a mim mesmo. Seja lá o que estiver causando a doença, é quase certo que está no sangue e agora, provavelmente, vai se espalhar para outras pessoas." E acrescentou: "A menos que a pessoa não entenda nada de biologia básica, é bastante óbvio".

O dr. Rucker não era nenhum especialista em doenças infecciosas, mas tinha bom senso. Quando examinava esses pacientes na clínica, às vezes notava feridas anais abertas, associadas à penetração e sugerindo um modo de transmissão da nova enfermidade. Outra grande pista foi a observação de que usuários de drogas injetáveis que compartilhavam agulhas (e não eram gays) também estavam contraindo a doença. Com base nesses poucos dados, o dr. Rucker deduziu que a causa da doença letal — que em breve seria reconhecida como HIV — era transmitida pelo sangue.

O dr. Rucker descobriu outro fato chocante sobre seus pacientes infectados na fila do banco de sangue. Eles doavam sangue *voluntariamente* porque eram pagos para isso.

"Marty, a Cruz Vermelha paga as pessoas para doarem sangue, especificamente plasma, então muita gente pobre costuma fazer isso, incluindo usuários de drogas injetáveis que precisam disso para comer ou, no caso de alguns, sustentar seu vício", disse-me o dr. Rucker. Alguns de seus pacientes estavam contaminando o suprimento de sangue a cada poucos meses, assim que seu volume sanguíneo voltava ao normal.

Os pacientes de sua clínica doavam sangue com a regularidade de um relógio, recebendo algum dinheiro sempre que o faziam. Na verdade, o dr. Rucker logo descobriu que doar sangue era a única fonte de renda para alguns deles.

O instinto do dr. Rucker estava correto: o HIV se espalhava com rapidez por meio do sangue doado. Mas o establishment médico negou o problema, minimizou repetidamente os riscos e se recusou a implementar uma forma eficaz de fazer a triagem dos doadores. Ainda levaria *sete anos* para a Administração de Alimentos e Medicamentos (FDA, na sigla em inglês) exigir que os bancos de sangue dos Estados Unidos testassem o sangue doado, embora cientistas de Stanford houvessem desenvolvido um exame básico de detecção apenas alguns meses depois do momento eureca do dr. Rucker, em 1981.

Médicos proeminentes de todo o país concordaram com a dedução do dr. Rucker de que a aids era transmitida pelo sangue. Em um encontro do Serviço de Saúde Pública dos Estados Unidos para lidar com o problema, em 27 de julho de 1982, alguns médicos alertaram que os pacientes hemofílicos, que dependiam de transfusões frequentes, estavam sendo infectados com aids depois de receber sangue contaminado.

Em diversos outros foros de debate, os médicos também haviam protestado enfaticamente contra a falta de uma triagem baseada na saúde e nos fatores de risco. Suas vozes foram ignoradas, com consequências trágicas. Para a maioria dos bancos de sangue nos Estados Unidos, nada mudou: nenhuma medida sensata foi instituída além de algumas precauções genéricas implementadas de forma muito lenta e esporádica.

Depois da dedução do dr. Rucker, nove anos se passaram para que questionários detalhados sobre fatores de risco dos doadores fossem instituídos em todos os bancos de sangue americanos. Nesse ínterim, reiterou-se ao público que não havia motivo para preocupação. Receber sangue doado era "seguro".

UM DILEMA MORAL

Certo dia, no hospital, o dr. Rucker enfrentou um dilema. Ele atendeu um paciente com sangramento gastrointestinal e baixa contagem de hemácias. O protocolo-padrão na época era administrar duas bolsas de sangue, sem oferecer nenhum outro tratamento.

Mas o dr. Rucker sabia que o suprimento provavelmente estava contaminado com algum patógeno causador da aids, de forma que decidiu não seguir o protocolo. Em vez disso, deixou o paciente sob observação e lhe receitou comprimidos de ferro, uma alternativa comum à transfusão, com instruções de procurá-lo caso piorasse. Sentindo-se bem e ansioso para sair da internação, o paciente ficou agradecido.

No plantão da manhã, o dr. Rucker apresentou o caso para seus supervisores. Os médicos esbravejaram com ele: qualquer paciente com valores de referência tão baixos deveria receber uma transfusão de sangue. O dr. Rucker explicou sua preocupação com o risco de infecção no suprimento sanguíneo, mas seus supervisores não quiseram nem ouvir falar. Eles o interromperam e o repreenderam, ordenando que prescrevesse imediatamente uma transfusão de emergência de duas unidades de sangue, mesmo sem a presença de quaisquer sintomas. Assim, o dr. Rucker voltou para informar o paciente dessa decisão, mas o quarto estava vazio. O paciente deixara o hospital sem receber alta.

Quando o dr. Rucker me contou o episódio, demos risada sobre como eram sempre "duas bolsas de sangue". A cultura médica insistia nisso! Praticamente todo médico, incluindo eu, aprendera esse dogma ilógico na faculdade. Médicos que receitavam a transfusão de uma única unidade eram vistos como "fracos". Além desse dogma, aprendíamos todos — de forma incorreta — a prescrever uma transfusão para todo paciente com hematócrito (nível dos glóbulos vermelhos) inferior a 30%. Acontece que essa proporção sagrada de 30% vinha de dois médicos, os drs. Adams e Lundy, que haviam proposto a "regra dos trinta" em 1942.[2] A regra pegou e se tornou mais lendária do que o Pé Grande. (Todo mundo acreditava nela, ainda que não houvesse nenhuma evidência para sustentá-la.)

O limiar de 30% acabou se tornando o gatilho inquestionável da transfusão de sangue por boa parte de um século, figurando em diretrizes consensuais de transfusão até muito recentemente, em 2012.[3,4] O procedimento era martelado em nós na época em que fiz minha residência. Certa vez, presenciei um médico mais velho zombar de um residente por não receitar transfusão de sangue a um paciente com hematócrito de 29, apenas um ponto abaixo do número mágico. Ele chamou o residente de "007" e perguntou se ele tinha licença para matar.

É espantoso. Muitos pacientes que recebiam sangue contaminado com HIV nem precisavam de transfusão. E quando os médicos lhes prescreviam duas bolsas de sangue (apenas para honrar a tradição) quando apenas uma era suficiente, na prática dobravam o risco de infecção pelo HIV. Uma meta-análise de estudos publicados entre 1995 e 2005 revelou que até 40% das transfusões nos Estados Unidos eram desnecessárias.[5] Sempre que ouço um anúncio de utilidade pública alertando sobre uma "escassez crítica de suprimento de sangue na sua região", penso que deveria ser mais correto dizer que há uma "grande crise de abuso da doação de sangue em sua região".

Meses depois da conscienciosa recusa do dr. Rucker em prescrever transfusão a um paciente estável que não precisava dela, médicos por todo o país recebiam relatórios dos Centros de Controle e Prevenção de Doenças (CDC, na sigla em inglês) sobre pessoas que haviam desenvolvido aids por causa de sangue contaminado. O caso mais angustiante foi de um bebê de vinte meses. Mas, por incrível que pareça, durante a maior parte da década seguinte ao alerta do dr. Rucker sobre o risco do suprimento de sangue em 1981, ele testemunhou uma série de lideranças médicas tranquilizar o público, garantindo que não havia motivos para preocupações com a transmissão da aids por transfusão.

O CORO

Durante a maior parte daquela década, o establishment médico estadunidense uniu forças para insistir na premissa de que a contaminação do HIV por transfusão de sangue era impossível ou extremamente rara.

Em janeiro de 1983, um grupo de médicos de diversas partes do país recomendou restringir a doação de sangue a pacientes de alto risco em uma mesa-redonda organizada pelos CDC. Mas a comunidade médica descartou a proposta. Em uma declaração conjunta, a Cruz Vermelha dos Estados Unidos, a Associação Americana de Bancos de Sangue e o Conselho de Centros Comunitários de Sangue rejeitaram a ideia. A alegação era de que continuava "não comprovada", "inconclusiva" e de que "não há evidências absolutas de que a aids é transmitida pelo sangue ou por produtos sanguíneos".

As evidências podiam não ser "absolutas", mas havia casos documentados de aids contraída a partir de uma transfusão sanguínea e sem qualquer outra exposição ao vírus. Muitas vidas teriam sido poupadas se o establishment médico simplesmente tivesse mostrado um pouco de bom senso.

A organização insistia na ideia de "questões diretas ou indiretas sobre a orientação sexual do doador são impróprias".[6]

No mesmo ano, essas mesmas três organizações publicaram nova declaração conjunta admitindo que era possível contrair aids por transfusão de sangue, mas o risco era ínfimo. "Os fatos não justificam tais preocupações", dizia o pronunciamento. "Os dados acumulados ao longo dos últimos três anos indicam que a possível infecção de aids por pessoas que recebem transfusão é da ordem de um paciente por milhão."[7]

Ainda em 1983, o dr. Anthony Fauci, na época diretor clínico adjunto de pesquisa intramuros dos Institutos Nacionais de Saúde (NIH, na sigla em inglês) para o Instituto Nacional de Doenças Alérgicas e Infecciosas (NIAD, na sigla em inglês), assinou uma declaração conjunta com outros funcionários do governo afirmando que a "aids é transmitida sexualmente; e, com menos frequência, por meio do sangue ou de produtos sanguíneos", concluindo que "o risco de contrair aids por meio de uma transfusão de sangue é extremamente baixo".[8]

Em uma audiência no Congresso em agosto de 1983, o dr. Joseph Bove, professor de Yale e diretor do banco de sangue do hospital Yale-New Haven, também usou a estimativa de "um em 1 milhão" em seu depoimento. "Se a aids pode ser transmitida por transfusão, o que sabemos até o momento sugere que o risco é mínimo", afirmou ele. "A incidência deve ser inferior a um em 1 milhão."

Para enfatizar seu argumento, o dr. Bove incluiu em seu testemunho uma tabela comparando o risco em uma transfusão de sangue com outros riscos "aceitáveis" de óbito devido a eventos raros.[9] A tabela mostrava:

Aids transmitida por transfusão	1:1 000 000 (talvez)
Taxa de mortalidade por apendicectomia	1:5000
Mortes em corridas automobilísticas por pessoa por ano	1:10 000
Mortes por terremoto por pessoa por ano na Califórnia	1:588 000

Veja que bobagem se preocupar em pegar aids numa transfusão de sangue, a tabela parecia dizer. É mais provável morrer num terremoto!

Para ajudar a apaziguar o clamor de preocupação, o dr. David Axelrod, principal funcionário de saúde pública de Nova York, afirmou em uma declaração de 21 de junho de 1983: "Acreditamos que transfusões de sangue não oferecem risco".

O dr. Axelrod, comissário de saúde de Nova York e presidente da Força-Tarefa da Aids para o estado de Nova York, disse:

> Não existem evidências confiáveis de que o que se convencionou chamar de aids seja de fato uma doença transmissível. E, contudo, ela é frequentemente definida como uma doença infecciosa ou transmissível, resultando em um medo crescente de disseminação [...] mediante transfusões sanguíneas.[10]

O comissário declarou que "a ignorância, o medo e a desinformação ameaçam deixar a ciência para trás", reiterando que "a aids só pode ser transmitida por atividade homossexual e uso de drogas injetáveis [...]. Outros riscos não são significativos".

Os grupos de defesa de hemofílicos estavam entre os mais preocupados com a segurança das transfusões sanguíneas. A hemofilia é um distúrbio de coagulação, portanto pacientes com casos graves muitas vezes necessitam de transfusões frequentes para lidar com a doença, às vezes a intervalos de poucos meses, e assim eram vistos como canários na mina de carvão, no sentido de que serviam para avaliar o risco de contrair HIV por meio do suprimento sanguíneo. O dr. Axelrod observou que apenas catorze dos cerca de 15 mil pacientes hemofílicos do país haviam contraído aids. Além de sua estimativa estar completamente furada, o médico parecia, surpreendentemente, culpar os próprios hemofílicos por desenvolverem aids, postulando que "eles podem ser caracterizados como um grupo cujo sistema imune está comprometido por um defeito inerente".[11] É inacreditável que o funcionário de saúde pública mais proeminente de Nova York tenha dado essa declaração um ano depois de os CDC relatarem o óbito de um bebê em San Francisco ao receber a transfusão de um doador que posteriormente morreu de aids. Uma mente objetiva e científica (e não contaminada pela politicagem na área médica) provavelmente teria concluído que uma associação direta como essa deveria ser considerada causal até que se provasse o contrário.

Mesmo em junho de 1983, muitas organizações médicas ainda emitiam declarações minimizando o risco de contrair aids por meio de uma transfusão de sangue. Naquele mês, o Conselho Estadual de Sangue Humano e Serviços de Transfusão de Nova York aprovou *por unanimidade* uma resolução afirmando que a "análise de todos os dados coletados até o momento não demonstrou nenhum risco significativo para receptores de sangue ou produtos sanguíneos de contraírem a síndrome da imunodeficiência adquirida (aids)".

Por volta da mesma época, a Cruz Vermelha dos Estados Unidos desencorajava as "doações diretas" — pessoas doando sangue especificamente para um ente querido, de modo que o paciente não precisasse receber sangue do universo geral de doadores. Entretanto, nessa época, as doações diretas teriam sido uma boa ideia, uma vez que o establishment da medicina não era transparente quanto aos riscos.

"Não existem evidências para sustentar que essas 'doações diretas' sejam mais seguras do que as disponibilizadas pelo banco de sangue comunitário", afirmou a Cruz Vermelha americana em uma declaração.

Um ano depois, o dr. Fauci falou perante os NIH, admitindo que contrair aids por meio de transfusão de sangue era possível, mas raro. Ele afirmou que o risco era menor do que o óbito por receber o tipo sanguíneo errado devido a uma negligência hospitalar.

> As chances de se contrair aids numa transfusão são menores do que as de alguém se atrapalhar com o suprimento sanguíneo e lhe ministrar o tipo errado de sangue, resultando numa reação fatal. Portanto, do ponto de vista epidemiológico, devemos ter consciência disso, mas o risco não é grande. Assim, o medo de receber uma transfusão de sangue é injustificado.[12]

A mídia repetia qualquer coisa que as autoridades de saúde dissessem, raramente as questionando ou publicando a opinião de especialistas divergentes. A *Time* noticiou em abril de 1985 que apenas 142 americanos haviam contraído aids por transfusão de sangue, representando uma fração ínfima dos 9600 casos de aids nos Estados Unidos.[13] Em outras palavras, era uma porcentagem tão reduzida que o público não precisava se preocupar.

Mas, nesse mesmo ano, um exame de HIV foi disponibilizado. Quanto mais estadunidenses faziam o exame, mais as estimativas se provavam tragicamente erradas: 63% dos hemofílicos haviam sido infectados pelo HIV. Quase todos morreram rapidamente.[14] Além disso, outras 4619 pessoas que não tinham hemofilia contraíram o vírus em transfusões de sangue. Outro relatório calculou esse número em 29 mil.[15] Ambas as estimativas são consideradas subestimadas. Muitos que receberam transfusões nunca foram testados porque eram pobres, tinham acesso limitado a cuidados médicos, apresentavam dependência química ou não seguiam as orientações médicas. Cerca da metade dos que contraíram HIV de uma transfusão morreu em seis meses, sugerindo que um número ainda maior morreu sem que tenha sido diagnosticado.

Dois anos antes, em 1983, a Cruz Vermelha americana havia declarado ao público que o risco de contrair aids em uma transfusão de sangue era de "um em 1 milhão".[16] O acesso amplo ao exame revelou que o risco real na época era 380 vezes maior.

Quase toda uma geração de pacientes de hemofilia grave morreu — uma segunda epidemia. Um jornalista do *Los Angeles Times* se referiu a isso como o "holocausto da hemofilia".[17]

Entre os hemofílicos, a devastação foi tão acachapante que a doença pareceu ficar menos comum por algum tempo. O dr. Rucker se lembra de como, no fim da década de 1980 e ao longo da década seguinte, raras vezes encontrou pacientes com a enfermidade. A profissão médica por pouco não exterminara uma geração inteira de pessoas com hemofilia grave.

PATERNALISMO MÉDICO

Por que o establishment médico se recusou a examinar efetivamente o suprimento de sangue por anos depois das observações iniciais do dr. Rucker?

Porque já tomara sua decisão. Qualquer um que desafiasse o dogma era excluído. Seria fácil concluir que essas autoridades médicas eram arrogantes, o que pode ser verdade. Mas também tinham um bom motivo: demonstrar apoio à invenção salvadora da doação de sangue.

Elas temiam que, se não oferecessem um apoio unificado, a população em geral talvez rejeitasse as transfusões e o número de óbitos aumentasse. Uma controvérsia também poderia afastar os doadores. Em suma, a doação e as transfusões de sangue dependiam da ampla participação do público. Qualquer um que ousasse questionar seus benefícios era considerado uma ameaça à instituição dos bancos de sangue. A prioridade número um era manter a total confiança neles, o que significava assegurar ao público que ninguém deveria se preocupar em contrair o HIV.

Esse pensamento de grupo refletia um paternalismo que ainda atormenta a medicina moderna. É o mesmo paternalismo que se opunha a permitir às mulheres fazerem seu próprio teste de gravidez até 1976. Segundo os médicos, elas não poderiam lidar com essa informação sozinhas. Eles diziam que era essencial ter o resultado do teste documentado no prontuário médico. Permitir que tivessem acesso aos resultados sem a intervenção de um médico era inaceitável.

Da mesma forma, quando o exame de HIV foi desenvolvido, o establishment médico impediu as tentativas de permitir que as pessoas realizassem um exame ou obtivessem os resultados por conta própria. Entre 1985 e 2021, os americanos não tinham acesso ao exame de HIV sem um médico para lhes informar os resultados. Alguns meses depois do início da pandemia de covid-19, o dr. Shantanu Nuncy e eu propusemos, em um artigo no *Washington Post*, que as pessoas deveriam ser capazes de fazer o teste sozinhas em casa. Alguns médicos responderam que a maioria das pessoas era incapaz de fazer um exame de modo confiável e que elas talvez não soubessem como proceder com a informação obtida, e que por isso deveriam realizá-lo apenas em centros médicos especializados.

Essa batalha pelos direitos do paciente se desenrola diariamente nos Estados Unidos. Até hoje os pacientes avaliados para um transplante de órgão são impedidos de saber sua posição na lista de espera. Às vezes a pessoa nem sequer está na lista e não sabe disso. Se você estiver na lista de espera para upgrade em um voo, é informado de sua posição, mas se estiver aguardando um órgão, a comunidade médica de transplantes não divulga uma lista com tal informação.

O paternalismo médico ainda é muito difundido. Em anos recentes, a Associação Médica Americana (AMA) tem feito um lobby contra o pleno acesso dos pacientes a seus resultados de exame em tempo real, apesar de se tratar de um direito garantido a todo americano depois da Lei de Curas do Século XXI aprovada pelo Congresso em 2016. Em 30 de setembro de 2020, a Califórnia implementou uma lei proibindo o paciente de ter acesso aos resultados de seus exames enquanto um médico não os visse primeiro. Especificamente, a nova lei determina que os resultados de exames "devem ser informados ao paciente dentro de um período de tempo razoável depois de os resultados chegarem ao conhecimento do profissional de saúde".[18] A Associação Médica da Califórnia patrocinou o projeto de lei e afirmou com orgulho em seu site que a nova regulamentação está "possibilitando aos médicos terem tempo para interpretar os resultados potencialmente impactantes antes de liberarem o acesso eletrônico ao paciente".[19] Assim, da próxima vez que você souber que os resultados de seus exames estão prontos, mas que ainda não pode vê-los, agradeça aos lobistas do poderoso establishment médico.

Entendo a motivação por trás de tais leis. Os médicos não querem ser incomodados por pacientes marcando consultas para falar de exames que eles ainda não leram. Mas impedir o cidadão de ter acesso a suas próprias informações de saúde não é solução.

SURGE UM PATRIOTA

Em outubro de 1983, quase dois anos depois de o dr. Rucker e outros médicos se darem conta de que o suprimento sanguíneo não era seguro, um herói americano apareceu. O dr. Ed Engleman, empenhado médico de 29 anos que trabalhava no banco de sangue do Centro Médico de Stanford, fez uma descoberta salvadora. Ele percebeu que pacientes com aids exibiam uma proporção anormal entre dois tipos de leucócitos. (A proporção normal de células T auxiliares e células T supressoras estava invertida nos pacientes com aids.) Ele e seus colegas logo desenvolveram um exame de detecção da doença. Custava apenas cerca de dez dólares, e os resultados ficavam prontos em quinze minutos — e, com base em sua experiência em Stanford, era eficaz. Empolgado com o que isso representaria para a sociedade, o dr. Engleman preparou cuidadosamente uma apresentação para os médicos especializados em medicina laboratorial da Universidade da Califórnia em San Francisco.

Mas quando o dr. Engleman explicou seu novo exame, o público de centenas de cientistas e funcionários de bancos de sangue reagiu com hostilidade. Não gostaram do que ele propunha. Um exame para aquela nova doença da aids era uma admissão de que havia risco. Isso poderia deixar a população alarmada, alegaram. Assim, ele foi escorraçado.

"Dei a palestra imaginando que seria aplaudido", disse mais tarde o dr. Engleman. "Mas aconteceu o contrário: ficaram horrorizados e acharam que seria um desastre."

Um residente de patologia de Stanford e aluno de pós-doutorado no laboratório do dr. Engleman comparou o episódio a um condenado diante do pelotão de fuzilamento.

"Noventa e oito por cento dos envolvidos com bancos de sangue assumiram uma postura corporativista, argumentando não haver prova de que a doença fosse transmitida por transfusão e que o exame causaria uma escassez de sangue", afirmou ele a Ruthann Richter, historiador de Stanford. "Eles não gostaram da ideia de associar os bancos de sangue a essa doença horrível, assustadora e letal."[20]

O dr. Engleman submeteu um abstract com os pontos principais sobre o exame de Stanford para ser apresentado na conferência da Associação Americana de Bancos de Sangue. Embora normalmente fossem aceitos abstracts para o evento, o dele não foi aprovado. A indústria se recusava a admitir o problema.

Isso não me surpreende. Na minha experiência, algumas conferências aceitam abstracts com base no grau de destaque profissional do autor. Mesmo hoje, em conferências como a prestigiada Associação Cirúrgica Sulista, o abstract só pode ser considerado apto para o programa a ser apresentado se um dos autores tiver passado antes por um árduo processo de candidatura.

Um teste formal de HIV seria desenvolvido no ano seguinte, mas uma triagem eficaz do sangue doado só ocorreria anos depois da descoberta do dr. Engleman. Dezenas de milhares de estadunidenses contraíram o vírus por transfusão de sangue, mas, em Stanford, o dr. Engleman e seus colegas haviam implementado seu exame. Stanford se tornou o primeiro banco de sangue nos Estados Unidos a fazer a triagem para detectar HIV, realizando o exame em cerca de 20 mil doadores por ano.

Como resultado, evitaram que muitos pacientes contraíssem o vírus.

CUIDADO COM A FRASE "NÃO HÁ EVIDÊNCIAS"

Ao mesmo tempo que médicos de Stanford tentavam fazer os bancos de sangue adotarem um exame de dez dólares para detectar HIV, líderes na área da medicina continuavam insistindo: "Não há evidências de que o HIV pode ser transmitido por transfusão de sangue". Em consequência, essa orientação equivocada foi repetida por muitos médicos quando o paciente lhes indagava sobre os riscos.

Afirmar que "não há evidências" para calar opiniões divergentes é uma velha estratégia. A frase pode ser enganosa. É comum presumir que a expressão "não há evidências" significa que os profissionais da área *encontraram evidências de que não há correlação*. Já vi essa confusão ocorrer milhares de vezes no hospital. Acontece de os médicos usarem a expressão "não há evidências que apoiem..." para descartar qualquer ideia que não apreciem ou não compreendam, como o papel da alimentação ou das vitaminas na saúde.

No caso de correlações científicas, ausência de evidência não é evidência de ausência. O fato de não haver resultados de pesquisa sobre um tema não significa que ele não seja verdade, e sim que é uma incógnita. Os pacientes podem ser ludibriados. Já vi a frase ser usada em debates médicos para desqualificar ideias novas. Uma falta de evidência pode ser simplesmente resultado de não haver financiamento à pesquisa alocado para a questão.

OS PERIÓDICOS MÉDICOS

A ausência de evidência está muitas vezes relacionada ao controle exercido pelos periódicos médicos, cujos incentivos escusos podem ir contra o interesse público. O *New England Journal of Medicine* se recusou a publicar o primeiro relato de um caso de aids transmitida por transfusão de sangue.[21] Alguns sugeriram que isso se deveu ao fato de que o caso já havia sido informado aos CDC, e o *New England Journal of Medicine* gosta de ser sempre o primeiro.

Às vezes os periódicos podem até omitir descobertas científicas que deveriam publicar. O *New York Times* noticiou que, no início da epidemia de aids, cientistas universitários que haviam "descoberto pistas apontando um novo vírus potencialmente semelhante ao da aids [...] não compartilharam essa informação com as autoridades de saúde porque estavam reservando-a para publicação em periódicos científicos".[22]

Esse tipo de comportamento não me surpreende. Tendo pessoalmente publicado mais de 250 artigos revisados por pares em periódicos médicos, fui com frequência ameaçado por editores, dizendo-me que se eu liberasse qualquer resultado ao público antes da data de publicação do periódico (muitas vezes meses depois da submissão do artigo para publicação), eu ficaria sujeito ao equivalente profissional de uma cadeira elétrica. É provável que dissessem isso mesmo se meu artigo apresentasse a cura do câncer. Uma penalidade similar costuma ser aplicada se deixamos de usar a fonte indicada, desrespeitamos as margens determinadas ou excedemos ligeiramente o limite de palavras (ainda que hoje os periódicos sejam publicados na internet e não haja limitação de espaço).

Assim, se você encontrou uma inovação médica que ajude os pacientes, deve aguardar o congresso médico anual ou os vários meses que um periódico médico leva para publicá-lo — ritual que costuma paralisar os debates de políticas públicas no Capitólio.

Com demasiada frequência, um grupo reduzido de editores que pensa da mesma forma dita as regras e controla com rigor quais informações serão apresentadas aos médicos e ao público. O *New England Journal of Medicine*, por exemplo, foi controlado por um único grupo durante a maior parte da minha carreira. Ao longo de quase toda sua história, seu conselho editorial não apresentou nenhuma diversidade. Em 2020, de 51 consultores editoriais, um era afro-americano e outro era hispânico, segundo um estudo do dr. Raymond Givens publicado no site do Stat.[23]

Ter um estudo publicado no *Journal of the American Medical Association* (*JAMA*) ou no *New England Journal of Medicine* pode turbinar sua carreira acadêmica e ser uma garantia de estabilidade no cargo, ascensão meteórica à chefia de um departamento ou até à posição de reitor numa universidade. A maioria dos médicos acadêmicos passa toda a carreira sem nunca publicar sequer uma vez em qualquer um desses periódicos de prestígio. No meu período em Harvard e na Johns Hopkins, vi médicos *emoldurarem* e pendurarem em suas salas uma cópia de seus artigos publicados no *JAMA* ou no *New England Journal of Medicine*. No meio acadêmico, isso é considerado uma distinção.

Mas as nomeações para os conselhos editoriais normalmente se baseiam no apadrinhamento, o que explica por que tantos editores do *New England Journal of Medicine* são amigos e ex-colegas de classe, ou trabalharam juntos em Harvard ou em seus hospitais afiliados. Constatei isso pessoalmente quando estudei lá, onde a redação do *The New England Journal of Medicine* fica no segundo andar da biblioteca da Faculdade de Medicina de Harvard.

Ser editor de um periódico científico é um cargo poderoso. Embora não seja um trabalho de tempo integral, a maioria dos editores nunca se afasta e permanece por um tempo indefinido com seus amigos. Não há problema em um grupo homogêneo de médicos ter seu próprio conselho editorial particular, mas os leitores deveriam saber que as decisões sobre a publicação de pesquisas são influenciadas pelo efeito bolha de uma autoproteção.

ARTHUR ASHE

A vida de Arthur Ashe poderia ter sido salva pela abordagem cautelosa do dr. Rucker quanto à transfusão de sangue. Ashe, uma lenda do tênis e líder dos direitos civis em sua época, passou por uma cirurgia cardíaca em 1983, quase três anos depois de o dr. Rucker e outros especialistas saberem que o suprimento de sangue não era seguro.

Ao final da operação, devido à negligência médica, o ícone do tênis de 39 anos foi infectado pelo HIV na transfusão de sangue. Ashe, que fora fundamental para o fim do apartheid na África do Sul, defendendo o banimento do país de competições esportivas internacionais, sobreviveu a duas cirurgias do coração e à era dos direitos civis, mas sucumbiu ao vírus em 1993. A causa oficial da morte foi pneumonia, mas, na realidade, tratou-se de uma negligência médica evitável. Hoje, a principal arena de tênis do US Open, em Flushing, Nova York, leva o nome desse grande tenista.

A ignorância científica sobre o suprimento de sangue contaminado com HIV durou anos. Cirurgias rotineiras que usavam sangue de doadores eram agora muito mais perigosas do que o risco de mortalidade mencionado para o paciente durante o processo de consentimento informado. As pessoas não estavam mais morrendo da enfermidade que as levara ao hospital, e sim do próprio tratamento.

O MUNDO FOI ATRÁS

O establishment médico estadunidense exerce enorme influência no mundo todo. Quando outros países enfrentam dúvidas quanto ao que fazer, costumam olhar para os Estados Unidos.

Embora os Estados Unidos finalmente tenham alterado seus procedimentos para identificar o HIV em doações de sangue, outros países foram mais lentos em implementar a mudança mesmo depois das garantias iniciais de que funcionava.

Em 2007, um relatório sobre a segurança dos bancos de sangue na China produzido pelo grupo independente Asia Catalyst revelou que "atualmente o suprimento de sangue da China permanece perigosamente inseguro. Em todo o país, pacientes que chegam ao hospital para uma cirurgia de rotina podem sair de lá com HIV/aids como resultado de transfusões de sangue hospitalares".[24]

A China também enfrentava outro problema emblemático característico de muitos países pobres. Alguns médicos reutilizavam agulhas, e os fornecedores hospitalares muitas vezes as lavavam e revendiam sem desinfetar. Estima-se que mais da metade da população chinesa tenha sido infectada com hepatite por esse motivo.[25]

COMEMORANDO CEDO DEMAIS

Testes de sangue generalizados para detecção do HIV — com um exame que detectava anticorpos do vírus — começaram em julho de 1985. E dois anos e meio depois (em 5 de janeiro de 1988), a FDA determinou que todos os bancos de sangue realizassem exames para identificar anticorpos de HIV.[26]

O risco de contrair aids depois de uma transfusão de sangue era coisa do passado, segundo a mensagem alardeada pelo establishment médico e pela mídia, agora o suprimento de sangue era perfeitamente seguro, declaravam. Mas não era. Estava simplesmente menos perigoso. Os exames utilizados na época falhavam em detectar até uma em cada 25 bolsas de sangue com HIV.[27] Lembre-se de que os médicos costumavam recomendar transfusões em múltiplos de duas unidades porque, segundo o dogma, ministrar apenas uma era insuficiente. (Certa vez, prescrevi a um jovem paciente de trauma 48 unidades!)

Ademais, o exame de HIV tinha um ponto cego: nosso organismo leva semanas para gerar anticorpos. Em consequência, bolsas de sangue contaminadas com HIV escapavam ao radar. Um relatório apontou que cerca de quinhentos americanos contraíram HIV de sangue doado anos *depois* da implementação universal da triagem nos bancos de sangue.

O dr. Ross Eckert, professor do Claremont McKenna College que atuou no Comitê Consultivo de Produtos Sanguíneos da FDA, foi um crítico veemente da reação tardia e arrogante do establishment médico na detecção da aids no suprimento de sangue. "Os fatos evidenciam que os especialistas lidaram mal com o risco e disseminaram desnecessariamente a doença", afirmou. Em inúmeras publicações, ele apontou que os riscos de infecção em sangue para transfusão perduraram por anos. O dr. Eckert escreveu que, *depois* da implementação de um exame de detecção, o risco não desapareceu. Na verdade, explicou ele, isso "reduziu consideravelmente o risco para cerca de um em cada 7100 pacientes entre 1985 e 1989".[28] Tendo em vista que cerca da metade dos pacientes de UTI recebia uma transfusão de sangue e que muitos recebiam várias, esse risco era cumulativo.[29]

No meu mundo, isso é um risco elevado. Quando aconselho pacientes antes de uma cirurgia, costumo informá-los sobre um risco aproximado de um em 100 mil de morrer devido à anestesia geral. Alguns me perguntam mais coisas sobre esses números, e então temos uma conversa avaliando tais riscos em relação aos potenciais benefícios da cirurgia. Isso é um consentimento informado adequado. Mas muita gente que já recebeu uma transfusão de sangue nunca foi inteirada dos riscos. Apenas olhavam para o suporte de soro e viam a bolsa com o sangue gotejando. Foi só em 2000 que as transfusões passaram a exigir um termo de consentimento assinado.[30]

O dr. Eckert afirmou que, entre 1983 e 1990, nenhum doador de sangue precisava responder a questões sobre orientação sexual ou promiscuidade. A FDA recomendou uma "autoexclusão voluntária" do doador em março de 1983, mas isso se resumia a um panfleto distribuído aos doadores e um formulário de consentimento. Pessoas de alto risco continuavam a doar sangue mesmo depois da distribuição do panfleto, acrescentou ele. Em 1988, o Serviço de Saúde Pública dos Estados Unidos identificou "deficiências reconhecidas" no sistema destinado a informar os doadores sobre comportamentos de risco. Um estudo dos CDC em 1988-9 revelou que cerca de dois terços continuavam a doar mesmo sabendo que haviam incorrido em comportamento de alto risco, escreveu o dr. Eckert em um artigo de revisão jurídica sobre o assunto.[31]

Transfusões de sangue salvam vidas. Já vi isso acontecer. Mas hoje sabemos também sobre outros riscos menores. Uma transfusão pode enfraquecer o sistema imune da pessoa e oferece o risco potencial de transmitir proteínas priônicas, que não são rastreadas e causaram um surto da doença de Creutzfeldt-Jakob no Reino Unido.[32] A maneira mais honesta de conversar com o paciente sobre uma transfusão é pesar a potencial necessidade, discutir alternativas seguras e explicar que os riscos conhecidos são pequenos.

Admitir que não sabemos algo exige humildade, mas essa não deveria ser uma característica fundamental dos grandes médicos? É preciso ser humilde para ser honesto com seus pacientes. É preciso ser humilde para saber quando procurar a ajuda de outros médicos. E é preciso ser humilde para aceitar que o dogma médico que foi martelado em sua cabeça pode simplesmente estar errado. Mas como ensinar humildade em uma sala de aula?

O LADO POSITIVO

Durante a maior parte da primeira década da epidemia de HIV, o dr. Rucker e outros médicos na linha de frente do combate à doença testemunharam a incrível arrogância de um establishment médico que ignorava os dados e calava as vozes dissidentes. Meu pai, na época, era hematologista e cuidava de pacientes de hemofilia na Pensilvânia. Ele fez eco à observação do dr. Rucker: "Sempre considere os riscos conhecidos e os riscos desconhecidos", disse ao conversar comigo sobre o surto de HIV.

Uma das vítimas do sangue contaminado com HIV e hepatite nos anos 1980 foi um menino chamado Eric Winer. Nascido com hemofilia, ele contraiu tanto o HIV quanto o vírus da hepatite C em uma transfusão de sangue.[33] Quando seus exames deram positivo para ambas as doenças, poucas pessoas ficaram sabendo, devido ao intenso estigma social da aids. Eric foi atendido por médicos bons e ruins. Percebeu que alguns eram ótimos em ouvir, enquanto outros pareciam não ver a hora de encerrar a consulta. Posteriormente, ele entraria para a faculdade de medicina e se formaria em hematologia-oncologia. Inspirado por sua própria trajetória, passou a ser um abnegado defensor da importância de ouvir o que os pacientes têm a dizer, em vez de simplesmente determinar o que devem fazer. Também se destacou por seu compromisso com os princípios científicos e por combater os estigmas impostos pelos médicos sobre os pacientes, ainda que de forma involuntária.

O dr. Winer se tornou um médico e cientista altamente respeitado no Instituto do Câncer Dana-Farber, em Boston, e hoje chefia o Centro Oncológico de Yale. Ele influenciou dezenas de milhares de alunos e profissionais de medicina.

Em 2020, recebeu o prêmio William Silen de realizações como mentor, da Faculdade de Medicina de Harvard. Em 2023, demonstrando tremenda humildade, compartilhou com o público presente seu poderoso testemunho pessoal como paciente em um discurso como presidente recém-empossado da Sociedade Americana de Oncologia Clínica, a maior associação médica de oncologia do mundo. E continua a ser uma força positiva e transformadora na cultura médica.

Quanto ao dr. Rucker, seus bons instintos o levariam longe. Além de trabalhar no pronto-socorro, ele estudou a aplicação da informática na medicina. Como diretor do Escritório do Coordenador Nacional de Tecnologia da Informação em Saúde do Departamento de Saúde e Serviços Humanos dos Estados Unidos, liderou esforços nacionais para assegurar que os pacientes pudessem acessar seu histórico médico on-line sem a necessidade de autorização.

7. Uma acolhida calorosa

Repensando como trazemos bebês ao mundo

A verdadeira medida de uma sociedade pode ser encontrada na maneira como ela trata seus membros mais vulneráveis.
Mahatma Gandhi

Eu não pregara o olho na noite anterior.

Como a maioria dos alunos de medicina em seu primeiro dia de residência na obstetrícia, um pensamento não me saía da cabeça: *Bebês escorregam, espero não derrubar nenhum!* Ser um aluno era estranho, como se eu estivesse sempre atrapalhando. Era difícil acompanhar meu supervisor de obstetrícia correndo de um lado para o outro na ala da maternidade. Tentei ficar na sua cola. A certa altura, me dei conta de que o havia seguido até o banheiro. Constrangedor.

Nessa primeira manhã, fui atraído pelos gemidos cada vez mais altos de uma mulher em trabalho de parto. "Não deixe o bebê cair, não deixe o bebê cair!", repeti baixinho para mim mesmo. Então chegou a hora. O supervisor de residência enfiou a tesoura na minha mão e me encarou: "Quando o cordão umbilical sair, você corta!".

Endireitei o corpo. Eu tinha minhas ordens. Exausto e tremendo, com a tesoura na mão, tirei da mente tudo o que lera sobre parto para me concentrar na tarefa. Conforme me preparava, tive um flashback da minha adolescência, quando trabalhei como bombeiro voluntário em Danville, na Pensilvânia, segurando a mangueira vazia que começou a tremer quando a água foi aberta. "Aí está, *CORTE!*", gritou o supervisor quando o cordão umbilical saiu e foi clampeado. Curvei-me e levei cerca de um segundo e meio para cumprir minha parte. Na mosca!

Mas, antes que tivesse oportunidade de vibrar, notei como os batimentos do cordão cessaram abruptamente. Eu havia interrompido o fluxo sanguíneo da mãe para o bebê. Por algum motivo, pareceu um pouco errado. *Ah, puxa*, pensei, *isso foi esquisito, mas acho que o bebê tinha de se desconectar de um modo ou de outro*. Porém o que aconteceu a seguir pareceu ainda mais chocante. A mãe esticou os braços para segurar seu recém-nascido, como se fosse um reflexo natural, mas meu supervisor imediatamente retirou o bebê, se afastou para um canto da sala de parto e mandou que eu o segurasse. Envolvi o bebê com cuidado nos meus braços para ter certeza de que não o deixaria cair.

"E agora?", perguntei ao supervisor.

"Precisamos checar o bebê", respondeu ele.

Checar? Fiquei curioso para saber o que isso significava.

Ele fitou o recém-nascido e disse "Bem-vindo ao mundo" e o colocou sobre uma mesa. A primeira tarefa era medir a "irritabilidade reflexa" – parte da avaliação de Apgar, rotineiramente feita nos últimos sessenta anos.[1] Minha lembrança mais vívida é do supervisor de residência inserindo uma sonda metálica de temperatura no reto do bebê. Como ele e eu nos dávamos bem, fiquei à vontade para fazer um comentário: "Isso não parece um jeito muito agradável de dar as boas-vindas a um novo ser humano no mundo".

"Precisamos medir a temperatura do bebê... e verificar se o reto está aberto", respondeu ele.

"Por quê?", perguntei.

"Para registrar a temperatura no prontuário enquanto reaquecemos o bebê. Recém-nascidos ficam com frio rapidamente."

Olhei para o bebê chorando sob a lâmpada de calor com a sonda metálica enfiada no ânus. Parecia muito errado. (Felizmente, hoje a temperatura é medida de forma não invasiva.) Também era irônico. O bebê poderia ter permanecido aquecido nos braços da mãe, que de tanto calor até suava. Além disso, perguntei-me (como costumava fazer nos tempos de aluno) se eu não havia piorado as coisas. Ao cortar rapidamente o cordão umbilical, eu havia interrompido o fluxo direto de sangue da mãe para o bebê, contribuindo para ele ficar menos aquecido.

A ERA DOS JALECOS BRANCOS

Ao longo da maior parte da história humana, mães seguravam seus recém-nascidos assim que os pariam. Como o cordão umbilical não era imediatamente cortado, os bebês recebiam um suprimento de sangue oxigenado pelos primeiros minutos de vida conforme faziam a transição para respirar fora do útero. Também permaneciam aquecidos nos braços da mãe, onde tinham maior probabilidade de se prender ao seio e começar a amamentar. Mas então, no pós-guerra, os médicos se tornaram uma classe de status elevado. Passaram a usar jalecos brancos e prescreviam antibióticos capazes de curar as pessoas instantaneamente. A cirurgia foi de algo bárbaro e doloroso a seguro e controlado. Os hospitais viraram santuários reverenciados, oferecendo tecnologias médicas inéditas que fascinavam o público. Os médicos trocaram lancetas e bandagens por complexas incubadoras e pulmões de ferro. Viraram grandes autoridades. Uma nova cultura surgiu. Os médicos tomaram a liberdade de manter os pacientes no hospital por períodos prolongados, para observação e exames.

Essa nova cultura médica mudou profundamente o modo como tratamos os bebês. Na década de 1950, um bebê saudável era separado da mãe ao nascer e mantido no hospital por sete dias. Os médicos confinavam todos os recém-nascidos em uma única sala para facilitar a observação. Pelo vidro, os pais ocasionalmente podiam espiar seu filho em meio àquele mar de berços. Muitos bebês eram alimentados com leite instantâneo enquanto permaneciam isolados ali, e alguns não tinham noção do dia e da noite porque as luzes fluorescentes ficavam permanentemente acesas. Na década de 1970, a internação hospitalar para um bebê saudável e não prematuro diminuíra para três dias. Pais que pediam para segurar seu bebê no hospital eram alertados dos riscos à saúde e instruídos a aguardar até que o médico tivesse examinado a criança. Lembro-me do parto perfeitamente normal e "a termo" da minha irmã na década de 1980. Depois que minha mãe voltou para casa, perguntamos quando nossa nova irmãzinha chegaria do hospital. No dia seguinte, ela foi "liberada" pelos médicos.

Bebês prematuros enfrentavam uma realidade ainda mais dura.[2] A maioria era imobilizada e intubada, com os tubos de respiração inseridos em sua traqueia e conectados a um ventilador pulmonar. Muitos recebiam oxigênio a 100% – que, como se descobriu mais tarde, causa cegueira[3] e até leucemia.[4]

Alguns bebês prematuros eram intubados e recebiam altas doses de oxigênio como parte do protocolo mesmo sem qualquer insuficiência respiratória.

Pediatras e obstetras aprendiam na faculdade que os nervos do bebê prematuro não eram desenvolvidos, e, portanto, ele não sentia dor.[5] Mesmo cirurgias grandes eram realizadas sem anestesia, prática que persistiu até os anos 1970. Durante a cirurgia, o bebê prematuro era paralisado medicamente, mas não recebia nada para a dor. Em outras palavras, não conseguia se mexer, mas permanecia consciente durante o procedimento e podia sentir tudo.

Uma prática também bizarra e brutal era negar alimento, água ou glicose a um bebê prematuro. Esse dogma foi originalmente popularizado pelo dr. Julius Hess, que criou o primeiro centro para bebês prematuros dos Estados Unidos no hospital Michael Reese, em Chicago. Hess escreveu em seu amplamente lido livro didático de 1941: "Segundo nossa experiência, a alimentação demasiado precoce pode, muitas vezes, causar pneumonia por aspiração, e portanto deve ser evitada". Ele recomendava que, em vez disso, o "bebê prematuro receba uma solução salina fisiológica por via subcutânea na coxa, de uma a três vezes por dia".[6]

Em outras palavras: por via oral, nada, mas vamos furar seu bebê na coxa com uma agulha! A prática de deixar o bebê prematuro morrendo de fome continuou até o fim da década de 1960. Um pediatra desafiou o dogma predominante apresentando dados de que não alimentar os bebês prematuros aumentava a mortalidade em 70%.[7] Mas seu estudo foi, em grande medida, ignorado. É chocante, mas o procedimento hospitalar de deixar bebês esfomeados em nome da saúde perdurou por décadas.[8] (Aliás, um dogma parecido de não permitir que a mulher em trabalho de parto coma ou beba líquidos persiste até hoje, a despeito de um estudo de 2013 que não encontrou "a menor justificativa para a restrição de fluidos e alimentos sólidos" em mulheres com gravidez de baixo risco.)[9] Até que, por fim, o suposto risco de aspiração por alimentar o bebê foi desmentido. Atualmente, isolar, privar de alimento e injetar solução salina em um bebê prematuro seria considerado passível de processo em qualquer contexto. Em retrospecto, tratava-se de agressão e negligência.

Fiquei abalado com o que li em antigos livros didáticos e artigos científicos de pediatria. Às vezes, era como se estivesse vendo um filme de terror sem poder fechar os olhos. Outras vezes, sentia admiração por alguns dos meus predecessores. Havia bons médicos que tratavam os bebês como humanos preciosos e descobriam boas intervenções que salvavam vidas. Um deles foi a dra. Marilee Allen, uma neonatologista hoje aposentada da Johns Hopkins que estava em atividade na época. Entrei em contato com ela para descobrir mais sobre a cultura dessa era.

"As pessoas achavam que bebês não sentem dor", contou-me ela. "Nunca acreditei nisso."

Perguntei o que a levou a questionar o pensamento convencional na época. "Tive um bom professor que me ensinou a *pensar*", afirmou. A dra. Allen me explicou que, embora os recém-nascidos sejam incapazes de manifestar verbalmente sua dor, seus sinais vitais indicam isso. Durante um procedimento, seus batimentos cardíacos e pressão arterial disparam e, muitas vezes, eles tentam afastar qualquer instrumento que os cutuque.

Lembro-me de presenciar isso nas circuncisões. Como aluno de medicina, assisti a vários bebês sendo amarrados a uma tábua plástica para a excisão do prepúcio sem receber nada para aplacar a dor, enquanto se contorciam tentando escapar. Um deles ficou roxo de tanto berrar. Parecia sadismo. Posteriormente, os bebês ficavam trêmulos para trocar a fralda. Um deles parou de mamar por um dia depois do procedimento traumático, algo que meu supervisor disse ser comum.

"Ele não vai lembrar", afirmou.

"E daí, o que isso tem a ver?", retruquei. "Nossa preocupação é ele contar isso para um júri algum dia?" O supervisor pareceu não gostar muito das minhas insinuações e me mandou buscar a refeição da equipe na cafeteria. Por coincidência, outro bebê submetido a uma circuncisão nessa mesma semana também não sentiu dor! Quem sentia dor era eu, de assistir.

Comentei essas observações com a dra. Allen. "Sua intuição estava correta, Marty", respondeu ela. Deveríamos sempre usar anestesia, explicou-me.

De tempos em tempos, ao longo de sua carreira como neonatologista, a dra. Allen fazia uma pausa na correria diária de salvar vidas para refletir sobre os rumos da cultura médica. Separar o bebê da mãe era a norma. Espetá-los no calcanhar para tirar sangue — uma, duas, três vezes ao dia — era um procedimento-padrão. Fazer essas coisas constantemente a obrigou a enxergar o cenário mais amplo. "Isso é tão cruel, não é maneira de criar alguém", disse-me ela. Claro que, eventualmente, esses cuidados eram necessários para salvar vidas. Mas, como ela admitiu, sua geração de médicos muitas vezes não sabia o que era melhor para o bebê.

Fiquei impressionado com a paixão da dra. Allen pelas crianças indefesas. Horas depois do início da nossa conversa, fiquei sabendo que ela também tivera um bebê prematuro na década de 1980. Quando o viu pela primeira vez na UTI neonatal, cerca de 24 horas depois do parto, chorou e lhe pediu desculpas. Sabia que suas lágrimas não eram racionais, pois não fizera nada errado. Mas, pela primeira vez, sentiu a intensa ligação entre mãe e filho, e pôde perceber como ele sofria. "Mães se sentem culpadas quando têm um bebê prematuro. Precisamos ajudá-las a superar isso", disse.

Nossa conversa sobre sua longa carreira na Johns Hopkins e sobre o dogma médico da área lhe pareceu terapêutica. Então ela me contou um fato chocante, a que outros neonatologistas mais velhos também haviam aludido. Quando um bebê era natimorto, ou estava vivo mas era considerado inviável, os médicos o levavam embora rapidamente para a mãe não poder ver seu rosto.

"Eles tentavam impedir a mãe de ver o bebê", contou-me ela, oferecendo a explicação furada: "Para proteger a mãe e a equipe do drama". Os médicos acreditavam que seria ruim a mãe enlutada ver seu bebê. "Não compreendíamos o luto", acrescentou ela. Era uma forma de paternalismo médico.

A dra. Allen achava que, ao seguirem mecanicamente os procedimentos para salvar bebês prematuros, as equipes médicas esqueciam de cuidar emocionalmente deles. Isso a levou a criar uma iniciativa que permitisse a uma equipe dedicada cuidar com muito carinho de cada bebê nascido na Johns Hopkins. Às vezes, os membros da equipe seguravam o bebê ou esticavam o dedo mínimo para ele agarrar. Ela chamou isso de time Nest [ninho], acrônimo para Nurturing Environment Support Team [Equipe de Apoio a um Ambiente Acolhedor], programa que existe na Johns Hopkins até hoje. A dra. Allen também fazia de tudo para que as mães segurassem seus bebês, mesmo se a criança estivesse recebendo ventilação pulmonar. Era difícil, e nem sempre possível, mas, quando as precauções de segurança permitiam, esse contato proporcionava uma poderosa dose de cura.

BEBÊS NO ARMÁRIO

Uma manifestação extrema do paternalismo médico era a prática de pôr um bebê prematuro, no limite da viabilidade, em um armário para morrer. Não estou me referindo ao caso isolado de um crime macabro noticiado por algum programa sensacionalista da televisão. Isso ocorreu em alguns hospitais por décadas. Acredite se quiser: os médicos rotineiramente levavam bebês prematuros (em geral, com menos de 27 semanas de gestação) a um lugar para morrer. Alguns neonatologistas me contaram que essa prática se estendeu até a década de 1990. Depois de informarem os pais de que seu bebê não tinha chances de sobrevivência, os médicos o colocavam em uma espécie de recipiente e o deixavam em um armário. Um neonatologista me explicou que o armário impedia a equipe de ter de ouvir os gritos de agonia da criança.

O dr. Dan Hermann é um médico de Bedminster, Nova Jersey. Ele nasceu em 1968 de parto prematuro, na 28ª semana de gestação. Provavelmente foi um desses bebês que seriam deixados para morrer. Sua mãe nunca soube de todos os detalhes, mas Hermann descobriu que nasceu no limite da viabilidade e, a princípio, não foi tratado com todos os procedimentos de ressuscitação — como seria esperado se quisessem que a criança sobrevivesse. Passado algum tempo, porém, constatando seus persistentes sinais de vida, os médicos decidiram fazer de tudo para tentar salvá-lo.

Inseriram um tubo de respiração em sua traqueia e administraram altos níveis de oxigênio, ignorando as evidências de que o oxigênio em excesso causa cegueira em bebês prematuros. Dan sobreviveu e, posteriormente, ingressou na Johns Hopkins para se formar em pediatria. Durante a residência, seus colegas o consideravam um dos médicos mais brilhantes e compassivos que já haviam conhecido. Os óculos grossos são o único efeito residual de suas atribulações ao nascer. Ele precisa de óculos porque seus olhos foram danificados pelo excesso de oxigênio. O dr. Hermann realizou quatro cirurgias oculares, incluindo uma para catarata, antes de sua residência. Hoje em dia, enxerga de um olho só e apenas em duas dimensões.

"Meus pais me deram o nome de Daniel por causa da história de Daniel na cova dos leões", contou-me ele com um sorriso.

O dr. Hermann compartilha sua história há anos para ensinar e inspirar jovens médicos e alunos de medicina sobre o valor da vida humana. Um dos residentes mais novos que inspirou foi uma jovem médica indiana, Arpi Chiruvolu, que dedicou a vida a tratar de recém-nascidos graças à mentoria dele. Posteriormente, ela realizou uma pesquisa científica revolucionária que une a sofisticação da medicina moderna à antiga arte dos cuidados com recém-nascidos.

UMA PERSPECTIVA RENOVADA

A dra. Arpitha Chiruvolu cresceu em Hyderabad, na Índia, onde também fez a faculdade de medicina. Durante um estágio como residente em uma UTI neonatal em seu país, ela presenciou o nascimento de um bebê prematuro com um prognóstico extremamente desfavorável. A mãe segurou o bebê junto ao peito e cantarolou para ele por dias, amamentando-o a intervalos regulares em pequenas quantidades. Para sua surpresa, o bebê se desenvolveu normalmente, sem problemas neurológicos. Isso causou um grande impacto na dra. Chiruvolu.

Ela ficou impressionada com a medicalização do parto quando chegou aos Estados Unidos no início da primeira década do século. O apressado corte do cordão umbilical, a lâmpada de calor, a alimentação com leite instantâneo e a prática de separar o bebê da mãe eram procedimentos rotineiros. Na Índia, não havia berços hospitalares suficientes para os bebês. Os maridos eram ensinados a ficar ao lado das mães para que elas pudessem segurar o bebê e mantê-lo em contato com sua pele por, pelo menos, seis horas diárias. O aleitamento era encorajado desde cedo e, assim, mantinha mães e bebês juntos, de modo que elas tivessem fácil acesso ao berço e pudessem acalentar seus recém-nascidos.

Inspirada pelo dr. Hermann, ela se tornou neonatologista no Centro Médico da Universidade de Baylor, no Texas. Na minha pesquisa para este livro, foi altamente recomendada a mim como uma genuína pioneira na área. Na verdade, médicos de todo o país me disseram que eu deveria verificar o que essa médica vinha fazendo e ler seus estudos. Contatei-a e viajei a McKinney, Texas, para passarmos um dia juntos. O que presenciei me deixou boquiaberto.

Uma mulher bondosa e modesta, a dra. Chiruvolu me recebeu e me mostrou seu consultório. Enquanto conversávamos e tomávamos café, ela pôs a mão sobre uma pasta cheia de artigos científicos que imprimira para eu ler. "Há muitas descobertas modernas no cuidado com recém-nascidos", explicou. "A maior delas foi de que precisamos reduzir o grau de intervenções médicas. Deixar o bebê ser um bebê."

A paixão da dra. Chiruvolu nasceu de observar a medicina na Índia e nos Estados Unidos, bem como de ler estudos sobre os obstetras americanos nos anos 1960 e 1970 que desafiaram o status quo da época. Ela se interessou particularmente pelas abordagens americanas mais recentes nos cuidados com recém-nascidos que imitavam práticas que já eram padrão na Índia. Essas "novas" abordagens dos Estados Unidos incluíam:

- adiar o clampeamento do cordão;
- permitir que a mãe deixe o bebê em contato com sua pele;
- amamentar na primeira hora;
- dar aos bebês prematuros um minuto para respirar antes de intervir;
- usar antibióticos *criteriosamente* para tratar infecções, não como um procedimento de rotina;
- evitar cesáreas, a menos que clinicamente necessárias.

Mas esse tratamento mais humano para a mãe e o bebê no hospital onde ela trabalhava no Texas dependia do médico que estivesse de plantão. A dra. Chiruvolu implementou um protocolo no sistema de saúde Baylor Scott and White para padronizar os cuidados. Também coletou dados sobre os resultados para medir o impacto das medidas.

A NATUREZA FAZ SUA PARTE

Relatei à dra. Chiruvolu como eu tinha de seccionar o cordão umbilical imediatamente, nos meus tempos de estudante de medicina. Ela meneou a cabeça e sorriu. Explicou-me que o sangue bombeado para um bebê nos primeiros minutos fora do útero tem qualidades especiais: é rico em células-tronco, hemoglobina fetal (que favorece a transferência de oxigênio), nutrientes e anticorpos que fortalecem a imunidade. Anos de adoção da prática de protelar o clampeamento do cordão em seu hospital haviam demonstrado que, com isso, os bebês tinham menos probabilidade de precisar de fluidos intravenosos ou desenvolver infecções.

Os benefícios do sangue extra que o bebê recebe graças ao adiamento do clampeamento do cordão eram ainda maiores em prematuros. Os que aguardavam para ter seu cordão clampeado e cortado apresentavam probabilidade muito menor de precisar de transfusão de sangue,[10,11] menor probabilidade de precisar de ventilador pulmonar,[12] menor probabilidade de precisar de medicação para aumento da pressão arterial (remédios conhecidos como vasopressores), menor probabilidade de ficarem na UTI neonatal,[13] e recebiam alta mais cedo. Ela publicou muitos desses resultados na literatura médica. Seus estudos também mostraram os benefícios do clampeamento tardio do cordão umbilical em partos por cesariana.[14] Para mostrar como o cordão umbilical era valioso, ela publicou um estudo demonstrando que uma espera de sessenta segundos para realizar o clampeamento trazia melhores resultados do que o clampeamento realizado 45 segundos depois do parto, sugerindo que cada segundo parece fazer diferença.[15] Depois dessa nossa conversa, um ensaio clínico demonstrou que aguardar dois minutos era melhor do que aguardar trinta segundos.[16] Em 2023, um estudo diferente da Austrália sugeriu que o clampeamento tardio do cordão poderia reduzir pela metade o risco de óbito em bebês prematuros.[17,18] Se existisse uma pílula capaz de conseguir isso, diríamos que toda mãe deveria tomá-la.

A dra. Chiruvolu era fascinada pela simplicidade desse importante aspecto do parto:

> Trata-se de uma intervenção incrível que foi ignorada durante décadas porque os médicos queriam levar os bebês rapidamente para a área de exame. Os benefícios do clampeamento tardio do cordão umbilical são conhecidos há muito tempo, mas o procedimento permaneceu negligenciado porque queríamos encerrar nosso trabalho. A intervenção é incrível também porque não custa um centavo.

Também pode haver benefícios de longo prazo. A dra. Chiruvolu me indicou um estudo pouco conhecido de 2022 demonstrando que o clampeamento tardio do cordão podia ajudar no desenvolvimento cerebral do bebê. Os pesquisadores realizaram uma ressonância magnética quando os bebês chegavam à idade de um ano e relataram que os que aguardaram para ser clampeados "exibiam maior conteúdo de mielina em regiões cerebrais importantes envolvidas na função motora e no processamento visual/espacial e sensório".[19] Impressionante.

"Com que frequência é adotado o clampeamento tardio do cordão umbilical?", perguntei à dra. Chiruvolu.

"Isso mudou na última década", respondeu ela. "Hoje em dia é praticado em cerca de 90% dos partos, nos Estados Unidos, mas é importante fazer isso da forma correta." Ela explicou que o ideal é adiá-lo, no mínimo, por um minuto — ou aguardar até que o cordão umbilical pare de pulsar ou fique branco. Ela costuma pedir à mãe que segure o bebê junto ao peito enquanto o cordão ainda estiver pulsando. Não é uma regra rígida, observou ela, pois alguns bebês precisam de uma ressuscitação de emergência, e nesse caso o cordão deve ser cortado imediatamente.

O NASCIMENTO DO MEU SOBRINHO

Quando assisti ao parto do meu sobrinho, há cerca de dez anos, os médicos cortaram o cordão umbilical imediatamente e o deixaram na unidade de terapia intensiva por dois dias. Minha irmã não o viu durante todo esse período. Perguntei por que ele estava sendo levado para a UTI neonatal, e a explicação foi de que enfrentava uma "dificuldade de transição". Quis saber o significado disso, e me explicaram que envolvia várias coisas: frequência cardíaca ligeiramente elevada, respiração um tanto irregular e bilirrubina um pouco alta.

Assim que pude ver o nível da bilirrubina, observei que, de fato, estava no limite, mas não elevado, e que a melhor terapia para sua "dificuldade de transição" era deixá-lo nos braços da mãe. Na minha opinião, o motivo para o tal problema de "transição" era que haviam administrado oxitocina à minha irmã para induzir o parto. O medicamento provavelmente elevou os batimentos do coraçãozinho do bebê.

Meu sobrinho levou muito tempo para conseguir pegar o peito, e acredito que isso tenha sido agravado pelo excesso de medicação em seu nascimento. Compartilhei essas observações com a dra. Chiruvolu, que me contou que crianças separadas da mãe ao nascer por vários dias podem de fato apresentar problemas na amamentação devido ao isolamento prolongado. Contou-me também que o ocorrido com meu sobrinho era comum nos Estados Unidos. "O melhor lugar para a transição é junto ao peito da mãe, em contato com a pele, para a maioria dos bebês", disse ela. E acrescentou que isso foi se perdendo ao longo das últimas décadas à medida que nos tornamos cada vez mais dependentes da tecnologia médica.

MAMÃES E BEBÊS DEVEM FICAR JUNTOS

Quando a dra. Chiruvolu se tornou chefe da UTI neonatal de seu hospital, quis acabar com a prática rotineira de separar os recém-nascidos de suas mães. Em 2012, ela introduziu um novo processo, mantendo um berço em todos os quartos da ala de maternidade (tornando a visita dos médicos mais trabalhosa, porém facilitando que as mães segurassem e amamentassem os bebês). Alguns médicos criticaram o novo arranjo. Um deles chegou a reclamar: "Onde estamos, na África?".

"A África tem ótimas coisas para nos ensinar, precisamos aprender com eles", retrucou ela.

Anos depois, esse mesmo médico lhe disse que estava adorando o novo sistema.

Há alguma coisa mágica na *conexão* entre um recém-nascido e sua mãe. A dra. Chiruvolu e eu comentamos sobre como ela não é totalmente compreendida, e que a medicina não tem como medi-la com exatidão, mas ela é poderosa.

A redescoberta dos benefícios advindos do contato com a pele da mãe pela medicina moderna teve início quando uma enfermeira de um povoado na Colômbia sugeriu a prática para dois pediatras em Bogotá, na década de 1970. Os drs. Edgar Rey e Héctor Martínez gostaram da ideia (sobretudo devido à falta de incubadoras) e passaram a incorporá-la aos cuidados de bebês prematuros, presenciando rapidamente uma redução de 70% nos óbitos graças à técnica do contato com a pele.[20] Compararam isso a uma fêmea de canguru, que dá à luz bebês minúsculos e os mantém em sua bolsa como uma incubadora natural. A técnica simples salvava vidas, mas muitos médicos ficaram ofendidos com a sugestão. Comentários sarcásticos (sem base em nenhum dado concreto) tentaram desacreditá-la, incluindo um artigo no *Lancet* intitulado "Myth of the Marsupial Mother" [O mito da mãe marsupial].[21]

Anos depois, um médico missionário da Suécia trabalhando no Zimbábue, o dr. Nils Bergman, fez outra tentativa de propor a ideia na literatura médica. Ele achava antinatural separar o bebê da mãe no momento do parto, como preceituava a medicina da época. Em 1994, assinou um artigo sobre o "método canguru" para tratar bebês com baixo peso ao nascer.[22] O establishment médico ocidental o ridicularizou por sua abordagem supostamente retrógrada, exaltando as incubadoras neonatais e as inovações tecnológicas. O debate continuou por décadas, com uma adoção mínima do protocolo de contato com a pele nos Estados Unidos.

Ao longo da sua carreira, a dra. Chiruvolu se convenceu dos benefícios do contato entre mãe e bebê com base em dados científicos, suas próprias observações clínicas e sua intuição. Mas o protocolo não fora amplamente adotado em seu hospital e filiais. Assim, em 2015, ela implementou uma política para todo recém-nascido ser mantido em contato com a pele da mãe por duas a doze horas, sempre que fosse seguro e viável, orientando também o pai a ter contato com a pele do bebê ao nascer. Quanto mais tempo, melhor, mas a médica explicou que mães exaustas talvez precisassem de ajuda para ter certeza de que conseguiriam manter o bebê em segurança junto ao peito quando estivessem sob o efeito da privação de sono.

Os resultados foram incríveis: aumento de 25% no aleitamento,[23] redução de 50% no número de bebês internados na UTI neonatal e diminuição de 50% nos casos de depressão pós-parto.[24] Para a mãe, segurar o bebê talvez seja o melhor remédio antidepressivo. A dra. Chiruvolu também me mostrou dados de que recém-nascidos mantidos em contato com a pele da mãe por tempo prolongado apresentaram batimento cardíaco, pressão arterial e até níveis de glicose no sangue mais normais.[25,26]

"Só um minuto", interrompi. Disse-lhe que conseguia entender como o contato com a pele poderia resultar em frequência cardíaca e pressão arterial mais normais para o bebê. Mas e os níveis de glicose no sangue? Não conseguia perceber qual seria o mecanismo envolvido nisso.

"Os hormônios de estresse do bebê não atingem picos tão altos quando a mãe o segura, e os hormônios de estresse [que chamamos de corticosteroides] elevam os níveis de glicose no sangue, que é uma reação de luta ou fuga", explicou-me a dra. Chiruvolu.

Ah, claro, isso fazia sentido. A primeira coisa que me veio à cabeça foi meu pobre sobrinho. Ele provavelmente enfrentara picos de hormônios de estresse mais elevados do que o necessário por ter sido separado da mãe ao nascer.

A dra. Chiruvolu publicou seus resultados e algumas organizações médicas nacionais começaram a prestar atenção. Seu estudo de 2017 mostrando que o tempo prolongado de contato com a pele ajuda a controlar o nível de açúcar no sangue foi incorporado às diretrizes nacionais da Academia de Medicina da Amamentação. E, em 2023, a Organização Mundial da Saúde (OMS) emitiu uma ampla recomendação para prematuros com baixo peso manterem contato com a pele da mãe por oito a doze horas diárias, começando imediatamente depois do parto.[27] Até hoje, alguns hospitais se referem à técnica do contato com a pele como "cuidado canguru".

A dra. Chiruvolu não é só uma neonatologista perspicaz e habilidosa em oferecer cuidados médicos a recém-nascidos debilitados. Ela também acredita em tornar a assistência médica mais humana. Quando o bebê precisa ficar na UTI neonatal, ela se vale de todos os recursos da medicina moderna para salvar a criança ou evitar futuras deficiências. Mas, em meio à urgência de oferecer cuidados de alto nível, também encontra um momento para que a mãe possa segurar o bebê em segurança e manter o contato com sua pele, mesmo que ele esteja em um ventilador pulmonar.

"Parto prematuro não é doença", contou-me a dra. Chiruvolu. "O bebê apenas chegou mais cedo. Ele tem o direito de ser amamentado e ficar com a mãe."

ALERTA DO MICROBIOMA

Durante a maior parte da era moderna, os médicos adotaram a prática rotineira de dar antibióticos a qualquer bebê prematuro, procedimento que, infelizmente, perdura até hoje. O dr. Frank Greer, neonatologista aposentado da Universidade de Wisconsin, me contou que, na época de sua residência, nos anos 1970, era normal haver prescrições de antibióticos em excesso porque os médicos — como vimos — achavam que a medicação só apresentava prós e nenhum contra. O abuso dos antibióticos era tamanho que, quando um exame de fezes era realizado num bebê para identificar se havia infecção intestinal, os resultados do laboratório quase sempre mostravam zero bactéria. Em outras palavras, os bebês prematuros eram tão bombardeados com antibióticos que produziam fezes estéreis.

A dra. Chiruvolu também se recordava de exames laboratoriais resultando em fezes livres de bactérias em seus tempos de residente. Todos os demais neonatologistas com quem falei afirmaram ter visto a mesma coisa — cocô estéril.

Perguntei à dra. Chiruvolu com que frequência um bebê prematuro necessita, de fato, de antibióticos. "É raro", respondeu ela. "Deve haver um motivo para ministrá-los." Por exemplo, alguns recém-nascidos podem ficar perigosamente doentes por causa de uma infecção bacteriana na placenta. Nesses casos, é fundamental iniciar de imediato um tratamento com antibióticos. Mas o uso indiscriminado de antibióticos para todo bebê prematuro pode prejudicar algumas crianças, alterando seu microbioma justamente quando este começa a se formar. Um estudo publicado no *Journal of the American Medical Association* (*JAMA*) em 2018 revelou que 94% dos bebês prematuros recebem antibióticos, embora apenas cerca de 10% a 20% precisem deles depois de uma suspeita de infecção.[28] Tão preocupante era o fato de que mais da metade dos recém-nascidos continua o tratamento com antibióticos por mais três a quatro dias, ou mais, mesmo quando não apresentavam infecção. Depois de estudar o microbioma, fiquei indignado de ler as estatísticas recentes do número de bebês cujo microbioma foi afetado pelo uso de antibióticos. Testemunhamos um padrão semelhante de prescrições inadequadas durante a epidemia de opioides. É uma crise de saúde pública.

A dra. Chiruvolu é uma grande defensora da importância da flora intestinal. Os antibióticos podem salvar vidas, mas também alteram o microbioma. Por isso, ela afirma que o tratamento com antibióticos deve ser interrompido assim que os exames mostrarem que não são mais necessários. Como vimos em minha própria área de especialização, a suspensão dos antibióticos tende a ser uma preocupação secundária, e, em consequência, muitos pacientes continuam a tomá-los por muito mais tempo do que precisam. "Estamos fazendo de tudo para promover um microbioma saudável nos bebês", informou-me ela.

Sua filosofia também serve de base para um protocolo implementado por ela para assegurar que os bebês recebam colostro, o leite rico em nutrientes produzido inicialmente pela mãe. Em seu hospital, a amamentação é encorajada na primeira hora de vida — a "hora de ouro", como dizem. Se um bebê precisa ser separado por razões médicas, a equipe pede à mãe que forneça seu colostro numa seringa a fim de ser usado na UTI neonatal para colonizar o microbioma do bebê.

A dra. Chiruvolu também resgatou a prática de evitar dar banho em um bebê saudável por um dia e em um bebê prematuro por uma semana. Isso pode soar um pouco nojento. Por que ela recomenda isso? O bebê nasce recoberto por uma camada proteica de fluido amniótico que ajuda a reter o calor corporal e contém bactérias que promovem um microbioma saudável. Para reforçar essa colonização saudável do microbioma, alguns hospitais levaram a ideia ainda mais longe, estudando os potenciais benefícios de esfregar a pele dos recém-nascidos por cesariana com fluido vaginal (contanto que a mãe não sofra de infecções como HPV ou gonorreia).[29]

Como aluno de medicina, uma das minhas tarefas era lavar os recém-nascidos, cumprindo mecanicamente um dos itens do nosso prontuário e devolvendo à mãe um bebê limpinho e brilhante. Eu não fazia a menor ideia de que com isso removia uma camada de fluido capaz de manter o bebê aquecido e promover um microbioma saudável.

QUAL É A MEDIDA ADEQUADA?

Hoje, alguns hospitais coletam dados sobre seu próprio desempenho em relação a algumas das melhores práticas apresentadas neste capítulo. Nem todo recém-nascido necessita de antibióticos. Nem todo bebê deve ser separado da mãe para passar por uma crítica reanimação neonatal. Nem todo bebê precisa nascer de cesárea. As taxas de intervenção devem variar, mas dentro de certos limites. No caso das cesarianas, elas são indicadas em cerca de 10% a 15% das gestações, segundo a OMS, embora a taxa seja o dobro disso em alguns hospitais americanos. A estatística ultrapassa os 50% em algumas partes do mundo, como no Brasil.[30] Em muitos outros países, quase todos os partos em hospitais particulares são realizados por cesárea. Observei isso em uma visita recente ao Egito. As pacientes são informadas de que não faz diferença no resultado.

Um novo consórcio de médicos que tive o privilégio de coliderar agora determina uma taxa-limite, acima da qual é preciso fazer uma revisão mais detalhada. Médicos que ultrapassam esse limiar são identificados para uma revisão clínica mais aprofundada. Por exemplo, o consórcio estabeleceu um limite de 25% de cesarianas em partos de baixo risco para a prática médica. Qualquer médico com uma taxa de cesariana acima de 25% deve passar por uma revisão detalhada, feita por seus pares, de seus casos individuais de cesariana. Exceções são concedidas a médicos que acompanham o trabalho de parteiras e são chamados apenas no caso de ter de realizar uma cesariana. Identificamos médicos com taxa de cesariana variando de zero a mais de 90%. Compartilhamos a seguinte distribuição das taxas de cesariana de obstetras no estado de Nova York com as principais autoridades de saúde do governo estadual.[31]

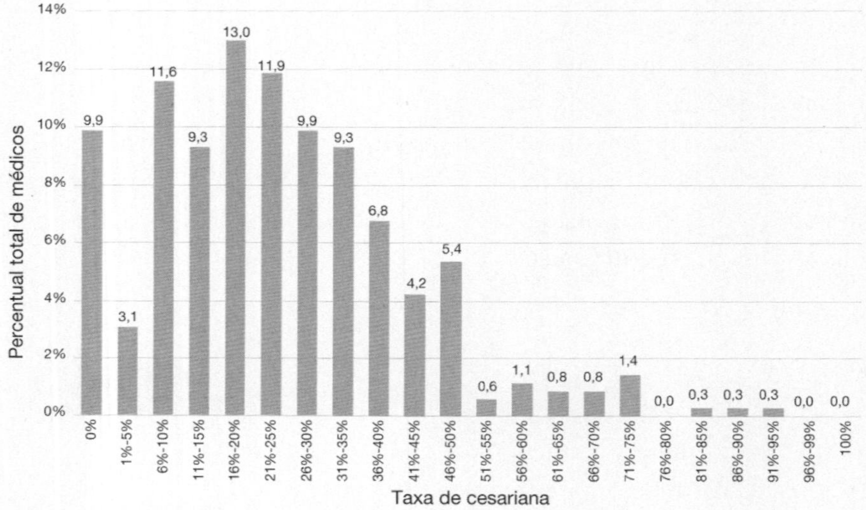

Distribuição de médicos segundo suas taxas de cesariana em partos de baixo risco.*

*Dados de 354 médicos do estado de Nova York que realizam alto volume de partos de baixo risco. FONTE: DR. Will Bruhn, Global Appropriateness Measures.

Dados precisos como esses podem elevar a qualidade do sistema de saúde ao mesmo tempo que reduzem eventuais excessos prejudiciais e onerosos. Nosso consórcio, chamado Global Appropriateness Measures (GAM), criou centenas de métricas similares observando padrões de prática em quarenta especialidades médicas diferentes.[32]

As faculdades de medicina acertam em muitas coisas. Ensinar os métodos de cuidado mais adequados não é uma delas. As métricas de qualidade tradicionais analisam apenas o que os médicos fizeram; não identificam se determinada intervenção era necessária. Como resultado, desenvolvemos pontos cegos na medicina: áreas de abuso nas quais importantes padrões de cuidado passam despercebidos.

O que começou como uma ideia para medir a adequação — ideia que apresentei no meu livro *The Price We Pay* [O preço que pagamos] — se transformou em uma nova dimensão da qualidade do atendimento médico utilizada em todo o sistema de saúde. Centenas de métricas de adequação agora são aplicadas usando grandes dados para fazer uma triagem de padrões de prática médica extremamente fora da curva. Essa informação está sendo usada hoje pelos hospitais para o aprimoramento da qualidade interna, bem como por profissionais de clínicas e consultórios que encaminham os pacientes a médicos com bom desempenho na adequação de cuidados. O grande dilema no sistema de saúde atual é este: agora que podemos medir a adequação dos cuidados com métricas robustas, temos o dever moral de observar esses dados? Acredito que sim.

UMA VEZ CESÁREA, SEMPRE CESÁREA?

Um dogma comum que prevalece na obstetrícia até os dias de hoje é a regra de que se a mulher realizou uma cesariana, todos seus futuros partos serão feitos da mesma forma. Isso foi popularizado nos anos 1990 com muita influência de manchetes de jornal que atribuíam a ruptura uterina (algo extremamente raro) à realização de um parto normal depois de a mãe ter feito cesárea. Em alguns casos, o dogma foi conveniente para justificar a preferência do obstetra ou da mãe por deixar a cesariana *agendada*. (A vida de um obstetra que fica acordado a noite toda, tirando apenas cochilos ocasionais, pode ser terrível.) Em 2006, o mantra "uma vez cesárea, sempre cesárea" dominou a área da obstetrícia, bem como a opinião pública. Um estudo realizado nesse ano revelou que menos de 1% das mulheres realizava um VBAC, sigla para *vaginal birth after C-section*, ou parto normal depois de uma cesárea.[33] Mas, atualmente, há uma valorização renovada dos benefícios de tentar o parto normal sempre que este puder ser realizado com segurança. Um obstetra que conheço fez recentemente o oitavo parto consecutivo por via vaginal de uma mulher cujo primeiro filho nascera de cesariana.

Em 2014, o *Wall Street Journal* publicou um artigo sobre uma mãe que queria realizar VBAC. O hospital que a atendia tinha uma diretriz contra isso. Ela encontrou outro hospital disposto a fazer uma avaliação e tentar, e, assim, conseguiu que seu segundo filho nascesse de parto normal. Essa notícia aumentou o ceticismo público acerca da regra.

Para compreender melhor a questão, procurei a dra. Leslie Hansen Lindner, que conheci quando eu realizava minha residência em obstetrícia e ginecologia. A determinação com que ela sempre punha os pacientes em primeiro lugar era notável — independentemente da hora, da condição financeira ou do plano de saúde do paciente. Não conheço ninguém mais confiável do que ela para realizar um parto. Quando estava na faculdade de medicina, presenciei a dra. Lindner realizar cirurgias de emergência, confortar e se solidarizar com pacientes e citar estudos e pesquisas com mais acerto do que o ChatGPT. Observei-a apresentar objetivamente todas as opções para cada questão na área e, em seguida, contribuir com sua recomendação, caso tivesse uma — estilo que tento incorporar à minha prática até hoje. Só para dar um exemplo de como sua mente é afiada, a dra. Hansen Lindner fora uma das primeiras críticas dos líderes do estudo da Iniciativa de Saúde da Mulher (WHI, na sigla em inglês) quando alegaram falsamente que a terapia de reposição hormonal (TRH) causava câncer de mama, assunto que abordei no capítulo 2.

A dra. Hansen Lindner é hoje uma atarefada ginecologista e obstetra em Charlotte, na Carolina do Norte, onde chefia o setor de obstetrícia/ginecologia e preside o comitê de qualidade da rede hospitalar Atrium Health. Procurei-a para perguntar se era mesmo verdade que, uma vez tendo feito uma cesárea, uma mulher estaria fadada a novas cesáreas.

"Não é", respondeu ela. "Marty, minha taxa de sucesso do VBAC é cerca de 80%." Isso a despeito de muitas de suas pacientes serem consideradas de alto risco. Em âmbito nacional, a taxa de sucesso do VBAC é de 60% a 80% entre as mulheres que optam por tentar.[34]

A VBAC ganhou impulso em 2006, quando um relatório dos Institutos Nacionais de Saúde (NIH, na sigla em inglês) lembrou tanto aos médicos quanto ao público que há muitos fatores a serem considerados na decisão, não apenas o medo míope de uma ruptura uterina. Um grupo de obstetras também criou uma calculadora on-line do VBAC que ajudou as mulheres a compreenderem que o mantra da cesariana obrigatória não era tão alicerçado na ciência como muitos pensavam.[35]

TODO PARTO PRECISA SER INDUZIDO?

"Há mais uma coisa que você deveria levar em consideração", disse-me a dra. Lindner quando nossa conversa se aproximava do fim. "Você deveria mandar sua equipe de pesquisa na Hopkins dar uma olhada no ensaio clínico ARRIVE."

Ah, sim, eu me lembrava do ARRIVE. O estudo revolucionário de 2018 que, de maneira contraintuitiva, fez do parto induzido o novo padrão de cuidado para quase toda gestação de baixo risco, em vez de usá-lo de forma ocasional, apenas quando necessário.[36]

O estudo abrangeu cerca de 6 mil mulheres com gravidez de baixo risco e as randomizou ao chegarem à 38ª semana de gestação. Metade recebeu um medicamento como Pitocin para induzir o parto na 39ª semana, e metade foi tratada na base da "espera", isto é, o médico aguardava a mulher entrar em trabalho de parto espontaneamente (com algumas exceções), como foi feito desde sempre. O estudo, publicado no *New England Journal of Medicine*, afirmava que o grupo de indução rotineira sofreu menos complicações. Mas, estranhamente, essa alegação de resultado superior foi feita com a combinação de resultados não relacionados — ou seja, que em si mesmos não tinham relevância estatística. Não bastasse, os resultados foram distorcidos também por permitirem, de maneira bizarra, que a gestação das mães do grupo de "espera" fosse muito mais longe do que a maioria dos obstetras consideraria seguro devido aos conhecidos riscos de dar à luz depois da 42ª semana. O projeto do estudo parecia favorecer a indução em detrimento do trabalho de parto natural.

Imprimi o estudo e o distribuí entre nossa equipe de pesquisa para examinar sua metodologia. Os dois estatísticos presentes à reunião logo apontaram o mesmo problema: o agrupamento das complicações em "pacotes". Agrupar eventos raros é uma maneira bem conhecida de "acomodar os resultados" para proporcionar aparente legitimidade a um estudo que não mostra uma diferença estatisticamente significativa. Nossa equipe de pesquisa concluiu que o estudo apresentava graves limitações, algumas das quais os próprios autores admitiam em seu artigo. A equipe considerou que o *New England Journal of Medicine* deveria ter rejeitado o trabalho.

Apesar das falhas de projeto, o estudo mudou o procedimento nos Estados Unidos. A partir de 2018, alguns hospitais instituíram a indução rotineira para todas as gestantes de baixo risco na 39ª semana, em parte devido ao ensaio clínico ARRIVE. O dr. Hansen Lindner e muitos outros médicos, porém, continuaram a seguir sua antiga prática.

Um estudo subsequente publicado em 2023 apontou que, desde a divulgação do ARRIVE, a quantidade de partos induzidos aumentara, mas sem redução nas taxas de complicações, contrariando as previsões dos autores do ARRIVE.[37] Se uma reprodução desse estudo estiver em desacordo com ele, não seria a primeira vez que uma prática corrente baseada no *New England Journal of Medicine* era invalidada. Durante a maior parte das duas últimas décadas, o medicamento Makena foi celebrado como a primeira droga capaz de prevenir o trabalho de parto prematuro e, assim, o nascimento de bebês prematuros. Por séculos, nada funcionou para evitar o problema. O medicamento recebeu uma aprovação apressada da Administração de Alimentos e Medicamentos (FDA, na sigla em inglês) em 2011 com base em um estudo publicado no *New England Journal of Medicine*,[38] e foi administrado a mais de 250 mil mulheres, muitas delas de baixa renda e atendidas pelo Medicaid.* Mas os cientistas da FDA apontaram uma falha crucial nele, e um estudo melhor, publicado em 2021, revelou que o medicamento não diferia de placebo na prevenção do trabalho de parto prematuro. Em outras palavras, não funcionava. Dois anos e meio depois, a FDA o retirou do mercado. (Por que demoraram dois anos e meio para fazer isso é outra história, ligada à burocracia da FDA.)[39]

Quando minha amiga estava à procura de um obstetra para ter seu bebê, ela aceitou minha sugestão de perguntar aos potenciais médicos se costumavam induzir qualquer gestação de baixo risco na 39ª semana. Um obstetra respondeu que sim e citou os resultados do ARRIVE como se fosse um catecismo. Outro deu uma resposta ponderada, expressando algumas preocupações com o estudo. Recomendei a ela que optasse por este último.

HUMILDADE

A medicina avançada pode salvar a vida de um recém-nascido. Mas muitos rituais comuns da medicina moderna realizados nos recém-nascidos não se

* Programa de seguro de saúde norte-americano voltado à população em vulnerabilidade socioeconômica, financiado pelo governo federal em parceria com os estados. (N.T.)

baseiam em evidências científicas. Na verdade, foram ditados pelo dogma médico. Alguns vão totalmente contra a ciência e o bom senso.

Vejamos, por exemplo, a prática mencionada anteriormente de fornecer a um bebê com complicações oxigênio a 100% (em vez de ar ambiente). Que isso causa cegueira ficou estabelecido em 1952 pelo chefe de oftalmologia na Johns Hopkins, o dr. Arnall Patz, que por essa descoberta foi premiado com a Medalha Presidencial da Liberdade. Ele ousou desafiar a sabedoria convencional de que o oxigênio só faz bem e se valeu da ciência para questionar o pressuposto de que o que é bom para adultos também deve ser bom para crianças.

Contudo, por muitos anos, a prática nociva continuou a ser propagada pela Academia Americana de Pediatria (AAP) em seu curso intitulado Programa de Reanimação Neonatal. As diretrizes para bebês a termo só mudaram em 2005. Bebês prematuros tiveram de aguardar até 2010 para que as diretrizes oferecessem ao médico o poder de decidir a proporção de oxigênio de 21% a 100%, e, em 2015, as diretrizes foram alteradas para recomendar oxigênio entre 21% e 30% na reanimação de bebês prematuros.

Perguntei ao dr. Hermann, que perdeu parte da visão devido ao oxigênio em excesso recebido como bebê prematuro, como ele se sentia quanto ao fato de a comunidade médica ter levado 63 anos para implementar efetivamente as descobertas feitas em 1952.

"Acho impressionante. Hoje eu poderia enxergar com os dois olhos, pois já sabíamos disso."

O PÊNDULO

A história dos procedimentos de parto modernos mostra que o pêndulo oscila de um extremo ao outro.

Médicos que décadas atrás insistiam em manter o recém-nascido no hospital por sete dias não eram cientistas loucos determinados a manter bebês em cativeiro como se fossem alienígenas capturados. Estavam reagindo a uma era anterior em que o parto era extremamente perigoso. Em 1915, primeiro ano em que as taxas de mortalidade infantil foram registradas, 10% dos recém-nascidos nos Estados Unidos morreram.[40] Exigir que a mãe e o bebê permanecessem no ambiente controlado de um hospital foi uma medida de emergência para lidar com o problema, bem como uma oportunidade para estudar os recém-nascidos. O establishment médico começou a aprender e padronizou a reanimação neonatal. Hoje, a mortalidade infantil é 93% inferior à daquela época.

Mas, ao mesmo tempo, a área médica desenvolveu grandes pontos cegos. É raro o pêndulo dos cuidados adequados permanecer no centro, onde o queremos. Em outras palavras, encontrar o equilíbrio perfeito entre a quantidade exata de assistência médica e a quantidade exata de natureza é difícil. Infelizmente, o pêndulo tende a oscilar demais.

Para ser justo com os números, com o tempo a taxa de mortalidade infantil declinou drasticamente, a despeito dos inúmeros equívocos das gerações passadas de médicos. Mas o pêndulo também foi longe demais na direção da medicalização excessiva. Hoje, milhares de pais, desiludidos com as frias práticas médicas passadas e presentes, rejeitam a medicina moderna e não querem ter nada a ver com ela. Alguns romantizam o parto domiciliar, sem a assistência de um obstetra, ignorando os reais riscos implicados em tal escolha, apesar de a probabilidade de óbito do bebê ser três vezes maior nesses casos.

A solução não é fazer o pêndulo oscilar para o extremo oposto. Devemos evitar reações radicais. Em qualquer campo da medicina, devemos nos perguntar onde estamos na oscilação do pêndulo. Podemos evitar o excesso de tratamentos? Que pontos cegos desenvolvemos?

A medicina moderna salva vidas, mas também precisamos assegurar que volte a incorporar práticas mais humanas ao parto, o procedimento médico mais antigo do mundo.

8. Desafiando as certezas

A verdadeira origem do câncer de ovário

A dúvida não é uma condição agradável,
mas a certeza é absurda.
Voltaire

Ao longo de seus trinta anos de carreira, o dr. B odiava ter de comunicar às suas pacientes que estavam com câncer de ovário. Muitas vezes ele só é descoberto quando não há mais chances de cura; como consequência, é o câncer ginecológico mais fatal do mundo.[1] Ainda mais desanimador é que não existe um exame efetivo para detectá-lo.[2]

O dr. B é um homem compassivo, tendendo a se conectar emocionalmente aos pacientes. Com o passar dos anos, ficou cada vez mais revoltado com o câncer de ovário, a ponto de se revoltar contra os ovários em si! De sua calejada perspectiva, não interessava que o ovário produzisse hormônios saudáveis. A seu ver, a única função dele parecia ser desenvolver um câncer e aterrorizar as mulheres. Ocasionalmente, na sala de cirurgia, quando o órgão reluzente se revelava, ele fazia uma pausa e o observava, como um soldado fitando os olhos do inimigo.

O dr. B se empenhava na missão de convencer toda mulher na menopausa que precisasse de cirurgia por alguma razão a também remover seus ovários para prevenir o câncer. Ao longo de sua carreira, ele realizou milhares de histerectomias.

Seu pensamento não se diferenciava muito da norma nos últimos setenta anos. A dra. Rebecca Stone, minha colega que era chefe de oncologia ginecológica na Johns Hopkins, me disse que se sentiu assim durante grande parte de sua carreira. Mas, como mulher, tinha sentimentos mais divididos. Para ela, era triste que um órgão tão importante para tudo, da libido à termorregulação, pudesse matar de forma tão cruel. Muitos cirurgiões ginecológicos me disseram o mesmo. Em todo o país, centenas de milhões de ovários perfeitamente normais continuam a ser removidos em nome da prevenção do câncer.

A cruzada para remover ovários saudáveis e salvar vidas parecia correr bem até que uma descoberta dramática e constrangedora foi feita: o câncer ovariano não se originava no ovário.

Os médicos atacavam o órgão errado.

Como assim?, questionei, quando a dra. Stone me explicou essa descoberta certa tarde no hospital. Tive de interrompê-la várias vezes. "Está me dizendo que o câncer de ovário não vem do ovário?"

"Isso mesmo", confirmou ela. Segundo as pesquisas mais recentes, o tipo mais comum de câncer ovariano, o câncer seroso, tem origem nas tubas uterinas (outrora conhecidas como trompas de Falópio).

"Mas o nome da doença é câncer *ovariano*. Como é possível não vir do ovário?" Ela me contou que novas pesquisas lançavam luz sobre um pressuposto datado de séculos.

Fiquei pasmo. Será que podia ser verdade? E, nesse caso, como eu não ficara sabendo disso antes? Mais tarde, nesse dia, liguei para amigos médicos de várias partes do país e perguntei se já tinham ouvido falar dessa descoberta desconcertante. A maioria não fazia ideia. Decidi ir atrás das pesquisas sobre o tema e me aprofundar mais. Mergulhei em alguns dos estudos mais surpreendentes e fascinantes que vi na última década. Foi um choque intelectual com sérias implicações para milhões de mulheres.

CORAGEM CIENTÍFICA

Em 1999, o dr. Louis Dubeau, um patologista da Universidade do Sul da Califórnia, escreveu um ensaio sugerindo a ideia radical. Ele observara que algumas células de câncer no ovário pareciam não ter características de células ovarianas.[3] O título de seu artigo polêmico dizia: "O imperador está nu?". A resposta era sim, está.

Em 2001, um grupo de patologistas holandeses ficou intrigado ao examinar ovários de mulheres que os removeram por serem consideradas pacientes de alto risco para câncer ovariano. Os patologistas encontraram células pré-cancerígenas em formação, mas não no ovário. Estavam a milímetros de distância, nas tubas uterinas, que foram removidas ao mesmo tempo.[4]

No Instituto do Câncer Dana-Farber, o patologista Christopher Crum tomou conhecimento dessas descobertas contraintuitivas do grupo holandês. "Não acredito nisso", foi seu primeiro pensamento. Mas seu mentor o encorajou a ser imparcial e pôr a hipótese à prova. Assim, ele conduziu um estudo mais extenso e, para sua surpresa, constatou que o câncer seroso se originava nas tubas uterinas.[5] Especificamente em uma parte chamada fímbrias, projeções em forma de dedo nas extremidades tubárias que recobrem os ovários. Entrei em contato com o dr. Crum para conversar com ele sobre seu estudo, publicado em 2006. Ele explicou que, no começo, muitos cientistas da área não aceitaram sua pesquisa. Na verdade, seu primeiro artigo foi rejeitado porque os revisores técnicos, parecendo confusos com o resultado, consideraram a ideia implausível demais. Uma carta de recusa afirmava: "Os autores propõem uma teoria interessante, mas que requer considerável imaginação".

Só que essa era precisamente a finalidade de seu estudo. A carta de recusa, ignorando por completo a descoberta, sugeria que era impossível o câncer ovariano se originar nas tubas uterinas porque começava no ovário.

"Alguns colegas meus ainda se aferram à ideia da origem ovariana, mas é preciso ter a mente aberta", disse-me o dr. Crum. "A pessoa precisa estar disposta a permitir que seu pensamento evolua."

Então, em 2017, o dr. Victor Velculescu, meu colega, resolveu de vez o debate sobre a origem do câncer ovariano com um estudo elegante.[6] Professor de patologia e oncologia na Johns Hopkins, ele colaborou com um pesquisador da Universidade da Pensilvânia, dr. Ronnie Drapkin, que treinou com o dr. Crum. Juntos, eles descobriram que as alterações genéticas observadas no câncer de ovário haviam evoluído de células revestindo as tubas uterinas anos antes (talvez até muitos anos antes). Ao analisar a "assinatura" genética nas células cancerígenas, eles estabeleceram sua origem tubária.

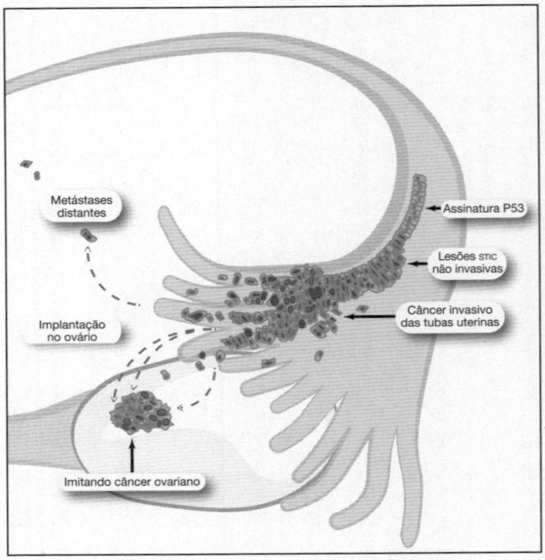

Origem recém-descoberta do câncer de ovário
(Ilustração por Carolyn Hruban)

Com base nesse corpus de pesquisa, a maioria dos ginecologistas hoje reconhece que o tipo mais comum de câncer ovariano se origina no revestimento interno das tubas uterinas, de onde as células cancerígenas se espalham para o ovário. Isso também explica por que esse câncer se propaga com rapidez pela cavidade abdominal.

Ao longo dos últimos sessenta ou setenta anos, os médicos removeram milhões de ovários saudáveis de mulheres no mundo todo em nome de prevenir o câncer ovariano. A descoberta da verdadeira origem desse câncer teve enormes implicações para sua prevenção e tratamento, e vem revolucionando a área.

SALVANDO UM ÓRGÃO

Antigamente os médicos presumiam que, passados os anos férteis da mulher, os ovários não tinham mais função. Nisso também se equivocavam. É de amplo conhecimento que os ovários produzem altos níveis de hormônios até a menopausa. Mas, mesmo depois do início da menopausa, quando a produção hormonal despenca, a mulher continua a produzir níveis de hormônios *mais baixos* que podem trazer alguns benefícios cardiovasculares e outros ganhos à saúde. Em outras palavras, depois da menopausa, os ovários ainda podem servir a um propósito.

Mas esse fato contraria o dogma histórico — um dogma alinhado à negligência geral com questões da saúde feminina e consistente com a mentalidade predominantemente masculina da medicina tradicional. Fui lembrado de como tal mentalidade persiste quando um médico com quem conversava sobre essa descoberta em uma conferência me perguntou: "Por que as mulheres fazem tanta questão de manter os ovários depois de ter filhos?".

Minha reação foi lhe perguntar como se sentiria se os seus testículos fossem removidos por cirurgiãs depois de ter filhos.

Ele assentiu lentamente e estremeceu. Agora conseguia compreender.

Alguém poderia argumentar que a remoção de ovários saudáveis era a melhor recomendação com base na melhor ciência disponível na época. Mas eis uma coisa difícil de aceitar: décadas depois de a verdade científica ser estabelecida, cirurgiões *continuam* removendo ovários saudáveis de mulheres com baixo risco.

COMO ISSO MUDOU MINHA PRÁTICA

Com certeza já entrei no centro oncológico da Johns Hopkins milhares de vezes. Mas, um dia, meus passos tiveram um vigor extra: eu estava a caminho da sala do dr. Velculescu para conversar sobre seu estudo de 2017.

Quando lhe perguntei sobre sua pesquisa, ele explicou que um dos motivos para ter se empenhado em desafiar as supostas origens do câncer ovariano era que a medicina moderna não fizera progresso algum contra essa doença cruel. "Os tratamentos de câncer de ovário não mudaram quase nada em muitas décadas", disse-me ele. "Isso pode ser explicado, em parte, porque estudávamos o tecido de origem errado para esse tipo de câncer." Uau! Fazia todo sentido.

Descobrir a origem do câncer nas tubas uterinas não foi apenas um grande avanço teórico, como também trouxe benefícios práticos. Os médicos agora podiam simplesmente remover as trompas e deixar os ovários intocados, presumindo que a paciente não precisasse extraí-los por algum outro motivo. Claro que isso só seria considerado quando a mulher parasse de ter filhos.

Atualmente sabemos que remover ovários normais como um procedimento de rotina em mulheres com baixo risco é um exagero.

Com base nessas novas informações, hoje todos os nossos cirurgiões de ginecologia na Johns Hopkins oferecem à maioria das pacientes a opção de remover as tubas uterinas quando realizam uma histerectomia, mantendo os ovários intactos (se não houver outras circunstâncias especiais). Da mesma forma, mulheres que procuram o hospital para realizar uma laqueadura agora são orientadas, em vez disso, a remover as tubas uterinas. (Elas ainda podem engravidar por meio de fertilização in vitro, caso mudem de ideia, pois o procedimento preserva os ovários.) De fato, o Colégio Americano de Obstetras e Ginecologistas emitiu uma nova diretriz recomendando a remoção das tubas uterinas (com preservação dos ovários) para mulheres em idade pós-reprodutiva que estejam realizando outra cirurgia ginecológica.[7,8] Isso porque remover as tubas uterinas reduz o risco — uma em 78 — de desenvolver câncer de ovário no futuro.

As tubas uterinas são uma das poucas estruturas anatômicas sem outra função ou propósito além da reprodução. Por isso, na minha prática cirúrgica atual, quando considero a remoção da vesícula biliar ou algum outro procedimento abdominal em uma paciente que não terá mais filhos, ofereço a oportunidade de conversar com um dos meus colegas da ginecologia para que remova as tubas uterinas durante minha operação. Desde que descobri sobre a verdadeira origem do câncer ovariano com os drs. Stone, Velculescu e outros, continuo admirado de como um procedimento adicional de quinze minutos tem a capacidade de salvar vidas. Para contextualizar isso, a remoção das tubas uterinas é pelo menos dez vezes mais efetiva na prevenção do câncer do que uma mamografia e uma colonoscopia *combinadas*.

O dr. Drapkin me disse que a descoberta da origem do câncer ovariano nas tubas uterinas ilustra a importância de obter múltiplas perspectivas. A maioria de suas pesquisas sobre câncer requisita a contribuição de cientistas de inúmeras áreas diferentes — física, bioquímica, genética e outras especialidades —, buscando novas ideias e abordagens inovadoras para decifrar o mistério do câncer. "Não permita que o restrinjam", aconselhou-me ele. "Se todo mundo seguir cegamente os mesmos procedimentos, nunca descobriremos nada novo."

Hoje o dr. Drapkin estuda nervos conectados a tumores. Ele e sua equipe descobriram que a ativação desses nervos pode contribuir para o crescimento tumoral, sugerindo uma abordagem inovadora para a supressão de tumores.[9,10] Isso é muito estimulante.

UMA OPORTUNIDADE

Em partes do Canadá e da Alemanha, oferecer a remoção das tubas uterinas como medida preventiva já se tornou padrão de cuidados para mulheres em menopausa realizando cirurgia abdominal. A partir de 2010, médicos canadenses adotaram a nova prática, depois de o dr. Crum e os patologistas holandeses publicarem seus primeiros resultados. Mas, nos Estados Unidos, a adoção do procedimento tem sido morosa.

Médicos canadenses monitoram de perto os resultados para suas pacientes, contribuindo com lições para o mundo. No ano passado, médicos da Universidade da Colúmbia Britânica apresentaram os resultados de 80 mil mulheres, sendo que 45% delas removeram as tubas uterinas (mantendo os ovários) e 55% faziam parte do grupo de controle (realizando histerectomia que manteve suas trompas e ovários intactos).[11] Entre as mulheres que removeram as tubas uterinas, apenas uma desenvolveu câncer seroso, em comparação a dezenove do grupo que as mantiveram. Em outras palavras, a remoção das trompas resultou em uma redução de 93% nos casos de câncer seroso, o tipo mais comum e letal.

Quando conversei com a principal autora do estudo, a dra. Gillian Hanley, ela me contou que, embora os cânceres serosos de ovário se originem nas trompas, novas pesquisas revelam que dois outros subtipos de câncer podem se originar no útero (não no ovário). A remoção das trompas provavelmente interrompe o caminho pelo qual esses cânceres se espalham.

Existem outros tipos de tumores menos comuns (em geral mais benignos) que podem se desenvolver no ovário. Por esse motivo, acredita-se que a remoção das tubas uterinas (com preservação dos ovários) reduza de forma significativa os riscos globais — embora não por completo. A dra. Hanley afirma que a redução do risco geral para todos os tipos de tumores é estimada em cerca de 80%.[12,13]

Apesar dos benefícios, muitos profissionais de saúde ainda desconhecem esse novo procedimento efetivo. O Colégio Americano de Obstetras e Ginecologistas afirma que a remoção das tubas uterinas "oferece a oportunidade de diminuir significativamente o risco de câncer ovariano" e ressalta também que a preservação dos ovários permite à mulher se beneficiar dos baixos níveis hormonais que esses órgãos continuam a produzir.

Assim, façamos alguns cálculos. Nos Estados Unidos, cerca de 400 mil mulheres realizam histerectomia todo ano e em torno de 700 mil realizam laqueadura das trompas. Acrescente-se a isso milhões de mulheres que foram submetidas a uma cirurgia abdominal, como remoção da vesícula biliar ou cirurgia do cólon, depois da idade reprodutiva. Todas essas cirurgias oferecem a maior oportunidade já vista para reduzir as mortes por câncer de ovário.

A dra. Rebecca Stone me contou sobre dados modelados sugerindo que 2 mil vidas por ano poderiam ser salvas com a simples remoção das tubas uterinas no momento da histerectomia, ou em vez da realização da laqueadura das trompas. Isso representaria ainda uma economia de cerca de meio bilhão de dólares (um tratamento de câncer ovariano custa em média 1,5 milhão de dólares por paciente), para não mencionar que aliviaria o impacto da quimioterapia e das cirurgias. Um estudo da Universidade da Virgínia analisando a oportunidade de remover as tubas uterinas durante três tipos comuns de cirurgia abdominal estimou que essa abordagem poderia reduzir as taxas de câncer em 28% a 38% em âmbito nacional.[14] Outro estudo calculou essa estimativa em 35% a 64%.[15]

Que outra nova intervenção na oncologia diminui as taxas de câncer em um terço? No Canadá, os ginecologistas hoje treinam cirurgiões gerais para a remoção segura das tubas uterinas, quando indicada. (Você ficaria surpreso em saber a quantidade de médicos que, num primeiro olhar, as confundem com um tecido conjuntivo próximo chamado ligamento redondo do útero.)

A dra. Stone disse o seguinte:

> Não consigo pensar em um momento na medicina em que tivemos a oportunidade de reduzir o risco ou até de prevenir um câncer letal — um câncer sem a menor expectativa de um método efetivo de detecção em um futuro próximo — com a realização de uma simples cirurgia. [...] Se houvesse o equivalente disso para o câncer de pâncreas, seria um santo graal, mas o fato de a salpingectomia [remoção das tubas uterinas] não ter sido amplamente adotada pela medicina nos diz muito.

Algumas novidades na medicina são recebidas com grande entusiasmo, enquanto outras, com frio desinteresse. Ela e o dr. Joe Sakran hoje lideram colaborações no nosso hospital para levar essa opção a um número maior de mulheres, começando por educar os médicos e o público geral.[16] A dra. Stone chefia um consórcio internacional de médicos voltado a estudar a questão mais a fundo e promover a conscientização.

A motivação para difundir essa mensagem foi fortalecida em 2021 quando um estudo do Reino Unido reafirmou que não existe nenhum método efetivo de detecção do câncer ovariano. O estudo abrangendo 200 mil mulheres revelou que exames de imagem radiográfica modernos e exames de sangue foram incapazes de identificar mulheres com câncer ovariano em estágio inicial.[17]

CASAIS EM BUSCA DE CONTROLE DE NATALIDADE PERMANENTE

Minhas conversas com vários ginecologistas sugeriram outra implicação dessa nova descoberta. Historicamente, sempre que um casal procura o médico para realizar algum controle de natalidade permanente, a recomendação geral é de que o homem faça vasectomia. Mas uma vasectomia não reduz o risco de câncer. A remoção das trompas, sim. Portanto, a descoberta recente sobre a oportunidade de diminuição do risco de câncer com a remoção das tubas uterinas faz a balança pender mais a favor de as mulheres realizarem esse procedimento. Claro que há muitos outros fatores potenciais a considerar nessa recomendação. Mas isso, no mínimo, influencia os critérios de decisão.

PARA ONDE ESTAMOS INDO?

As leitoras deste capítulo podem estar se perguntando se não deveriam retirar as tubas uterinas em um procedimento à parte. Em outras palavras, se é tão eficaz, por que não oferecer isso às mulheres como um complemento a outra cirurgia?

Eis uma boa pergunta a que a profissão médica não está preparada para responder. As maiores autoridades nessa área são cuidadosas em afirmar que, por ora, ainda não recomendam essa intervenção como um procedimento separado, mesmo que ele possa constituir uma poderosa medida preventiva.

A hesitação talvez se deva antes às enormes implicações sociais de se fazer uma recomendação tão abrangente.

Recomendar que toda mulher se submeta a determinada cirurgia não é uma decisão qualquer. O sistema de saúde não dispõe da capacidade, do controle de qualidade ou das evidências conclusivas para apoiar uma recomendação de saúde pública dessa magnitude — apesar de já se terem passado 25 anos desde que a origem tubária do câncer ovariano foi sugerida pela primeira vez. Seria de se esperar que hoje já houvesse estudos realizados com uma população maior, mas a dura realidade é que as coisas avançam vagarosamente. Saberemos mais quando houver dados dos novos ensaios clínicos sendo realizados no Canadá.

Toda intervenção médica tem seus riscos. A questão é: quais são os prós e os contras? Uma mulher que se submete ao procedimento reduz de forma significativa seu risco de desenvolver câncer ovariano em 1,3%, mas assume um risco de 0,01% a 0,001% de óbito ou incapacitação decorrentes do procedimento em si (dependendo do cirurgião e de outros fatores que escapam ao nosso controle), e um risco aproximado de 1% de uma complicação cirúrgica menor. Vale a pena? Em uma escala mais ampla, ninguém tem condições de afirmar com exatidão enquanto não houver mais dados disponíveis. Para começar, a taxa de complicações pode variar de um cirurgião para outro, e se um em cada cem cirurgiões apresenta uma taxa de complicações muito alta, isso poderia anular o benefício para as mulheres como um todo de realizar a cirurgia como um procedimento à parte.

Há outras considerações. O risco de câncer nas mulheres varia, dependendo da idade e de outros fatores. E o risco em uma cirurgia é diferente para cada mulher. A média de idade de mulheres diagnosticadas com câncer ovariano é 63, sugerindo que a prevenção depois dessa idade tem um benefício significativamente menor. Além disso, a cirurgia representa um risco maior para mulheres mais velhas. Por outro lado, a remoção das tubas uterinas de uma mulher de 45 anos teria um benefício maior na redução do risco e um risco menor de complicações cirúrgicas. Identificar a faixa etária ideal da relação risco-benefício ajudará a orientar uma recomendação mais ampla.

Mulheres com alta probabilidade de desenvolver câncer de ovário podem apresentar um forte histórico familiar ou uma mutação genética. Em alguns desses casos, o cirurgião talvez recomende a remoção das tubas uterinas *e* dos ovários. A retirada dos ovários pode representar um cuidado médico adequado em determinadas circunstâncias. Depende da idade da mulher, dos fatores de risco para desenvolvimento de câncer ovariano, dos níveis hormonais ou da terapia de reposição hormonal (TRH) e da eventual preocupação com anomalias detectadas nos ovários. A realização da terapia de reposição hormonal (TRH) para essas mulheres depois da retirada dos ovários com frequência contribui para seu bem-estar e uma vida mais longa.

Em conversas com especialistas na área da oncologia ginecológica, ficou claro para mim que eles compreendiam a magnitude da eventual recomendação mais ampla de que mulheres saudáveis removam suas tubas uterinas. Orientar uma pessoa saudável que não apresenta nenhum problema no momento a se internar num hospital para realizar um procedimento cirúrgico menor é uma linha que raramente cruzamos na medicina. Só devemos fazer isso no caso de um claro benefício que supere amplamente os riscos.

À parte todas as considerações logísticas, porém, parece estranho que esse procedimento de prevenção ao câncer seja altamente recomendado se a pessoa solicitar a laqueadura tubária, mas não se ela não pedir.

Procuro me abster de recomendar a mulheres saudáveis que realizem o procedimento depois da idade fértil, mas se eu fosse procurado por uma mulher contemplando um método contraceptivo permanente, decerto avaliaria com cuidado os riscos e benefícios. Ainda não dispomos dos números exatos, mas, em tese, um risco aproximado de 0,01% a 0,001% parece bem mais atraente do que um risco de 1,3%. Outros fatores também podem variar no decorrer do tempo. A taxa de câncer ovariano é uma das poucas que estão aumentando. Estima-se que o número de óbitos por câncer de ovário aumentará em cerca de 50% ao longo dos próximos vinte anos.[18,19]

Depois da remoção de milhões de ovários saudáveis durante quase um século em nome da prevenção ao câncer, a descoberta de que a forma mais comum de câncer de ovário se origina nas tubas uterinas tem enormes implicações para a comunidade médica.

RUIM PARA NOMES

A medicina moderna é boa para muitas coisas, mas nomear não está entre elas. Uma pessoa pode sofrer um *widowmaker* ("fazedor de viúva", um tipo de entupimento fatal numa artéria coronária); precisar de um "transplante fecal"; ser diagnosticada com câncer de mama "triplo negativo" (ou seja, ausência dos três principais receptores hormonais). Esses são apenas alguns exemplos das infelizes descrições que fazemos de enfermidades e tratamentos médicos. Embora tais nomes possam ser úteis para os profissionais da medicina, às vezes deixam o paciente confuso e angustiado.

Quando descobri que os médicos cunharam recentemente o termo "salpingectomia oportunista", bati na testa, inconformado. Sim, esse é o nome para a nova abordagem de remover as tubas uterinas e preservar os ovários. Salpingectomia significa "remoção das tubas uterinas". Perfeito. Mas "oportunista" tem uma série de conotações negativas. Uma infecção oportunista toma conta de pessoas cuja defesa imunológica está enfraquecida. A palavra ainda sugere tirar vantagem de uma situação — ideia que pode soar negativa para comunidades pobres e minoritárias em que uma geração anterior de cirurgiões brancos removeu os ovários de mulheres negras sem seu consentimento. Quando investiguei por aí o que achavam do nome, descobri que os médicos gostavam, mas o público nem tanto.

O primeiro passo para educar o público é encontrar um nome melhor, que o descreva de maneira adequada como um procedimento para redução do risco de câncer e preservação dos ovários. Com sorte, algo mais pertinente acabará pegando no lugar de "salpingectomia oportunista" (para minha tristeza, cada vez mais predominante na literatura médica). Você pode estar se perguntando qual o motivo dessa minha fixação com um nome mais apropriado. Quando ler a próxima página, isso fará mais sentido.

Além disso, talvez devêssemos também mudar o nome do tipo de câncer em si. Para a maioria dos subtipos originados nas tubas uterinas, pareceria lógico usar algo como "câncer tubário" ou "câncer das trompas (de Falópio)", simplesmente. Isso seria mais acertado do que "câncer de ovário".

RECONQUISTANDO A CONFIANÇA

O sistema de saúde do Medicaid não permite que os médicos removam as tubas uterinas sem um consentimento protocolado pela paciente com trinta dias de antecedência ao procedimento cirúrgico. Por quê? Infelizmente, temos um histórico macabro de médicos removendo ovários e tubas uterinas sem consentimento.

O movimento eugenista nos Estados Unidos promoveu práticas abomináveis entre o fim do século XIX e o início do XX. Os eugenistas pregavam a produção do tipo mais "desejável" de crianças, e suas práticas incluíam esterilizar homens e mulheres para impedir a transmissão de características "indesejáveis", como insubordinação ou alcoolismo.[20] Em 1907, Indiana se tornou o primeiro estado a obrigar ou coagir esterilizações como uma medida de política pública baseada nos princípios eugenistas. Em 1931, trinta estados tinham leis semelhantes. Milhares de mulheres, em sua maioria pobres e negras, eram submetidas todos os anos a procedimentos de esterilização. A eugenia perdeu força nos anos 1950, mas continuou existindo sob diferentes nomes. Somente em 1979 entraram em vigor regulamentações proibindo a esterilização em programas financiados pelo governo federal.[21] É uma história constrangedora, enraizada na cultura paternalista da medicina.

Essas práticas vergonhosas prosseguiram até bem mais recentemente em outros países. Entre 1996 e 2000, o governo peruano pagou médicos e hospitais para realizarem cirurgias de esterilização forçada em cerca de 270 mil mulheres indígenas. É isso mesmo, aconteceu na década de 1990! Os médicos as convenciam a fazer uma cirurgia e removiam seus ovários ou amarravam suas tubas uterinas sem que elas soubessem. Algumas eram submetidas ao procedimento à força. Em outros casos, mulheres submetidas a procedimentos de rotina eram esterilizadas em uma cirurgia complementar sem seu conhecimento. Como resultado, uma geração de jovens ficou incapaz de engravidar. Esse crime bárbaro foi disfarçado como um programa de saúde pública voltado à "saúde da população". Os médicos peruanos violaram o voto de confiança sagrado da profissão e abusaram de sua autoridade para se aproveitar das pacientes e praticar um genocídio médico.[22,23]

Muitas dessas mulheres nunca tiveram filhos e muitos desses médicos seguem em atividade até hoje. Apesar de terem participado dessa violação dos direitos humanos, eles nunca se desculparam, e ninguém foi punido. Pelo contrário, foram recompensados. Hospitais e médicos eram remunerados pelo governo com base na quantidade de procedimentos de esterilizações realizada.

Alberto Fujimori era o presidente do Peru durante essa campanha de esterilização forçada, embora negasse ter conhecimento do programa. Quando sua filha Keiko Fujimori concorreu à Presidência em 2016, esse foi um tema central em sua campanha. Dezenas de milhares de mulheres saíram às ruas em manifestações de protesto. Keiko afirmou que não sabia da campanha de esterilização e defendeu o pagamento de uma reparação para essas mulheres, mas foi incapaz de convencer o eleitorado e acabou derrotada nas urnas. Seu pai, cumprindo uma pena de 25 anos de prisão por violações dos direitos humanos, foi solto em 6 de dezembro de 2023, depois de a Suprema Corte do país ratificar um indulto que ele recebera anos antes.

Imagino que para você seja tão doloroso ler essa história quanto é para mim escrever sobre ela. Nunca devemos subestimar a capacidade do paternalismo médico de chegar a ponto de cometer crimes contra a humanidade. O Peru é um país extremamente pobre. Os médicos peruanos remunerados para participar do programa de esterilização forçada deveriam, no mínimo, ser punidos e ressarcir as mulheres que mutilaram. Como médicos, devemos sempre respeitar os princípios de transparência e autonomia do paciente, e, acima de tudo, não o prejudicar. Também convém mostrar sensatez na maneira como nos comunicamos com o público, cientes do fato de que muitas pessoas têm algum motivo ou uma experiência familiar passada que as levaram a desconfiar de médicos.

UMA NOVA ARMA NA LUTA CONTRA O CÂNCER

No futuro talvez haja maneiras menos invasivas de remover as tubas uterinas. Tecnologias mais modernas também podem permitir aos médicos identificarem com precisão a extremidade tubária mais próxima do ovário onde o câncer se origina. Um grupo na Universidade da Virgínia Ocidental chegou até a remover as tubas uterinas pela vagina.[24] Isso mesmo, sem incisões na pele. Alguns acreditam que essa abordagem poderia reduzir a relutância de algumas mulheres em realizar o procedimento.

Neste livro, não dou conselhos médicos. Mas se minha mãe fosse mais jovem e estivesse prestes a realizar uma cirurgia eletiva no abdômen com um bom cirurgião, eu provavelmente a encorajaria a se informar sobre o procedimento. A excisão das tubas uterinas com preservação dos ovários talvez represente uma abordagem única para atenuar sofrimento e mortes prematuras no mundo.

Ao refletir sobre o quanto avançamos na nossa estratégia para lidar com o câncer, sinto orgulho da comunidade médica. A criatividade dos profissionais que ousam pensar diferente deveria servir de inspiração para todos os cientistas. Iniciei o capítulo falando sobre a impotência e a frustração do dr. B. O câncer ovariano continua a ser uma doença terrível, mas os médicos não precisam mais remover rotineiramente ovários saudáveis para combatê-la. Podemos ser mais precisos. Ao longo dos próximos anos, isso pode se tornar um procedimento complementar recomendado de forma mais ampla. Até lá, talvez seja necessário pedir por ele. E à medida que novos dados de pesquisa forem publicados, os médicos devem estar preparados para compartilhá-los com o público, bem como todas as demais opções, em tempo real.

É provável que um procedimento de quinze minutos consiga reduzir dramaticamente a taxa de mortalidade por câncer de ovário.

9. Vale do Silicone

Implantes de seio, doenças autoimunes e a crise dos opioides

As palavras são, sem dúvida, a droga mais poderosa usada pela humanidade.
Rudyard Kipling

Vira e mexe pergunto a algum colega cirurgião sobre um dos nossos ex-residentes. "O que aconteceu com fulano? O que ele anda fazendo hoje em dia?" A resposta, muitas vezes, é que a pessoa agora ocupa uma posição de liderança em algum importante hospital americano ou realiza uma pesquisa pioneira.

Certa vez, durante uma cirurgia, lembrei-me de um antigo residente que vou chamar de Joe. Todo mundo adorava trabalhar com Joe, porque ele era um cirurgião extremamente talentoso e excelente pesquisador. Achávamos que um dia ele iria encontrar a cura do câncer ou realizar algo grandioso, considerando seu trabalho em genética do câncer quando estava na Johns Hopkins. Comentei com um colega como tinha sido ótimo trabalhar com Joe.

"O que aconteceu com Joe? O que ele anda fazendo?", perguntei.

"Ele agora se ocupa em tempo integral de uma única coisa: fazer implantes de próteses mamárias em Miami", respondeu meu colega.

"Sério?" Olhei para ele, incrédulo. A oncologia perdera um grande cirurgião e cientista. Inúmeros cirurgiões talentosos que treinamos migraram depois para a área da cirurgia cosmética. Na nossa geração, a procura por cirurgias plásticas disparou. E, nos últimos cinquenta anos, o procedimento estético mais requisitado de todos é a mamoplastia de aumento — uma cirurgia realizada quase mil vezes por dia nos Estados Unidos.

Ao longo de um período de trinta anos, mais de 1 milhão de mulheres optaram por realizar a operação de implante mamário de silicone.[1] Destas, cerca de um quinto se sujeitou ao procedimento para restaurar a aparência do seio depois de uma mastectomia. Outras fizeram o implante simplesmente por uma questão de autoestima, para se sentir mais atraentes, em particular mulheres de certas regiões dos Estados Unidos. Nós, cirurgiões, às vezes nos referimos ao corredor de Miami a Palm Beach como a "Costa do Silicone", assim como chamamos o corredor de Los Angeles a San Diego de "Vale do Silicone".

Outros tipos de implante foram experimentados, incluindo os preenchidos com uma solução salina, mas as mulheres optavam, na maioria das vezes, pelos de silicone devido à maciez e ao aspecto mais natural.

Mas, em 1992, o uso desses implantes sofreu um duro revés. Um debate nacional sobre a segurança desse tipo de cirurgia teve início, tanto pelo aspecto religioso quanto pelo científico, e se estendeu por uma década, mudando para sempre o campo da medicina. Uma explosiva denúncia na mídia e uma série de medidas do governo geraram um efeito cascata que ensejou a era moderna dos litígios médicos em massa. E emergiu uma crise de opioides que assola os Estados Unidos até hoje.

Este capítulo da medicina moderna começa com um programa de TV.

O INCÊNDIO DESENCADEADO POR CONNIE CHUNG

A âncora de telejornal Connie Chung pôs os implantes mamários de silicone no centro das atenções. Milhões de americanos, sobretudo mulheres, assistiam religiosamente a suas longas reportagens investigativas. Ela noticiou muitos momentos marcantes, mas sua reportagem de 10 de dezembro de 1990 sobre a "doença do implante mamário", acompanhada ao vivo por 13 milhões de americanos,[2] viria a ser a mais popular.

Chung abriu o segmento falando sobre implantes mamários, um tema potencialmente polêmico, que rende muitos pontos de audiência. "Ouvimos rumores sobre quais celebridades fizeram implante ou não. Mas não sabemos nada sobre os riscos."

A seguir, Chung apresentou diversas mulheres sofrendo de problemas que, segundo elas, eram decorrentes de implantes de silicone. Uma delas, Janice, aparecia mancando. Ela fizera a cirurgia onze anos antes. Chung disse: "Hoje em dia, ela mal consegue andar e vive atormentada pela doença". Janice explicou: "Sinto fadiga e dores constantes". Os medicamentos que tomava para tratar os sintomas debilitantes eram caros. Quando assisti ao episódio, fiquei pessoalmente curioso para saber se algum desses medicamentos seria um opioide, o que talvez tenha contribuído para sua incapacitação.

Outra mulher, Judy, realizara implantes mamários de silicone depois de uma mastectomia dupla. Cerca de um ano depois, ela desenvolveu sintomas "parecidos com gripe", dores articulares e dificuldade para subir e descer escadas. Um médico a diagnosticou com uma enfermidade associada ao silicone. Chung perguntou a um patologista como o silicone era capaz de fazer o sistema imune ficar "caótico". Não havia estudos científicos demonstrando que a migração do silicone pudesse causar sintomas desse tipo.

O caso mais assustador apresentado por Chung foi o de Sybil, que realizara cinco cirurgias, algumas presumivelmente envolvendo colocação e remoção de implantes de silicone. O programa mostrou uma foto de seu peito desfigurado, e Chung afirmou que a série de procedimentos a deixara "mutilada e infectada". Mas não estava claro se suas complicações tinham a ver com o implante de silicone. Para mim, parecia um caso de cirurgia malfeita.

Não importava que não houvesse evidência científica para respaldar as acusações apresentadas na reportagem. A matéria, mostrando apenas um lado da história, dava a entender que os implantes de silicone obviamente causavam muitos problemas de saúde. E se isso se passara com aquelas vítimas, os telespectadores ficaram preocupados de que esses mesmos problemas de saúde pudessem estar prestes a acometer milhões de outras mulheres com implantes de silicone, mesmo que elas ainda não exibissem sintomas.

Para responder à reportagem de Chung, a empresa fabricante dos implantes mamários de silicone pagou por uma inserção na CBS. O anúncio seria veiculado depois de uma reprise do programa, apresentando uma versão mais equilibrada da história. Mas a CBS cancelou o anúncio pouco antes de a reprise ir ao ar, sem oferecer maiores explicações.[3]

Como essa crise se deu pouco antes de eu começar minha carreira de cirurgião, procurei colegas mais velhos que haviam vivido tudo isso para obter relatos em primeira mão. O dr. Doug Wagner, um requisitado cirurgião plástico de Akron, Ohio, na época da controvérsia, bem como presidente de uma sociedade de cirurgia plástica, me convidou para falar em sua conferência anual. Marcamos um almoço para conversar.

O dr. Wagner descreveu como toda aquela celeuma levara outras mulheres a se queixarem subitamente da "doença do implante mamário", uma síndrome mal definida que incluía um conjunto vago de sintomas, como mal-estar, fadiga, dificuldade para dormir, perda de cabelo, desconforto abdominal e confusão mental. Quanto mais o problema era publicamente debatido, mais as mulheres se identificavam com pelo menos um sintoma da lista. Algumas começaram a solicitar que seus implantes de silicone fossem removidos. Então comentavam sobre isso com suas amigas, que por sua vez faziam o mesmo, levando a uma disseminação ainda maior do procedimento.

"Muitas mulheres trocaram seus implantes de silicone por implantes de solução salina", explicou o dr. Wagner. "A ironia é que os implantes de silicone apresentam menos vazamento do que os salinos."

O dr. Wagner lembrou o caso de uma mulher que o procurara afirmando ter sofrido com a "doença do implante mamário" no ano anterior. Ele observou que ela havia realizado os implantes vinte anos antes.

"Por que ela não sentiu nada nos primeiros dezenove anos?", disse ele. Pareceu-lhe que as mulheres haviam começado a atribuir mudanças normais do envelhecimento a essa sugestão de uma nova doença.

"Não está claro se a doença dos implantes mamários era uma doença real", explicou o dr. Wagner. "Isso foi consequência da ação dos advogados, porque os processos na Justiça contra o fabricante resultaram na obrigação de alertar as pacientes sobre a 'doença dos implantes mamários' antes de realizar o procedimento." Essa advertência, por sua vez, deu mais legitimidade à doença.

O alerta virou parte do consentimento informado e, assim, passou a integrar a conversa sobre os riscos do implante. Foi uma doença, em sua maior parte, fomentada por advogados e agravada por médicos compelidos a advertirem as pacientes a respeito dela. A questão ganhou vida própria. As conversas sobre a "doença dos implantes mamários" se espalharam como um vírus. Cada vez mais mulheres passavam a atribuir qualquer problema médico a isso. Em um dado grupo de mais de 1 milhão de mulheres, cerca de 40 mil a 50 mil desenvolvem doenças do tecido conjuntivo *normalmente*, não importando se fizeram ou não implantes de silicone. Mas agora, com toda discussão em torno do assunto, mulheres com implante que desenvolviam doenças do tecido conjuntivo, síndrome de fadiga crônica ou uma série de outros problemas de saúde (como acontece naturalmente com muitas pessoas) acreditavam que o problema fora *causado* pelos perigosos implantes. Segundo o dr. Wagner, tratou-se, na essência, de uma epidemia inventada, uma crise que perdura até hoje, alimentada pelas redes sociais.

Connie Chung deflagrara um incêndio florestal.

ENTRA EM CENA O DR. KESSLER

A entrevista de Connie Chung causou uma emergência nacional de saúde. Passados alguns dias da matéria, o Congresso realizou audiências sobre implantes mamários de silicone. Os únicos três especialistas científicos a dar seu depoimento eram peritos pagos pelos advogados das mulheres que moviam ações contra o fabricante dos implantes de silicone.[4,5] O deputado Ted Weiss, de Nova York, escreveu em uma carta ao comissário da Administração de Alimentos e Medicamentos (FDA, na sigla em inglês), dr. David Kessler, que "o risco de câncer [causado por implantes de silicone] [...] pode ser cem vezes maior do que os níveis relatados pela FDA". Associações civis também se posicionaram contra os implantes.[6]

Treze meses depois da reportagem de Chung, a FDA tomou uma atitude. O dr. Kessler, antigo residente de pediatria na Johns Hopkins, anunciou uma moratória temporária e, a seguir, uma proibição dos implantes de silicone. "A FDA não pode garantir a segurança dessas intervenções no momento", declarou Kessler em uma coletiva de imprensa em janeiro de 1992. "Ainda não sabemos com que frequência os implantes vazam, nem quando isso ocorre; não sabemos exatamente que materiais são inseridos no corpo."[7] E alertou também que "ainda não sabemos se os implantes podem aumentar o risco de câncer nas mulheres. E ainda não sabemos o suficiente sobre a relação entre os implantes e as doenças autoimunes e do tecido conjuntivo". Eram fortes advertências vindas da principal agência regulamentadora de dispositivos médicos do país. A preocupação da

FDA de que os implantes de silicone pudessem causar uma doença autoimune se ancorava em um relatório médico feito com apenas três mulheres.[8]

Curiosamente, os implantes mamários de silicone continuaram a ser utilizados, mas apenas para cirurgias de reconstrução pós-mastectomia e se a paciente fosse registrada em um ensaio clínico. Além disso, o dr. Kessler permitiu que implantes *salinos* continuassem no mercado.

Parte da oposição de Kessler parecia se basear em uma opinião negativa da mamoplastia de aumento quando realizada exclusivamente com fins estéticos. "Não faz muito sentido para a FDA considerar que o aumento mamário tenha importância equivalente à de um componente aceito da terapia contra o câncer", escreveu ele mais tarde no *New England Journal of Medicine*.[9]

Nesse mesmo artigo, Kessler também alertou que até uma paciente assintomática poderia sofrer uma "ruptura silenciosa",[10] gerando ainda mais ansiedade entre mais de 1 milhão de mulheres com o implante. Ele orientava suas pacientes a fazerem check-ups periódicos para detecção de problemas do tipo.

A essa altura, as mulheres tinham duas fontes de grande preocupação: Connie Chung e o principal órgão regulador médico do país. Ao longo dos anos subsequentes, esses temores viraram uma avalanche.

A mídia amplificou a atmosfera de apreensão. O *Los Angeles Times* noticiou que "os implantes de silicone podem causar graves problemas de saúde às mulheres — e talvez até em alguns de seus filhos".[11] Diversos outros veículos de mídia revelaram esses mesmos receios, repetindo irrefletidamente os alertas de saúde feitos pelo governo.

A mídia e o governo, quase em sintonia, desencadearam uma histeria nacional. Milhares de mulheres marcaram cirurgias para remover seus implantes de silicone. Um cirurgião plástico aposentado da Johns Hopkins me contou que algumas jovens de seios naturalmente pequenos enfrentaram um conflito emocional com a retirada de seus implantes mamários muito semelhante ao enfrentado por pacientes de mastectomia bilateral. "Marty, você não faz ideia do que isso representou para a autoestima delas", disse-me ele.

A demanda por remoção de implantes mamários foi tão alta que o Escritório de Responsabilidade Governamental escreveu uma carta ao Congresso instando o Medicaid e outros planos de saúde financiados pelo governo federal a cobrirem o procedimento.[12] Algumas mulheres trocaram os implantes de silicone por implantes salinos. O dr. Kessler sugeriu que apenas um número reduzido de mulheres *preferia* a prótese de silicone à de solução salina, embora as mulheres sempre tenham preferido a aparência e a textura do silicone.[13]

A REAÇÃO DA CLASSE MÉDICA

O dr. Kessler era amplamente respeitado. Mas, em pouco tempo, outra proeminente médica se manifestou sobre a questão. A dra. Marcia Angell, que mais tarde se tornaria chefe editorial do *New England Journal of Medicine*, discordou das advertências ominosas e das medidas reguladoras do dr. Kessler. Ela criticou a proibição da FDA, argumentando que os implantes eram usados havia trinta anos com efeitos colaterais mínimos e resultados amplamente satisfatórios.[14] Observou também que a proibição de Kessler havia "suscitado grandes temores em 1 milhão de mulheres vivendo com implantes" e que eles eram desproporcionais aos riscos. Sugeriu que Kessler, com seu aparente preconceito contra implantes cosméticos, estava "exigindo um padrão de implantes impossivelmente alto: como não havia benefícios, não deveria haver riscos".

Líderes bem reputados da Sociedade Americana de Cirurgiões Plásticos concordaram. Eles refutaram os pronunciamentos de Kessler, argumentando que havia dados insuficientes para eliminar os implantes do mercado.

Os médicos disseram que os dados existentes e os trinta anos de uso dos implantes por mais de 1 milhão de mulheres sugeriam que eram seguros. Admitiram que uma versão anterior dos implantes apresentara uma taxa de vazamento ligeiramente mais elevada, mas a versão mais durável utilizada na época mostrava boa segurança. Alguns médicos, perplexos com a proibição, presumiram que a FDA devia dispor de dados não divulgados publicamente, pois essa seria a única explicação lógica para a medida extrema de Kessler.

O dr. Norman Cole, que era presidente da Sociedade Americana de Cirurgiões Plásticos na época, afirmou ao *New York Times*: "Entendemos que isso é muito preocupante e manda uma mensagem bastante negativa para as pacientes de que há alguma coisa errada com esses implantes. [...] Se existem dados científicos significativos, queremos saber quais são. Não dispomos deles".

O dr. Mitchell Karlan, um proeminente médico da Califórnia, objetou à decisão de Kessler, dizendo aos repórteres: "Será uma total histeria entre as mulheres [...]. Já dispomos de dados: a experiência dos médicos".

Com a proibição do implante de silicone para fins estéticos, o dr. Kessler continuou em sua cruzada. No ano seguinte, escreveu outro artigo defendendo sua posição, agora no *Journal of the American Medical Association*, enquanto o debate acalorado prosseguiu por anos.[15]

UM GIGANTESCO PONTO CEGO

A controvérsia dos implantes mamários de silicone pareceu ocupar uma quantidade desproporcional de atenção dos regulamentadores durante o período do dr. Kessler na FDA. Por outro lado, o MS Contin, um opioide de ação prolongada cujas vendas começaram a disparar, foi praticamente ignorado. A agência havia considerado o MS Contin eficaz e seguro apenas quatro anos antes da proibição do implante de silicone pelo dr. Kessler e o aprovara para uso geral. Enquanto Kessler exigia estudos de longo prazo dos implantes mamários de silicone, nada similar foi feito em relação aos produtos opioides.

Um ano depois da proibição dos implantes de silicone, a agência do dr. Kessler iniciou a avaliação do pedido de autorização da Purdue Pharma para o OxyContin. No ano seguinte, a FDA aprovou esse medicamento altamente viciante sob a crença de que ele "resultaria em *menor* potencial de abuso".[16] A aprovação se baseou em um ensaio clínico de catorze dias com pacientes de osteoartrite. A FDA não tomou medida alguma para monitorar complicações do medicamento, como a dependência.

O site da FDA descreve sua aprovação em dezembro de 1995 da seguinte maneira: "A FDA acreditava que a formulação de liberação controlada do OxyContin resultaria em *menor* potencial de abuso".[17] Mas esse parecer não se baseava em dados válidos, e sim na simples alegação da Purdue Pharma, e a FDA de Kessler o aceitou sem questionar.

A dra. Janet Woodcock, da FDA, supervisionou a divisão que aprovou o OxyContin. A Purdue Pharma prometeu realizar outro estudo e submeter os resultados à FDA, mas isso nunca aconteceu.[18] Ao longo dos 23 anos seguintes, a dra. Woodcock nunca cobrou deles o cumprimento da promessa.

As evidências de segurança e eficácia do OxyContin em tratar a dor crônica eram inexistentes e continuam sendo. Em suma, o rótulo aprovado era cientificamente incorreto.

Ironicamente, algumas mulheres submetidas à cirurgia de remoção dos implantes mamários de silicone receberam prescrições de doses excessivas de opioides. Todos nós fizemos isso. Durante minha residência em cirurgia, fui bombardeado com esse pensamento de manada. O dogma era respaldado por uma carta publicada em 1980, no *New England Journal of Medicine*, citada com frequência, que declarava que "a dependência era rara".[19] É provável que algumas mulheres tenham morrido não em função do silicone, mas dos opioides que tomavam para tratar a suposta doença causada pelos implantes.

O debate sobre os implantes de silicone continuou por anos, mas houve pouco debate sobre os opioides. Alguns médicos se preocupavam com o fato de que pudessem viciar, mas foram vistos como poucas vozes antissistema. A American Pain Society e outros grupos repetiram o dogma. Representantes de vendas da Purdue Pharma procuravam os médicos céticos quanto à alegação de que o OxyContin não viciava e muitas vezes conseguiam convencê-los sobre os benefícios do medicamento depois de citar o rótulo aprovado pela FDA. Nenhum estudo de longo prazo sobre a dependência do opioide foi exigido por Kessler ou pela FDA ao longo de seu mandato, que durou até 1997 — o mais longo de qualquer comissário da FDA nos últimos cinquenta anos.

Ironicamente, o OxyContin foi aprovado pela FDA para uso em pacientes crônicos com base em um ensaio clínico de catorze dias, enquanto os implantes mamários de silicone foram efetivamente mantidos fora do mercado por não apresentarem dados de resultados de longo prazo à FDA.

Seria preciso esperar até 2017 para que um estudo constrangedoramente simples abrisse os olhos da área médica. Pesquisadores da Universidade de Michigan analisaram os registros de vendas de farmácias e descobriram que um em cada dezesseis pacientes que recebiam opioides depois da cirurgia continuavam a tomá-los por mais três a seis meses.[20] Havia muito tempo que alguns médicos eram cientes de que os opioides causavam dependência,[21] mas esse estudo de Michigan detalhava como procedimentos cirúrgicos menores podiam desencadear o vício. Foi um sinal de alerta. O estudo foi tão simples e tão revelador que é revoltante pensar que poderia ter sido facilmente produzido antes da epidemia de opioides.

OS ADVOGADOS LUCRAM

A controvérsia sobre os implantes de silicone deu origem a um novo fenômeno nos Estados Unidos: processos civis em massa contra os médicos. Os advogados aproveitaram o caos para validar a crença de mulheres obcecadas com a ideia de que o implante de silicone lhes causava enfermidades. Basearam-se em um precedente de 1984 em que um tribunal ordenou que o fabricante Dow Corning pagasse uma indenização de 1,5 milhão de dólares a Maria Stern, alegando que o implante de silicone causara sua doença autoimune.

O caso Stern passou amplamente despercebido até a reportagem investigativa de Connie Chung.[22] Depois disso, uma onda de processos contra o fabricante consumiria a empresa por mais de uma década.

A proibição da FDA deu munição extra para os advogados.

Dois anos depois da proibição de Kessler, um júri de Houston concedeu uma indenização de 27,9 milhões de dólares a três mulheres que afirmavam sofrer de lúpus atípico, comprometimento neurológico e um problema autoimune "induzido pelo silicone". No fim desse mesmo ano, mais de 19 mil processos haviam sido abertos contra o fabricante do implante de silicone.

Em 1995, 440 mil mulheres foram contempladas por um acordo global. A Dow Corning acabou concordando em pagar 3,2 bilhões de dólares para resolver a disputa.[23] Na época, foi o maior acordo por negligência médica da história.

Stanley Chesley e John O'Quinn, advogados das partes queixosas, construíram verdadeiros impérios a partir dos litígios. Eles ficariam conhecidos como os pioneiros dos processos civis coletivos na área médica.

"Quando os advogados entraram na jogada, a coisa ganhou vida própria", afirmou o dr. Bill Crawley, um cirurgião plástico afiliado à Johns Hopkins em atividade nessa época.

Apesar de tanto tumulto, as evidências de que os implantes mamários de silicone causavam lúpus, câncer ou qualquer outra enfermidade nas mulheres jamais foram apresentadas.

A gravidade da crise dos opioides foi minimizada, ao passo que a epidemia de doenças atribuídas ao implante mamário foi supervalorizada. Mas, em pouco tempo, alguns estudos passaram a desacreditar as alegações de que os implantes mamários de silicone causavam doenças autoimunes e de outros tipos. Em 1994, a clínica Mayo publicou um grande estudo no *New England Journal of Medicine*, concluindo: "Não encontramos nenhuma ligação entre implantes mamários e doenças do tecido conjuntivo ou outros problemas que foram estudados".[24] No ano seguinte, o Colégio Americano de Reumatologia afirmou não ver nenhuma evidência convincente de uma relação de causa e efeito entre os implantes mamários de silicone e doenças do tecido conjuntivo. O Colégio Americano de Neurologia emitiu uma declaração similar. O aumento do risco de câncer de mama também foi refutado em diversos estudos. E, numa reviravolta surpreendente, uma revisão publicada no *Journal of the National Cancer Institute* revelou que estudos existentes "na verdade sugerem que o risco de câncer de mama pode ser reduzido entre mulheres com implantes".[25]

Os dados eram claros. Eles reafirmaram o que os cirurgiões diziam havia anos: os implantes de silicone tinham baixo risco de complicações "locais" e não causavam doenças autoimunes, câncer e nenhuma outra enfermidade crônica.

Quatro anos depois da proibição de Kessler, a dra. Marcia Angell, que debatera com ele no *New England Journal of Medicine*, publicou o livro *Science on Trial: The Clash of Medical Evidence and the Law in the Breast Implant Case* [Ciência em julgamento: O choque entre evidências médicas e a lei no caso dos implantes mamários]. O livro chamou a atenção para a falta de mérito científico por trás da proibição da FDA, ao mesmo tempo criticando duramente os tribunais por julgarem o caso sem respaldo da ciência.

"Há uma clara disparidade entre o pouco que ficou demonstrado sobre os riscos e a abundância de anedotas hoje relatadas na mídia e nos tribunais", escreveu Angell.

Angell também criticou a FDA por incitar o medo e apontou o possível sexismo da decisão de Kessler. Ela explicou que um dos motivos para a agência usar dois pesos e duas medidas era que os benefícios dos implantes de silicone não eram tão tangíveis quanto os de um medicamento típico supervisionado pela FDA. Medicamentos em geral melhoram os sintomas do paciente, curam ou abrandam a doença, ou então levam a mudanças mensuráveis. Já os implantes, muitas vezes, eram usados para aumentar a autoestima e a autoconfiança, sobretudo em mulheres que haviam realizado uma mastectomia devido ao câncer a ou algum outro problema, argumentou ela.

Angell e outros observaram que substâncias como álcool e tabaco — que matam mais de 100 mil estadunidenses por ano — permanecem amplamente disponíveis, enquanto dispositivos usados para melhorar a saúde mental da mulher foram retirados do mercado com poucas evidências. Os defensores de Kessler argumentaram que ele enfrentara a indústria do tabaco com mais veemência do que qualquer outra pessoa (Kessler também é reconhecido por aprovar medicações para HIV de forma relativamente rápida). A dra. Angell continuou a ser uma destacada defensora das pacientes e uma crítica das políticas da FDA. Seu ativismo em desafiar a proibição do silicone lhe rendeu a nomeação como um dos 25 americanos mais influentes pela *Time* em 2001.[26]

O dr. William Dupont, da Universidade Vanderbilt, também criticou a cruzada de Kessler contra os implantes de silicone. Ele advertiu que a decisão teria "um impacto profundo na nossa sociedade se aplicada de forma consistente a outros dispositivos médicos". Observou ainda que lentes de contato são cosméticas e podem causar graves efeitos adversos. "A FDA continuará a tolerar essa prática?", perguntou. Kessler respondeu a Dupont, afirmando que a comparação entre implantes mamários e lentes de contato era injusta e que havia pesquisas mostrando que as lentes eram seguras e efetivas.[27]

Procurei o dr. Kessler para lhe perguntar sua opinião sobre toda essa saga. Antes da nossa conversa, ele havia me enviado por e-mail um artigo de 2023 sugerindo que um raro tipo de linfoma fora associado a uma versão texturizada do implante de silicone.[28] Afirmou que mantinha sua decisão, embora tenha sido difícil tomá-la, e observou que os fabricantes de implantes haviam tido tempo de sobra para apresentar dados de segurança antes da proibição, mas não o fizeram. E me disse ainda que a proibição tinha como propósito obter mais informações e estava dentro da lei.

A PALAVRA FINAL

Em 1996, um número cada vez maior de processos contra implantes de silicone chegou aos tribunais federais. Foi um ponto culminante na batalha nacional dos implantes. O juiz Sam C. Pointer presidiu os casos e decidiu investigar mais a fundo a ciência por trás da questão. Nomeou um painel nacional para revisar os melhores estudos médicos disponíveis e elaborar um relatório. Depois de dois anos, o painel concluiu que as evidências científicas não haviam demonstrado que implantes mamários de silicone causavam doenças. Esse painel criado pelo juiz instaurou uma nova era de rigor científico às salas de tribunal, hoje conhecido como padrão Daubert, que desde então aprimorou a qualidade dos testemunhos de peritos.[29]

No ano seguinte, 1999, o Instituto de Medicina (depois renomeado como Academia Nacional de Medicina) divulgou um relatório de quatrocentas páginas redigido por treze cientistas independentes.[30] O relatório concluía que os implantes de silicone, embora pudessem causar problemas menores como endurecimento da mama ou formação de tecido cicatricial, não causavam nenhuma doença grave, incluindo as autoimunes.

A guerra bilionária contra os implantes de silicone chegava ao fim.

EM QUE PÉ ESTAMOS HOJE

Em 1998, o dr. Kessler admitiu ao *New York Times* que "não há evidências de que [os implantes mamários de silicone] causem doenças sistêmicas".[31] Mas, a essa altura, a fabricante Dow Corning já entrara com um pedido de falência.

Depois da proibição de Kessler, nenhuma outra empresa se arriscaria a trazer um novo implante mamário de silicone para o mercado. Mas aconteceu que uma empresa ousou voltar a produzi-los. Em 2006, a FDA suspendeu a proibição de catorze anos e aprovou pela primeira vez um implante de silicone, que se consolidou mais uma vez como a escolha preferida das mulheres devido à maciez e à sensação natural. Vale notar que, na época, a FDA não permitiu que o implante fosse usado na mamoplastia de aumento em mulheres com menos de 22 anos. A agência logo ficaria famosa por suas medidas vingativas, como punir a conduta de empresas quanto a um de seus produtos retirando outro de seus produtos do mercado. Em 2010, três anos depois da saída de Kessler, a FDA passou a espionar seus próprios cientistas que expressassem preocupações de segurança quanto à aprovação de dispositivos médicos; quatro denunciantes foram demitidos.[32] A agência acessou seus e-mails privados usando um spyware que fazia capturas de tela de seus laptops a cada cinco segundos.

Stanley Chesley, um dos advogados das partes queixosas nos processos de implantes mamários, ficou conhecido como "o mestre do desastre" por representar vítimas de incêndios, quedas de avião e supostos casos de negligência médica. Sua carreira terminou em desgraça, com a proibição de exercer a advocacia por ajudar outros advogados a cobrarem honorários exorbitantes, enganarem os clientes e então mentirem para encobrir o esquema.[33]

Outro advogado, John O'Quinn, apelidado de o "Rei dos Processos Civis", tinha uma coleção de duzentos automóveis guardados em sete armazéns.[34] Ele foi posteriormente condenado a devolver 41 milhões de dólares em honorários extras que cobrara de suas clientes nos casos de implantes mamários.[35] O'Quinn morreu em 2009 num acidente de automóvel. Numa sinistra ironia, não estava usando o cinto de segurança.[36]

Desde que a FDA sob Kessler aprovou o OxyContin, acredita-se que a epidemia de opioides tenha causado mais de 1 milhão de mortes nos Estados Unidos. A dra. Janet Woodcock, chefe da divisão da FDA que aprovou o OxyContin para dor crônica (mesmo com a inexistência de dados comprovando que ele funcionava para o problema), foi posteriormente promovida à liderança da agência entre 2021 e 2022 como comissária interina. Antes que assumisse o cargo de alto escalão, uma coalizão de 28 grupos de saúde pública e organizações de combate à crise dos opioides enviou uma carta à Casa Branca solicitando que seu nome fosse vetado. A carta afirmava que a "dra. Woodcock supervisionou um dos piores fracassos de regulamentação na história dos Estados Unidos".[37]

Ao deixar a FDA, o dr. Kessler se tornou reitor da Faculdade de Medicina de Yale. Cinco anos depois, ocupou essa mesma posição na faculdade de medicina da Universidade da Califórnia em San Francisco. Em 2021, a Casa Branca nomeou o dr. Kessler como principal consultor científico para a resposta à pandemia de covid-19, posição que ele manteve até 2023.

A cruzada contra os implantes mamários de silicone foi custosa e causou muitos danos colaterais. Os periódicos de medicina se tornaram fóruns de debates intermináveis, as mulheres enfrentaram informações conflitantes e, como resultado, realizaram inúmeras cirurgias, ao passo que os tribunais americanos ficaram sobrecarregados com litígios que custaram bilhões de dólares.

Hoje, 3% das mulheres americanas usam implante mamário, e o silicone voltou a ser padrão para esse tipo de cirurgia.

10. Uma comédia de erros

Breve história do pensamento de manada na medicina

O bom da ciência é que ela está correta,
acreditemos nela ou não.
Neil deGrasse Tyson

Quando eu era estudante de medicina, tive de memorizar como fazer uma série de complexas cirurgias para tratar úlceras estomacais. Algumas pareciam bárbaras. Uma delas envolvia seccionar o maior nervo bidirecional do corpo, o nervo vago, que liga o aparelho digestivo ao cérebro, e redirecionar o intestino do paciente. Naquele tempo, as úlceras eram uma razão comum para as pessoas irem parar no hospital. Quando o paciente perguntava o que as causava, o médico respondia com uma única palavra: "Estresse".

A resposta correta seria: "Não sabemos".

No começo da década de 1980, o dr. Barry Marshall, na Austrália, pesquisava a causa das úlceras. Ele estava intrigado com uma ideia pouco convencional — uma hipótese sugerida em estudos publicados ao longo dos cem anos anteriores. Os estudos especulavam que as úlceras eram causadas não por estresse, mas por uma bactéria espiral. Ele leu sobre um médico grego chamado dr. John Lykoudis, que nos anos 1960 fora bem-sucedido em tratar 10 mil pacientes de úlcera usando antibióticos, mas teve sua licença médica cassada porque o tratamento fugia das práticas médicas aceitas.[1]

Quanto mais o dr. Marshall estudava, mais encorajado ficava a desafiar o pensamento médico estabelecido. Ele queria testar a hipótese de que as úlceras eram causadas pela bactéria e podiam ser tratadas com um breve ciclo de antibióticos. Mas enfrentou forte oposição. Nas várias vezes que tentou explicar seu ponto de vista, foi ridicularizado.

Assim, o dr. Marshall pesquisou sua hipótese por conta própria. Ele realizou um estudo formal com uma série de pacientes de úlcera e chegou até mesmo a testar um experimento em si mesmo, ingerindo uma solução com bactérias para pegar a doença e depois realizando uma biópsia do estômago para comprovar a relação de causa e efeito. Então se curou por meio de um breve tratamento com antibióticos. O dr. Marshall realizou muitos outros experimentos bem-sucedidos e demonstrou que as úlceras estomacais eram causadas por uma bactéria específica isolada por ele: *Helicobacter pylori*. Foi um dos maiores avanços da medicina. Em vez de exigirem uma grande cirurgia, as úlceras estomacais podiam ser curadas com um antibiótico.

O dr. Marshall e um colega, o dr. Robin Warren, submeteram sua impactante descoberta para consideração em uma conferência médica, mas tiveram esta resposta:

17 de março de 1983
Caro dr. Marshall,

Lamentamos informar que sua pesquisa não foi aceita para a apresentação [...]. O número de artigos recebidos continua a aumentar, e *67 foram submetidos para este encontro, mas só pudemos aceitar 56*.

A descoberta deles não foi incluída sequer entre as 56 principais! Fico só imaginando sobre o que seriam as outras dez pesquisas rejeitadas.

Um esforço incansável seria exigido do dr. Marshall e do dr. Warren para fazer a comunidade médica dar atenção à sua descoberta. No início da década de 1990, quase todo o establishment da medicina finalmente a aceitara, pois os dados eram inegáveis. Muitas vidas foram salvas graças à coragem e à persistência dessa dupla. Hoje, sua descoberta é saudada como um dos maiores avanços na história da medicina, e em 2005 eles receberam o prêmio Nobel.

O pensamento de manada é tão antigo quanto a profissão médica. Faz parte da condição humana. Quando eu pesquisava esse fenômeno na medicina, encontrei inúmeros exemplos de revolucionários inovadores ao longo da história que foram marginalizados por desafiar o pensamento convencional. Li sobre dezenas de visionários, indo de cientistas de séculos atrás ao médico que inventou a vacina de mRNA.

Reuni minhas anotações e fui ao Departamento de História da Medicina na Johns Hopkins, na histórica biblioteca Welch, onde me encontrei com incríveis estudiosos, como o dr. Jeremy Greene e a dra. Mary Fissell, que compartilharam comigo histórias pitorescas e percepções fascinantes. Comentamos sobre nossa perplexidade de observar sempre os mesmos padrões: elites médicas decidindo por decreto e sabotando as almas corajosas que desafiassem seus dogmas.

Começando por um relato da era medieval e concluindo com o desenvolvimento nos tempos atuais das vacinas de mRNA, as histórias a seguir evidenciam um tema similar: o impulso da maioria de resistir a novas ideias é poderoso. Às vezes, a resistência é tão trágica que chega a ser engraçada — uma comédia de erros. O conceito de dissonância cognitiva do dr. Festinger está presente por toda parte.

UMA VÍTIMA PRECOCE DA CULTURA DO CANCELAMENTO: O DR. MIGUEL SERVET

Na Idade Média, os médicos acreditavam que o corpo transformava os alimentos em sangue e que o sangue permanecia estagnado no corpo. (Acho que isso ainda é verdade no caso de alguns alunos meus, dormindo de manhã na primeira fileira.) Imaginavam que o sangue não circulava e que era substituído com a ingestão de mais alimento, que então se convertia em sangue. O coração — aquela coisa pulsante que qualquer um podia sentir no peito — era considerado uma fonte de calor.

Mas, no século XVI, o teólogo espanhol Miguel Servet ousou desafiar essas ideias. Servet não fugia da polêmica. Em uma obra chamada *Christianismi Restitutio* [A restauração da cristandade], ele criticou a Igreja. Porém o que mudou nossa compreensão do corpo foi o estranho apêndice de seu tratado teológico em que ele fornecia uma descrição precisa do sistema circulatório do corpo. Imagino que tenha tentado publicar sua teoria em qualquer lugar que conseguisse.

A situação para Servet envolveu uma boa e uma má notícia.

A boa: sua teoria da circulação se provou correta.

A má: suas crenças teológicas o deixaram em apuros. João Calvino mandou prendê-lo por heresia, e ele foi queimado na fogueira. Como dizem, publicar ou perecer. Infelizmente, para Servet, acabou sendo as duas coisas.

O GÊNIO DO "COCO RACHADO": O DR. WILLIAM HARVEY

O dr. William Harvey nasceu 25 anos depois da execução de Servet. Como Servet fora considerado louco e herege, poucos levaram sua teoria da circulação a sério. Mas não o dr. Harvey. Ele considerou objetivamente sua teoria da circulação. Vendo o que se passara com o pobre Servet, o dr. Harvey usou uma abordagem mais baseada em dados.

O dr. Harvey era um prodígio britânico. Aos dezesseis anos, ganhou uma bolsa para estudar medicina na Universidade de Cambridge, onde se dedicou à obra de Aristóteles.[2] Também estudou com um anatomista italiano famoso e se tornou uma figura em ascensão entre os médicos na Europa.[3] Antes de completar trinta anos, Harvey foi aceito no Royal College of Physicians. Anos mais tarde, tornou-se médico do rei Jaime I e, posteriormente, do rei Carlos I. Parece uma honra, mas acredite em mim: pacientes muito importantes podem ser um estorvo.

O dr. Harvey realizou autópsias em animais e humanos para aprender mais sobre o coração e o sistema circulatório. Em 1628, aos cinquenta anos, publicou o resultado da obra de sua vida.[4] Harvey argumentou que o coração bombeava um volume significativo de sangue a cada contração — sangue demais para os tecidos do corpo conseguirem absorver. O sangue tinha de ir a algum lugar! Ele teorizou que o sangue se movia pelo corpo e voltava ao coração em um padrão circulatório, com o coração funcionando como motor, e publicou cálculos matemáticos para mostrar como tudo operava.

Naturalmente, o dr. Harvey foi criticado por ter absoluta razão. Muitos consideraram suas descobertas absurdas. Ele afirmou na época que sua prática sofreu um duro golpe (em suas palavras, "diminuiu enormemente") e que os médicos eram contrários à sua opinião.[5] Para piorar, foi chamado de "coco rachado", termo que, a despeito da minha ignorância do vernáculo medieval, não soa exatamente como um elogio.

Alguns historiadores consideram a descrição do sistema circulatório feita pelo dr. Harvey a maior descoberta médica de todos os tempos.[6]

E o que é melhor: ele não foi queimado na fogueira.

O ENSAIO CLÍNICO DO DR. JAMES LIND: CONSUMIR LIMÃO

Viajar de avião não é exatamente uma diversão hoje em dia, sobretudo quando o piloto comunica algo pelo alto-falante e interrompe sua estratégica soneca. Para piorar, o anúncio é apenas para dizer que o avião atingiu a altitude de 31 mil pés. Às vezes, sinto vontade de gritar: "Tanto faz se você vai raspar na copa das árvores, apenas nos leve ao nosso destino!". Mas, quando fico irritado em um voo e depois sou levado ainda mais ao limite por um anúncio exageradamente entusiasmado de cartão de crédito, fazer uma pausa para reflexão e obter um pouco de perspectiva histórica ajuda. Por séculos, cruzar o Atlântico foi bem mais difícil, pois só era possível de navio. Acontecia de a tripulação não saber sequer onde iria desembarcar. Se você acha que um pouco de turbulência é assustador, pense numa tempestade no mar com ondas de seis metros de altura, ataques de piratas, motins ou simplesmente ficar à deriva. Ah, e os ratos. Sempre havia ratos. Sei que as refeições das companhias aéreas são um tanto impalatáveis, mas sejamos realistas: melhor cruzar o Atlântico rapidamente em seis horas, vendo filmes numa cabine de passageiros com temperatura controlada, do que tentar a sorte em mar aberto.

Mas eis algo surpreendente: o maior perigo da vida a bordo de um navio não eram as borrascas, os piratas nem os naufrágios. Havia uma ameaça diferente que matava milhões: a deficiência de vitamina C.

Calcula-se que o escorbuto, uma patologia dolorosa causada pela falta de vitamina C no organismo, tenha matado cerca de 2 milhões de marinheiros desde a viagem de Colombo em 1492 até o século XIX. As embarcações podiam perder metade da tripulação para a doença, que, na época, era um mistério.

As descrições do escorbuto soam como algo saído de um filme de terror. Tripulações de navios eram particularmente afetadas pela doença. O almirante

George Anson, oficial da Marinha Real no início do século XVIII, o descreveu como uma "proliferação de carne fúngica [...] e gengivas pútridas".[7] Ele provavelmente se referia ao sangramento nas gengivas e às lesões de pele associadas à doença. Em uma viagem, 1300 de seus 2 mil homens sucumbiram ao escorbuto.

Não exatamente a mesma coisa que ficar resfriado em um voo doméstico.

O diário de um marujo inglês que teve escorbuto e se recuperou, relatado pelo Instituto de História da Ciência,[8] parece a descrição de uma cena de *The Walking Dead*:

> Minhas gengivas apodreceram completamente, soltando um sangue negro e pútrido. Minhas coxas e canelas ficaram pretas e gangrenadas, e fui obrigado a usar minha faca todos os dias para liberar esse sangue negro e fétido. Também usei a faca nas minhas gengivas, que estavam lívidas e crescendo sobre os dentes [...]. Depois de cortar essa carne morta e deixar sair bastante sangue negro, eu enxaguava a boca e os dentes com minha urina, esfregando com força [...]. E o pior de tudo era que não conseguia comer, tentando antes engolir do que mastigar [...]. Muitos homens nossos morriam diariamente e presenciávamos corpos sendo atirados ao mar constantemente, três ou quatro de uma vez.

Quem viajava às Américas para fugir da tirania das monarquias tinha de pesar o risco do escorbuto (talvez viver sob a tirania de um rei de repente não parecesse um negócio tão mal assim).

O mundo estava perplexo com a doença, que limitava o comércio global, a exploração (isto é, o imperialismo) e até o tráfico de escravos.[9] Nenhum médico conseguia entender por que as tripulações desenvolviam esses sintomas horrendos e bizarros no mar. Alguns atribuíam o problema ao ar oceânico e à falta de exercício durante a viagem. Havia teorias conflitantes sobre como tratá-lo: beber sidra, vinagre ou até água do mar. Argh.

Então entrou em cena o dr. James Lind, um homem curioso com jeito para o método científico.[10] Ele ingressou na Marinha Real em 1738 como "assistente do cirurgião" – basicamente um membro da tripulação que também tinha treinamento médico e trabalharia ao lado do cirurgião-chefe do navio.[11] Aliás, o título de "cirurgião-chefe" pode impressionar, mas sua principal função era, sobretudo, realizar amputações e extrair dentes.

O dr. Lind havia testemunhado inúmeros marujos morrerem de escorbuto e ouvira falar de possíveis tratamentos.[12] Então decidiu realizar um experimento controlado — um ensaio clínico — em 1747. Quando viajava a bordo de um navio chamado *Salisbury*, ele reuniu doze marinheiros com escorbuto e os dividiu em duplas, e cada uma das seis duplas foi tratada com um remédio diferente por catorze dias. Aqui estão os seis tratamentos utilizados em seu estudo:

1. Tomar 1,1 litro de sidra (*não parece tão ruim*).
2. Beber uma mistura de álcool e ácido sulfúrico (*o ácido dá um toque adstringente*).
3. Tomar um gole de vinagre antes de cada uma das três refeições (*soa como uma receita para arrotar*).
4. Beber meio litro de água do mar (*repugnante*).
5. Aplicar uma pasta medicinal de alho, sementes de mostarda e sementes de rabanete seco (*parece irresistível*).
6. Chupar duas laranjas e um limão por dia (*parece esquisito*).

É como se o ensaio clínico tivesse sido elaborado pelo dr. Frankenstein.

Devido à escassez de suprimentos, o grupo das laranjas e do limão só pôde participar do experimento durante seis dos catorze dias. Mas, por sorte, o período de seis dias foi suficiente. No livro que publicou posteriormente com os resultados, o dr. Lind escreveu: "Os efeitos benéficos mais súbitos e perceptíveis foram percebidos com o uso de laranjas e limões".

O livro, intitulado *Treatise of the Scurvy* [Tratado sobre o escorbuto], foi publicado em 1753, mas infelizmente permaneceu quase ignorado. Como resultado, a cura de uma epidemia global raramente foi empregada. Alguns historiadores especulam que o dr. Lind não foi enfático o bastante sobre suas descobertas. Levou mais de quarenta anos depois de sua publicação original para que a Marinha Real passasse a estocar suco de limão nos seus navios.

OUÇAM OS FAZENDEIROS: O DR. EDWARD JENNER

No século XVIII, estima-se que 400 mil europeus tenham morrido de varíola.[13]

A varíola foi muito mais letal do que a covid-19. A taxa de mortalidade da covid-19 nos primeiros três anos foi de aproximadamente 0,1%; a da varíola, de 20% a 50%. Os sobreviventes da doença às vezes viviam com problemas debilitantes, como a cegueira. Era brutal. A varíola fomentou o imperialismo globalmente, na medida em que dizimou populações suscetíveis como os nativos americanos, que contraíram a doença dos colonos europeus, cujos níveis de imunidade eram mais elevados.[14]

Os funcionários de saúde europeus coçavam a cabeça para descobrir como impedir a disseminação da doença, mas, no interior, os fazendeiros faziam alguma ideia. Eles notaram que pessoas infectadas com a varíola bovina, uma doença bem menos agressiva, não pegavam varíola. As ordenhadoras, em particular, quase todas elas infectadas com varíola bovina devido à natureza de seu trabalho, eram conhecidas por não contrair varíola. Com base nessas observações, os fazendeiros sugeriram que a infecção da varíola bovina proporcionava uma "imunidade cruzada" contra a varíola.[15]

Mas os sofisticados doutores deram ouvidos aos "incultos" fazendeiros? De jeito nenhum. Os médicos elitistas riram, achando que fossem ignorantes.

O dr. Edward Jenner, porém, que fora criado na zona rural, levou a sugestão deles a sério. Em vez de ridicularizá-los, considerou a ideia com a mente aberta e a estudou. Durante vinte anos, Jenner reuniu informações sobre variedades de varíola e como as pessoas podiam desenvolver imunidade cruzada.

Em 1796, o dr. Jenner obteve partículas vivas de varíola raspando a bolha de uma ordenhadora infectada chamada Sarah Nelmes. Em seguida, arranhou o braço do filho de oito anos de seu jardineiro e esfregou as partículas da bolha de Sarah Nelmes no arranhão. O menino adoeceu com a infecção branda de varíola bovina. Então, semanas mais tarde, com ele já recuperado, o dr. Jenner voltou a contaminá-lo com a varíola bovina (procedimento que chamamos na medicina de "estudos de infecção humana controlada"). Dessa vez o menino não apresentou nenhum sintoma, sugerindo que a primeira exposição lhe proporcionara imunidade.

O dr. Jenner acabara de realizar a primeira vacinação da história.[16]

Ele observou ainda que suas partículas de varíola bovina também proporcionavam imunidade contra a temida varíola humana.

O médico relatou seus resultados à Royal Society, uma instituição de ciência e medicina de elite no Reino Unido. Ele fora admitido nessa sociedade quase uma década antes por uma pesquisa controversa sobre a reprodução do pássaro cuco — pesquisa a princípio ridicularizada antes de ser aceita como fato décadas depois.[17] Essa experiência talvez tenha servido para dar ao dr. Jenner a coragem necessária de criar a primeira vacina do mundo e iniciar um esforço de séculos que, afinal, resultaria na erradicação da varíola.

A Royal Society tinha uma rica tradição de objetividade e abertura a novas ideias, mas as pessoas no poder à época rejeitaram os estudos do dr. Jenner e advertiram que "era melhor ele não divulgar uma ideia tão extravagante, se valorizava a sua reputação".

O dr. Jenner não se deixou intimidar. Publicou um livro resumindo mais de duas décadas de pesquisa que realizara sobre a vacinação humana.[18] Contou a história de 23 pessoas expostas à varíola bovina e explicou em detalhes como ficaram imunizadas contra ambas as varíolas. Embora houvesse descrito a cura para uma das maiores pandemias mundiais da história, a Royal Society e outras lideranças na medicina menosprezaram suas conclusões.

Sem se abalar com isso, o dr. Jenner viajou a Londres com o intuito de realizar ensaios clínicos maiores para obter mais comprovações de que sua teoria da vacina estava correta. Foi ele que cunhou o termo "vacina", derivado da palavra em latim para "vaca", *vacca*. (Fiz quatro anos de latim porque me diziam que seria de ajuda no curso de medicina. Não ajudou em nada, assim menciono a raiz latina aqui como uma "justificação do esforço".) O dr. Jenner enfrentou dificuldades para fazer as pessoas tomarem sua vacina, a certa altura passando três meses sem achar um único voluntário.

Mas pouco a pouco os resultados apresentados pelos pacientes falaram por si.

O dr. Jenner enviou amostras de vacina para outros médicos de sua confiança. Benjamin Waterhouse, cofundador da Faculdade de Medicina de Harvard, recebeu as amostras de Jenner e inoculou sua esposa e seus filhos. O dr. Jenner conhecia o presidente John Adams e solicitou que considerasse a implementação de um programa de vacinação em massa.[19] Mas, por motivos ignorados, Adams não atendeu a seu pedido. Enquanto isso, surgiam os primeiros movimentos antivacina da história, compostos, entre outros, pelas céticas elites médicas.

O dr. Waterhouse então levou o caso ao vice-presidente, Thomas Jefferson. Jefferson endossou a vacina, escrevendo: "Todo amigo da humanidade deve se comprazer dessa descoberta".

Uma vez na Presidência, Jefferson acabaria criando o Instituto Nacional de Vacinação, preparando o terreno para a inoculação em massa da vacina contra varíola desenvolvida por Jenner. No início do século XX, a doença praticamente desaparecera dos Estados Unidos e da Europa.

Em 1980, a Organização Mundial da Saúde (OMS) declarou que a varíola estava erradicada.[20] Hoje em dia, o dr. Jenner é considerado o pai da imunologia. Mais tarde, outros pesquisadores se basearam em suas descobertas para combater o sarampo, a peste bubônica e outras doenças infecciosas. A improvável descoberta de Jenner fora resultado direto de sua humildade em ouvir as pessoas do campo. Elas podiam não ser "cultas", mas tinham razão.

UM CONTO DE DUAS CLÍNICAS: O DR. IGNAZ SEMMELWEIS

Em 1846, um médico húngaro, Ignaz Semmelweis, trabalhava como supervisor de residentes no hospital Geral de Viena.[21] O hospital tinha duas clínicas obstétricas próximas que ofereciam atendimento gratuito a mulheres grávidas, contanto que concordassem em ser examinadas pelos alunos de medicina em treinamento.[22] As duas clínicas atendiam a mesma população local e funcionavam em dias alternados para receber as pacientes. Surpreendentemente, a primeira clínica tinha má reputação, porque cerca de 10% das mulheres tratadas ali morreram de "febre puerperal" — uma infecção do aparelho reprodutivo feminino —, enquanto a segunda clínica apresentava uma taxa de mortalidade inferior a 4%.

As mulheres conheciam a reputação da primeira clínica e a evitavam. Algumas tinham tanto medo que escolhiam dar à luz na rua, e não no interior do prédio. Um fato ainda mais estranho era de que as mulheres que davam à luz na rua apresentavam uma taxa de mortalidade mais baixa do que aquelas que davam à luz na famigerada clínica.

Semmelweis estivera examinando a causa da taxa de mortalidade mais elevada, de maneira que, quando um amigo morreu de forma trágica, seu sinal de alerta foi ligado.[23] Seu amigo realizava uma autópsia, cortou-se acidentalmente com o bisturi e pegou uma infecção que acabou sendo fatal — a mesma infecção que vinha matando muitas mulheres grávidas na clínica.

Semmelweis fez uma importante dedução. Seu amigo morrera depois de trabalhar em um cadáver. As mulheres da clínica perigosa eram atendidas por médicos que também haviam trabalhado com cadáveres, e esses médicos não lavavam as mãos antes de examinar as pacientes. Na clínica com taxa de mortalidade mais baixa, por outro lado, não havia médicos que examinassem cadáveres e jovens grávidas. Os cientistas ainda não conheciam o conceito de "germes" na época. Nos tempos de Semmelweis, os médicos especulavam que doenças resultavam de algum tipo de "ar ruim" causado por carne ou algum outro material orgânico em decomposição.[24] No entender deles, se a pessoa não tivesse contato direto com alimentos ou água putrefatos, não ficaria doente. Por causa disso, os médicos não viam necessidade de lavar as mãos entre um paciente e outro. A ideia de que material de um cadáver pudesse permanecer nas mãos e ser passado ao paciente seguinte soava absurda.

Semmelweis não descobrira os germes, mas teorizou que o "material cadavérico" causava as infecções. Assim, exigiu que os médicos usassem cal clorado — hoje empregado em produtos de limpeza doméstica — para lavar as mãos e os instrumentos antes de atender os pacientes. Seu protocolo inédito resolveu o problema! As mortes na clínica caíram 90%. A certa altura, em 1847, transcorreram dois meses sem um único óbito.

Por essa descoberta que salvava vidas, seria de imaginar que Semmelweis fosse saudado como herói por seus colegas de profissão. Mas a teoria ia na contramão de crenças arraigadas na comunidade médica daquele período. Os eminentes doutores se sentiram insultados com a alegação de que suas mãos fossem sujas ou pudessem causar a morte de uma paciente.[25]

Posteriormente, quando assumiu a chefia de uma ala obstétrica em sua cidade natal, Budapeste, o dr. Semmelweis implementou seu protocolo de higienização das mãos. A exemplo de sua clínica em Viena, o lugar apresentava alta taxa de infecções letais, e graças ao rigoroso procedimento de higienização das mãos, menos de 1% das pacientes morreu de febre puerperal em seus cinco anos no cargo.[26] Foi uma realização impressionante, e ele deu início a uma nova era de atendimento nas maternidades.

Mesmo assim, Semmelweis continuou a enfrentar a rejeição de seus pares. Em 1861, ele publicou sua obra seminal, *The Etiology, Concept and Prophylaxis of Children Fever* [A etiologia, conceito e profilaxia da febre puerperal], relatando a reação que enfrentou. "Na maioria das salas de aula das faculdades de medicina, continuamos a ouvir palestras sobre febre puerperal e discursos contra minhas teorias", escreveu. "Nas publicações de obras médicas, meus ensinamentos são ignorados ou atacados."

Mais tarde, Semmelweis sofreu de depressão severa e declínio cognitivo. Ele ficou obcecado pela febre puerperal e era incapaz de falar sobre qualquer outro assunto. Em 1865, foi internado em uma instituição psiquiátrica, onde veio a falecer. Alguns especularam que fora vítima de maus-tratos de um guarda da instituição e sofrera um ferimento na mão, que, por uma cruel ironia do destino, infeccionou e ocasionou sua morte.

Internado em um asilo psiquiátrico e espancado por um guarda? Agora já não me sinto tão mal quando sou xingado por *trolls* na seção de comentários abaixo dos meus artigos.

DEMITIDA PELA UNIVERSIDADE, PREMIADA PELO COMITÊ DO NOBEL: A DRA. KATALIN KARIKÓ

Quando houve a pandemia de covid, os pesquisadores usaram a tecnologia de mRNA para a rápida criação de uma vacina, hoje testada no combate a outras doenças. Mas pouca gente sabe que a tecnologia fora desenvolvida anos antes da pandemia pela dra. Katalin Karikó, da Universidade da Pensilvânia. Com base em sua descoberta, o código genético para produzir uma proteína *spike* de covid foi incorporado ao mRNA (assim como qualquer código pode ser configurado para produzir uma proteína desejada no corpo).

Mas, a princípio, a dra. Karikó foi desacreditada por seu trabalho. Na verdade, enfrentou tamanha oposição que a tecnologia do "RNA mensageiro" correu risco de não sair do papel.

A Universidade da Pensilvânia a exilou em uma sala na periferia do campus e cortou seu salário, e ela foi menosprezada por diversos professores, segundo noticiou o *The Wall Street Journal*.[27] Posteriormente, ela afirmaria ter pagado um alto preço profissional por seu trabalho. "Fui rebaixada quatro vezes", contou à CNBC.[28]

Mas a dra. Karikó não desistiu.

Em suas memórias de 2023, ela afirma que o aclamado diretor do Programa de Terapia Genética da Universidade da Pensilvânia foi um de seus detratores iniciais: ele exigiu que ela parasse de falar em húngaro com os colegas e se recusou a destinar verbas de pesquisa ao financiamento de seus projetos envolvendo o mRNA. Ela foi descrita como uma funcionária "difícil" por um supervisor, devido a sua insistência em prosseguir com a pesquisa de vacinas de mRNA.[29] A dra. Karikó disse que lhe negavam equipamentos básicos de laboratório para conduzir seus experimentos, que foi preterida para uma promoção e que enfrentou uma situação terrível.

Ela também teve dificuldades para publicar sua pesquisa em periódicos médicos e obter bolsas. A ideia era radical demais para seus pares americanos, e ela não desfrutava de um cargo de destaque na Universidade da Pensilvânia.[30] Descreveu a situação como "sem bolsa nem financiamento de pesquisa, sem o respeito de ninguém em cargos de autoridade".

Entretanto, o dr. David Langer, diretor de neurocirurgia no hospital Lenox Hill, em Nova York, acreditava nela. Ele incentivou o chefe de neurocirurgia na Universidade da Pensilvânia a dar a ela os recursos de que precisava para prosseguir com a pesquisa das vacinas de mRNA. Ela também encontrou um grande colaborador na pessoa do dr. Drew Weissman, que a ajudou a obter financiamento. Alguns acreditam que isso acabou levando à criação da vacina de covid. O dr. Weissman ainda deu prosseguimento ao trabalho dela depois que a instituição a afastou.

"Michael Jordan foi ignorado por dois times e é o maior jogador de basquete de todos os tempos; Tom Brady foi apenas o 199º escolhido no draft", disse o dr. Langer.[31] "O valor e o eventual sucesso de alguém nem sempre ficam óbvios, mesmo quando estão bem diante dos nossos olhos."

Somente *depois* que a dra. Karikó e o dr. Weissman ganharam o prêmio Nobel em 2023, a Universidade da Pensilvânia — que fez uma fortuna com a patente da dra. Karikó — celebrou o anúncio e assumiu o crédito. De repente, estavam orgulhosos da dra. Karikó. O presidente da universidade a chamou de "pesquisadora brilhante" e de exemplo de "inspiração e determinação científicas".[32]

O fato de a instituição a ter marginalizado em todos os momentos foi simplesmente esquecido. Um pedido de desculpas teria sido mais apropriado, bem como uma demonstração de humildade — algo de que necessitamos desesperadamente hoje em dia, para ajudar a reconstruir a confiança do público nas instituições.

Todo cientista deveria ter em mente as trajetórias turbulentas desses inovadores. Eles são uma inspiração, acabando com epidemias e promovendo o progresso científico. Mas o establishment da medicina tende a resistir a novas ideias, marginalizando-as por meio de um velho truque: rotular os profissionais que acreditam nelas como "controversos", quando deveriam ser considerados "interessantes". (No meu caso, prefiro me referir a pessoas com ideias contrárias às minhas como "interessantes", em vez de tachá-las com nomes pejorativos.)

Pessoas em posição de autoridade muitas vezes chegam ao poder porque construíram sua carreira em torno de uma ideia. Estão imbuídas de interesse em preservar essa ideia e lembrar os outros sobre como ela é importante, mesmo quando surgem ideias melhores. O princípio da dissonância cognitiva do dr. Festinger foi empiricamente validado por séculos de elites instruídas direcionando sua hostilidade contra novas ideias que não fossem suas. Na verdade, ao longo da história e claramente hoje, novas ideias e fatos recém-descobertos ameaçam a serenidade mental de quem se apega a crenças preexistentes.

Vários grandes cientistas se deram conta de que levar as pessoas a acreditarem em suas ideias seria mais difícil do que esperavam. Descobriram que a aplicação da ciência (ou seja, convencer as pessoas a adotarem coisas novas) é mais difícil do que a pesquisa científica.

Bons líderes têm plena consciência de que suas antigas realizações serão superadas um dia. Em vez de combaterem esse processo inevitável do progresso, eles o acolhem, até mesmo encorajando outros a desafiarem suas ideias. Uma boa liderança exige autoconsciência e humildade, características muitas vezes em falta na medicina moderna. Líderes que demonstram esse nobre traço de caráter incentivam os outros e fomentam a inovação. Além disso, as pessoas admiram líderes que exibem tais qualidades, mostrando maior simpatia por eles e ficando mais motivadas a trabalhar a seu lado. Inovadores precisam ser bons líderes para promover suas ideias.

Os inovadores celebrados neste capítulo foram vítimas de ataques, cancelamento, rebaixamento de cargo, menosprezo, falta de verbas de pesquisa, descaso, negligência e até execução na fogueira! Se você é um inovador, não se surpreenda se o establishment médico não aprova suas ideias. Na verdade, essa é a postura mais provável.

Esses grandes inovadores não desistiram. Seguiram em frente, superaram grandes barreiras e mudaram o mundo. Isso é inspirador para qualquer um que está tentando trazer uma mudança positiva. Precisamos continuar lutando, permanecer positivos e garantir que novas ideias tenham uma chance justa, mesmo que não gostemos delas.

11. Uma cultura de obediência

A batalha pelo discurso civil

Não aprovo o que você disse, mas defenderei
até a morte seu direito de dizê-lo.
Evelyn Beatrice Hall

Enquanto escrevia este livro, fui convidado a dar uma palestra de *grand rounds* para o Departamento de Ginecologia e Obstetrícia da Johns Hopkins. Mas notei uma questão estranha ao preencher os formulários exigidos dos participantes para solicitarem créditos de educação médica continuada (CME, em inglês).

> Caso eu forneça recomendações relativas à medicina clínica, elas estarão baseadas nas evidências admitidas dentro da profissão médica como uma justificativa adequada para suas indicações e contraindicações no atendimento dos pacientes. Toda pesquisa científica citada está em conformidade com o padrão geralmente aceito [...].
>
> ○ Sim ● Não

Claro que minha resposta foi "Não". Afinal, minha pesquisa muitas vezes desafia pressupostos da medicina usando o método científico: desenvolver uma hipótese, testá-la e interpretar os resultados com a mente aberta.

É óbvio que minha resposta negativa incomodou muita gente, gerando bastante confusão e discussão por e-mails. Perplexo, o escritório de ensino da medicina enviou esta mensagem para o organizador do evento: "Por favor, peça ao dr. Makary para explicar sua resposta ou dizer se houve um erro no preenchimento do formulário".

Não havia erro nenhum.

Forneci uma resposta honesta, em vez de preencher o formulário no modo automático. No fim, dei a palestra sem qualquer problema, e o chefe da obstetrícia a descreveu como a melhor palestra de *grand rounds* que já tiveram. Mas o formulário burocrático me lembrou com que frequência somos pressionados a simplesmente remar a favor da maré.

CONFORME-SE OU SOFRA AS CONSEQUÊNCIAS

A pressão para se conformar ao pensamento convencional nunca foi maior. Às vezes, ela é sutil; outras vezes, descarada. Isso ajuda a explicar por que os percalços médicos como os que descrevo neste livro continuam ocorrendo.

Por exemplo, como cientistas, todos nós precisamos de verba para pesquisa. Os pedidos de bolsa aos Institutos Nacionais de Saúde (NIH, na sigla em inglês) são avaliados por velhos cientistas influentes em suas áreas, propensos a favorecer propostas de pesquisa alinhadas com suas ideias não tão modernas. Alguns críticos sustentam que é exatamente por isso que os avanços no combate ao câncer e às doenças crônicas e na biomedicina permanecem estagnados há décadas. Por exemplo, o retorno do investimento em financiamento para a pesquisa sobre o câncer é alarmantemente baixo. Os NIH gastam em torno de 8 bilhões de dólares em dinheiro público com pesquisas sobre câncer. Mas os resultados raramente impressionam. Por exemplo, o principal estudo apresentado na grande conferência sobre o câncer mostrou como um conhecido medicamento de quimioterapia, empregado contra um tipo de câncer cerebral incurável, aumentou a taxa de sobrevivência em alguns meses — mas não curou ninguém. Esse foi o maior avanço.

Velhos cientistas consolidados em suas áreas tendem a favorecer ideias estabelecidas na hora de alocar verbas de pesquisa. O governo costuma conceder subsídios para pequenas pesquisas incrementais, não para grandes ideias. Alguns críticos do sistema atual chegaram até a sugerir que obteríamos progresso científico mais significativo se os NIH optassem por decidir aleatoriamente quais pesquisas seriam financiadas, ou concedessem pedidos de bolsa quando apenas um dos avaliadores emitisse um parecer positivo. Outros sugeriram que curaríamos mais doenças se selecionássemos os pesquisadores brilhantes e lhes déssemos 10 milhões de dólares para trabalharem em seja lá o que considerassem mais promissor (e não há problema em mudar o foco da pesquisa várias vezes ao longo do caminho — algo que as regras de financiamento dos NIH no momento não permitem).

Uma dinâmica similar usada pela velha guarda para controlar a ideologia acadêmica tem lugar nos periódicos médicos e nas sociedades de medicina. No caso dos periódicos, os pesquisadores submetem seus estudos e artigos de opinião aos editores, que são os *gatekeepers* [guardiões da informação] do que chegará aos olhos da comunidade médica mais ampla. Eles controlam os veículos de comunicação. Os conselhos editoriais, que tendem a ser compostos por amigos que pensam da mesma forma, detêm um tremendo poder. Muitos deles nunca abriram mão desse poder, ocupando cargos de modo vitalício como se fossem monarcas europeus. E como as posições nos conselhos editoriais são credenciais usadas para promoção acadêmica, o poder gera mais poder. Embora alguns conselhos editoriais e sociedades médicas se empenhem para que haja renovação das lideranças, muitos se conformam ao status quo e acabam sendo menos inclusivos. É a natureza humana. Voltando à teoria da dissonância cognitiva do dr. Festinger, os beneficiados com um poder centralizado em geral não gostam de ouvir pontos de vista contrários.

Em 2023, algumas das sociedades médicas mais poderosas dos Estados Unidos tomaram uma decisão sem precedentes de apoiar as medidas do governo para silenciar as vozes dissonantes. A Academia Americana de Pediatria (AAP), a Associação Médica Americana (AMA) e outras sociedades de medicina apresentaram um instrumento legal chamado *amicus brief* à Suprema Corte oferecendo seu parecer favorável à censura governamental às informações de saúde, incluindo opiniões expressas por médicos.[1] O documento argumentava que o governo tem "um interesse premente" em combater a desinformação nessa área, criando um precedente perigoso. Por essa lógica, um médico que não recomende uma mamografia a uma paciente de baixo risco de quarenta anos, por exemplo, poderia sofrer censura a mando do governo.

Muitos médicos ficaram horrorizados.

Os críticos argumentaram que conceder ao governo o poder de censurar o que os médicos dizem — quando o establishment médico não aprova — viola não só a Primeira Emenda da Constituição dos Estados Unidos, como também a tradição de liberdade entre os profissionais de medicina de recomendar o que acreditam ser de maior interesse para seus pacientes. A classe médica sempre foi — e deve continuar a ser — diferente dos patronos de partidos políticos que aderem em peso à mesma pauta de discussão em nome da solidariedade. Por séculos, o escudo de Harvard, assim como o portão principal de seu campus, exibe o lema da instituição "*Veritas*", que significa verdade, não "*Cancellus*".

A batalha pela liberdade de expressão na medicina também se dá no nível dos governos estaduais. Em 2022, a Califórnia aprovou uma lei para cassar a licença de médicos que discordassem do Conselho Médico da Califórnia quanto a determinadas recomendações. A lei foi revogada depois da indignação de cientistas da Universidade da Califórnia em San Francisco, de Stanford e de outras instituições que entraram com uma ação judicial.[2]

O que está acontecendo aqui?

Proibir médicos de discordar do Departamento de Saúde de um estado? Ou das recomendações da AAP?

E se a recomendação estivesse baseada em um estudo do Instituto do Câncer Dana-Farber, de Harvard? No início de 2024, o instituto, junto com o Brigham and Women's Hospital, foi forçado a se retratar por seis artigos e corrigir outros 31 devido a inconsistências ou dados fraudulentos.[3] Quando a lei da Califórnia de 2022 ainda vigorava, se um médico californiano não aceitasse uma recomendação com base em um desses estudos fraudulentos, poderia perder a licença para exercer a profissão.

Os médicos precisam ser capazes de expressar suas opiniões com liberdade, sem medo de represálias por algumas pesquisas serem falhas.

No Dana-Farber, um total de 29 pesquisadores esteve envolvido, incluindo o diretor-executivo da instituição. Alguns desses cientistas também não demonstraram muita humildade. Durante a investigação, um pesquisador "manifestou seu arrependimento por não ter acesso a uma versão melhor do Photoshop para realizar uma manipulação de imagens mais convincente".[4]

Além disso, no início de 2024 descobriu-se que um pesquisador do Brigham and Women's falsificou dados e plagiou imagens em 21 artigos. Não era um pesquisadorzinho qualquer, mas o vice-presidente de pesquisa do

Departamento de Neurocirurgia do hospital.[5] Sete anos antes, o Brigham and Women's Hospital fora condenado a pagar 10 milhões de dólares de indenização depois que o Departamento de Justiça descobriu seu uso de "informações manipuladas e falsificadas" para obter financiamento dos NIH.[6]

Não se trata meramente de um punhado de pesquisas ruins vindas de Harvard, mas de 10 mil artigos de periódicos médicos que tiveram de se retratar em 2023, estabelecendo um novo recorde.[7] Também nesse ano, o presidente da Universidade de Stanford renunciou depois de acusações de manipulação de dados, e o reitor da faculdade de medicina Weill Cornell deixou o cargo em função de alegações similares envolvendo três de suas pesquisas.[8] Uma delas era um estudo conjunto entre a Weill Cornell e o Brigham and Women's Hospital que já havia sido citado 178 vezes.

Se todas essas retratações foram encontradas em artigos de domínio público, pense em quantos outros erros e enganos passam batidos quando os pesquisadores coletam e tabulam os dados. Essa é uma das grandes lições tiradas por Sholto David, um biólogo molecular e jornalista científico de 32 anos que expôs alguns estudos do Dana-Farber. "Imagine que erros poderiam ser encontrados nos dados brutos se alguém tivesse permissão de olhar!", escreveu ele.[9]

Bem, algumas pessoas estão olhando. Recentemente, o dr. John Carlisle, editor do periódico médico *Anaesthesia*, analisou quinhentos ensaios clínicos e descobriu que impressionantes 44% deles continham dados falsos.[10]

Credo.

O dr. Carlisle conduziu sua análise com inteligência, determinando que os pesquisadores que submetessem suas pesquisas também mostrassem os dados subjacentes dos pacientes. Ele comparou esses dados aos dados no artigo para identificar irregularidades e revelou coisas inacreditáveis. Eu já tinha ouvido falar que muitos pesquisadores manipulavam seus dados (em geral mandando algum subordinado alterar os números para chegar a um resultado desejado), mas seu trabalho era um lembrete de que um estudo isolado pode estar errado. E também pode fazer a comunidade médica se perder em um labirinto.

E não era só eu. O estudo do dr. Carlisle abalou muitas pessoas e a fé cega que elas depositam na integridade do que é publicado nos periódicos médicos.[11] Silenciar os médicos que discordam sabota um importante mecanismo de controle da comunidade científica. Precisamos de mais debate, não de mais censura.

Os governos gastaram bilhões de dólares desde 2002 para estocar Tamiflu, com a promessa de que o medicamento reduziria as complicações e internações hospitalares ocasionadas pela gripe.[12] O dr. Tom Jefferson, cientista de Oxford (não o rico embaixador americano na França que veio a ser o terceiro presidente dos Estados Unidos), fez uma surpreendente descoberta. Ele examinou as evidências do Tamiflu para a Cochrane Collaboration, uma organização altamente respeitada composta por especialistas que realizam extensas revisões científicas,[13] analisando as anotações sobre os pacientes que participaram do ensaio clínico original do remédio. Esses relatórios individualizados revelam em primeira mão o que aconteceu com cada participante do estudo sobre o medicamento, mas não costumam vir a público quando um ensaio clínico é publicado. Nesse caso, porém, seu fabricante, a Roche, enfrentou uma intensa pressão pública para divulgar as informações. As descobertas do dr. Jefferson abalaram o mundo. Ele descobriu que o Tamiflu não era altamente eficaz contra a gripe — razão alegada pelo governo para estocar o produto. Na verdade, o medicamento mal funcionava.

Acontece que nem sequer os coautores do estudo original do Tamiflu tinham visto os relatórios individualizados dos pacientes. Assim, na única vez que a comunidade médica mundial teve acesso ao que os relatórios individualizados revelavam de fato, as conclusões do ensaio clínico foram alteradas. Fiquei admirado de descobrir que é normal os dados individualizados dos pacientes em ensaios clínicos serem mantidos sob sigilo. Imagine o que poderíamos descobrir se esses relatórios individuais fossem rotineiramente divulgados.[14] Imagine quantos outros ensaios clínicos teriam diferentes resultados.

A dra. Elisabeth Bik, microbióloga e especialista em microbioma, realizou uma investigação semelhante. Ela começou a notar imagens fraudulentas em artigos de periódicos, especificamente fotos de testes genéticos que pareciam ter sido adulteradas, e analisou artigos científicos para verificar inconsistências numéricas, imagens manipuladas ou resultados implausíveis. Em uma análise de 20 mil artigos de pesquisa, ela encontrou fotografias manipuladas em um a cada 25 estudos.[15] Alguns desses estudos foram usados pelos pesquisadores para obter dinheiro público mediante polpudas bolsas dos NIH.

Se estamos presenciando tantos dados não confiáveis só nos estudos publicados, imagine quantas outras formas de manipulação podem ocorrer nas pesquisas. A dra. Bik agora utiliza um software de IA para identificar mais imagens adulteradas. Mas a solução para monitorar as falhas nas publicações não pode se restringir ao uso de IA; precisamos de um sistema que financie a reprodução das pesquisas para confirmar os resultados.

As revelações de manipulações de dados deveriam nos fazer perceber as limitações do processo de revisão por pares. É uma camada adicional de segurança, mas não um selo definitivo de aprovação quanto à confiabilidade do estudo.

"A revisão por pares nunca foi o padrão-ouro nem o selo de garantia que periódicos, cientistas, universidades e agências federais querem nos levar a crer", disse o dr. Ivan Oransky, cofundador do Retraction Watch, um blog que monitora retratações de artigos científicos.[16]

Ele tem razão. Às vezes, uma revisão por pares é detalhada e apresenta uma análise genuinamente independente, mas, na maioria dos casos, é a mesma coisa que a caixa de comentários de uma notícia on-line — na verdade, a caixa de comentários pode até ser melhor, pois o autor raramente é anônimo, enquanto quase todos os revisores de um artigo científico permanecem no anonimato. Os periódicos médicos têm a curiosa tradição de não revelar aos autores do estudo o nome dos revisores. Se esses periódicos estivessem mesmo determinados a combater o apadrinhamento, fariam o contrário. Os revisores deveriam analisar os estudos sem saber quem os escreveu. Isso ajudaria a garantir uma avaliação objetiva e apolítica dos méritos do artigo. Alguns periódicos médicos começaram recentemente a adotar essa prática.

Notei também que, em geral, o que é publicado depende da rede de contatos da pessoa. Diversas vezes aconteceu comigo de editores ou líderes de um grupo de alguma especialidade me pedirem para submeter um artigo a seu periódico ou conferência médica, dando-me garantias de que seria aceito. Essa não é uma boa maneira de promover a pesquisa. Tais práticas de bastidores são avessas a novas ideias e podem explicar por que a pesquisa parece estagnada, apesar do enorme investimento da sociedade.

O principal papel dos periódicos é filtrar as pesquisas a serem lidas pelos médicos. Dá para imaginar como esse papel de *gatekeeper* é poderoso e pode ser usado como uma arma quando um periódico perde sua objetividade. Pessoalmente, sempre achei estranho que jornais como o *Washington Post* possam "endossar" um candidato político. Por isso é ainda mais preocupante quando um periódico médico faz o mesmo. Em seus 208 anos de história, o *New England Journal* permaneceu firmemente apartidário.[17] Quatro semanas antes da eleição presidencial de 2020, porém, isso mudou de repente. O periódico médico essencialmente apoiou um candidato.[18] O artigo em tom contundente foi assinado por seus 34 editores. A revista científica *Nature* fez o mesmo.[19] O problema aqui não é o candidato escolhido por eles, e sim o fato de se meterem na política. Trata-se de um novo precedente que deixa muitos médicos preocupados sobre quem controla o maior fluxo de informações de saúde.

Os periódicos médicos deveriam voltar à antiga tradição de não endossar candidatos políticos.

MORDAÇA

Em 2022, a dra. Leana Wen, minha amiga e antiga comissária de saúde de Baltimore, foi convidada a participar de um painel sobre bullying e assédio na conferência anual da Associação Americana de Saúde Pública. Embora fosse uma apoiadora declarada das medidas contra a covid-19, em 2022 alguns de seus pontos de vista sobre a questão haviam mudado. Ela sugeriu suspender algumas restrições relacionadas à pandemia e falou sobre a responsabilidade de cada um. "Esse é nosso novo normal, baseado na reflexão individual sobre os riscos pessoais e os riscos oferecidos aos outros", escreveu.

Mas as pessoas que controlam a saúde pública não toleram opiniões divergentes sobre temas considerados intocáveis. Mais de seiscentos acadêmicos e líderes nacionais na área da saúde pública assinaram uma carta exigindo que ela fosse excluída do encontro e não tivesse permissão de falar. Ela não manipulara dados em um ensaio clínico nem adulterara fotos em um periódico de Harvard, mas, aos olhos da comunidade acadêmica ligada à saúde pública, tinha feito algo bem pior: manifestara uma opinião diferente da deles. Havia cometido um crime de pensamento.

A intensa pressão nacional para excomungar a dra. Wen funcionou. Ela não participou do painel sobre bullying e assédio na conferência; na verdade, foi vítima do bullying cometido pelos especialistas da área. Fiquei profundamente decepcionado ao saber disso. Sempre apreciei conversar com a dra.

Wen. Embora tivéssemos divergências de opinião sobre questões de saúde pública nacional, ela sempre foi educada e amistosa, demonstrando o tipo de civilidade de que este país tanto necessita para debater problemas complexos. Participamos ambos como palestrantes convidados em uma aula em que oferecemos visões discordantes. Ela era de uma competência sem igual.

Incomodado com a hostilidade do establishment da saúde pública em relação à dra. Wen, perguntei ao diretor-executivo da Associação Americana de Saúde Pública por que não permitia diferentes pontos de vista em sua conferência. Ele apenas me convidou a comparecer ao evento.

Considerei aceitar, mas não demorei a descobrir que isso seria impossível. A conferência acadêmica só admitia a participação de pesquisadores que tivessem recebido três ou mais doses de vacina contra a covid-19. Depois de ser eleito para a Academia Nacional de Medicina, fui impedido de comparecer à conferência nacional deles pelo mesmo motivo: eu tomara apenas duas doses da vacina — número considerado insuficiente pelos organizadores. Isso apesar de eu apresentar imunidade natural obtida com uma infecção anterior de covid-19 meses antes, algo que descrevi em um estudo conduzido pela minha equipe.[20] Nosso estudo, demonstrando os níveis elevados de anticorpos em pessoas que haviam se recuperado da covid-19, embora censurado pelas plataformas de mídias sociais, foi bem recebido pelos médicos, que o usaram para ajustar suas recomendações de doses de reforço para indivíduos de baixo risco. Um ano depois, o *Journal of the American Medical Association* (*JAMA*) listou o estudo em seu site como o terceiro artigo mais debatido que haviam publicado em 2022.[21]

A liberdade de expressão não foi criada para o discurso fácil — palavras bem recebidas pela maioria por reafirmarem suas crenças preexistentes —, e sim para proteger quem toca em questões desagradáveis — palavras que desafiem o pensamento de grupo. Hoje, mais do que nunca, a medicina organizada encontra maneiras de limitar e silenciar o debate científico. Algumas delas são sutis, como convidar pessoas de opiniões semelhantes para integrar conselhos editoriais, comitês e conferências. Outros métodos de repressão são mais explícitos, como os departamentos de comunicação dos hospitais proibirem os médicos de falar com a mídia sem autorização deles — uma política que os médicos americanos têm em comum com os da Coreia do Norte. Dezenas de eminentes especialistas médicos já me contaram pessoalmente que foram repreendidos ou até intimidados por alguém do departamento de comunicação de seus hospitais depois de terem dito algo em uma entrevista que o hospital não aprovou. A população não precisa de propagandistas da medicina; precisa de médicos com liberdade para falar.

As instituições e a medicina organizada repetidamente têm mantido um véu de silêncio sobre as opiniões divergentes de médicos muito qualificados, criando uma ilusão de consenso. Mas o histórico das organizações que agem dessa forma não é nada bom. Basta observar como o establishment da medicina se saiu na questão das importantíssimas recomendações de saúde explicadas neste livro. Hoje, mais do que nunca, precisamos que os médicos e cientistas falem com franqueza sobre as principais mazelas da saúde atual. Precisamos do discurso civil.

O cancelamento da dra. Wen não seguiu linhas partidárias. Embora quase todos os líderes acadêmicos de saúde pública se considerassem politicamente liberais, a dra. Wen está longe de ser conservadora. Ela era uma nomeada política democrata e, mais tarde, atuou como CEO da Planned Parenthood. Hoje é pesquisadora de saúde pública na Universidade George Washington e colunista do *Washington Post*. É irônico que as universidades aleguem acreditar na inclusão e na diversidade racial, étnica e etária, enquanto, curiosamente, a diversidade ideológica é excluída.

O conselho editorial do *Wall Street Journal* opinou sobre o incidente na conferência da Associação Americana de Saúde Pública. "Aparentemente, os especialistas em saúde pública também não podem ter permissão de tomar as próprias decisões quanto a ouvir a dra. Wen", escreveram.[22]

Não se trata apenas da Associação Americana de Saúde Pública. Muitas sociedades nacionais tendem a virar feudos. Lembro-me de participar da conferência do Colégio Americano de Cirurgiões quando era residente de cirurgia. Compareci a uma mesa-redonda sobre cirurgia do pâncreas composta por alguns grandes nomes da área. Foi incrível a oportunidade de ouvi-los e conhecê-los. Afinal, eu lera seus trabalhos por muitos anos. Mas então voltei no ano seguinte. Eram os mesmos convidados, fazendo os mesmos comentários. Ao longo dos dez anos seguintes, alguns outros especialistas também passaram pelo painel, mas, na essência, eram sempre os mesmos médicos. Não admira que esse grupo tenha menosprezado a inovadora cirurgia pancreática minimamente invasiva que reduzia a dor e as taxas de infecção no pós-operatório. Eles próprios não sabiam realizar tais procedimentos.

Sei de muitos médicos que desistiram de submeter suas pesquisas a conferências e periódicos médicos pela sensação de serem rigidamente controlados por um pequeno grupo de pessoas; eles não têm interesse em participar da politicalha necessária para ver seus trabalhos divulgados. Somos cientistas, não socialites. O dr. Ahmet Baschat, um colega mais velho da Johns Hopkins especializado em três áreas médicas diferentes e também um pesquisador bastante conceituado, é um dos críticos. "Há um bocado de politicagem para publicar", contou-me ele. "Não gosto mais de ir a conferências, pois hoje viraram eventos comerciais voltados a um pequeno grupo."

A pressão da elite médica dominante para controlar o debate nunca foi maior do que hoje. As pessoas logo são rotuladas por sustentar determinados pontos de vista ou apresentar novas ideias. No ano passado, a Academia Nacional de Medicina incluiu no alto da primeira página de seu formulário para os candidatos a membro um campo a ser assinalado declarando sua preocupação com o aquecimento climático. Eu me preocupo com o aquecimento climático, mas será que é assim que queremos selecionar nossos médicos? Em 2023, o presidente de uma sociedade cirúrgica de ponta ousou expressar suas opiniões pessoais *questionando* as ação afirmativas na área. Em vez de apenas discordar de seu ponto de vista, a liderança da sociedade o repreendeu, em uma clara advertência a qualquer um que ousasse questionar a corrente dominante a favor das ações afirmativas em contratações na cirurgia.[23] Um cardiologista da Universidade de Pittsburgh foi igualmente afastado de um cargo de liderança por questionar a ação afirmativa. O que aconteceu com a simples discordância e a apresentação de argumentos contrários? O ambiente envolvendo determinadas questões na medicina ficou tóxico.

A PALMATÓRIA DO DIRETOR

No início deste ano, o dr. Richard Baron, CEO do poderoso Conselho Americano de Medicina Interna, um monopólio privado, discursou na Johns Hopkins. Ele não falou sobre os avanços mais recentes na cura do câncer ou de doenças cardíacas. Sua palestra se intitulava "Protegendo a legitimidade do conhecimento médico: combatendo a desinformação na medicina", em que defendia a formação de um reduzido grupo de médicos renomados para delinear quais opiniões os demais deveriam ter permissão de expressar em público. Ele destacou o novo programa do conselho para suspender a certificação de qualquer médico que não concordasse com a liderança do conselho sobre determinadas controvérsias médicas. (Para contextualizar, o conselho também revoga a certificação se o médico não pagar uma taxa anual de 220 dólares. Imagine se a faculdade onde a pessoa se formou cobrasse um pagamento anual e realizasse uma prova para ela conservar seu diploma. É isso que o Conselho Americano de Especialidades Médicas faz com quase todos seus médicos certificados.) O Conselho Americano de Medicina Interna e várias outras associações médicas afirmaram, em uma declaração de 2021, que os médicos têm o dever ético de "compartilhar informações" que sejam "baseadas no consenso" e que, se discordarem, o certificado emitido pelo conselho ficaria ameaçado.[24] Sua apresentação *não* mencionou uma das maiores carências na medicina atual: o discurso civil. Depois da pandemia de covid-19, soube de médicos no hospital que pararam de se falar devido a opiniões divergentes. Deveríamos estar acima desse ruído e nos empenhar na dura tarefa de assegurar a civilidade, em vez de criar um estado policial para reprimir crimes de pensamento na ciência.

Não é só na medicina. Em 2024, o dr. Roland Fryer, professor de economia em Harvard, foi pressionado a não publicar seu estudo de 2017 mostrando que, embora policiais tivessem maior probabilidade de recorrer à força excessiva contra minorias raciais, era menos provável que *atirassem* nelas do que em brancos suspeitos.[25] Os colegas o aconselharam a publicar apenas a primeira parte, que aprovaram. Mas ele decidiu publicar o trabalho na íntegra. Em uma entrevista à jornalista Bari Weiss, do *Free Press*, ele contou como, a partir daí, sua vida virou um "inferno". Ele se tornou imediatamente alvo de uma investigação interna em Harvard e foi suspenso sem remuneração por dois anos. Só não foi mandado embora por ter estabilidade no cargo, sendo o mais jovem professor negro titular de Harvard. "As pessoas perdem a cabeça quando não gostam do resultado", afirmou a Weiss. (A dra. Claudine Gay, chefe do dr. Fryer que o suspendeu, seria posteriormente nomeada presidente de Harvard e então obrigada a renunciar devido a uma acusação de plágio.)[26]

As sociedades se definem pelas coisas que seus membros não têm permissão de dizer.

Se o castigo reservado a profissionais que discordam de organizações médicas como a AAP é a expulsão, os médicos que desafiaram a recomendação de não consumir amendoim poderiam ter sido excomungados. Caso a lei da Califórnia vigorasse dez ou vinte anos atrás, o dr. Gideon Lack, cuja pesquisa levou à retirada da diretriz de evitar amendoim, seria considerado não um inovador, mas um foragido da lei.

CALANDO O DEBATE

As universidades deveriam ser um bastião da liberdade de expressão. Na verdade, muitas se orgulham de assumir tal tarefa. Mas, ironicamente, as universidades de elite dos Estados Unidos acabaram com qualquer debate sobre algumas das principais questões dos nossos dias. Durante a pandemia de covid-19, Harvard, Stanford, Universidade da Pensilvânia, Universidade da Califórnia em San Francisco, Brown e Johns Hopkins não realizaram nenhum debate sobre as medidas em relação à covid-19. Cito essas instituições especificamente porque é onde tenho amigos em posição de liderança que confirmaram essa informação.

O primeiro debate no Instituto de Tecnologia de Massachusetts ocorreu depois da pandemia, em 27 de fevereiro de 2024, sobre a determinação interna de exigir uma dose de reforço. Muitos médicos acreditam que um jovem aluno saudável do sexo masculino que teve covid-19 há pouco tempo não precisa do reforço e que essa nova dose da vacina traria o risco de miocardite, que ocorre em cerca de um a cada 2 mil homens jovens. Um desses médicos é o dr. Vinay Prasad, da Universidade da Califórnia em San Francisco, que escreveu mais de vinte estudos revisados por pares sobre a covid-19. Ele apresentou seus argumentos no auditório do MIT e comentou como muitos alunos presentes ao debate estavam altamente engajados e tinham mente aberta! Muitos lhe agradeceram por contribuir com seu ponto de vista.

As pessoas estão sedentas por discurso civil.

Um debate menor teve lugar na Universidade da Califórnia em San Francisco depois da pandemia, mas, durante a pandemia, questões controversas, como fechamento prolongado das escolas, proibição durante anos das visitas a hospitais e uso obrigatório de máscara de pano para crianças (exceto quando estivessem comendo ou dormindo na creche), não foram debatidas em nenhum momento nas universidades de elite dos Estados Unidos. Evidentemente, permitir que alunos e professores ouvissem opiniões de especialistas que divergiam da administração teria sido demais para elas. Mas, como vimos no capítulo 6, quando as autoridades de saúde ignoram questionamentos válidos simplesmente para proteger a fé nas instituições, o resultado pode ser desastroso. No caso de relegar ao ostracismo as pessoas que questionaram o risco de HIV no suprimento de sangue, proteger o nome da Cruz Vermelha a todo custo resultou na morte da maioria dos americanos com hemofilia grave.

Errar é humano. Na ciência, quando as pessoas se equivocam por haver pouca informação disponível, não há problema. Mas quando, por muitos anos, fazem afirmações absolutistas que vão contra as evidências médicas esmagadoras apenas para proteger uma instituição ou partido político, viram propagandistas.

UM LUGAR ESCLARECIDO

A Royal Society em Londres talvez seja a associação científica mais prestigiosa do mundo. Sua rica história na promoção de um fórum aberto para a discussão de ideias começou com sir Isaac Newton, que foi seu primeiro presidente. A Royal Society se orgulha de seus membros serem eleitos com base puramente no mérito científico, não em títulos acadêmicos ou apadrinhamentos. A Royal Society abriu as portas para Albert Einstein e Stephen Hawking, que desafiaram o pensamento convencional. Como um testemunho de sua missão, a instituição sempre publicou artigos que muitos não apreciaram, como o experimento da pipa de Benjamin Franklin. A Royal Society continua até hoje promovendo trabalhos inovadores sobre bactérias resistentes a antibióticos e física teórica.

No coração da missão da Royal Society está seu lema, *Nullius in verba*, que significa: "Não se fie na palavra de ninguém". Essa frase está gravada com destaque na entrada do prédio. Além disso, a associação afirma que seu lema representa "uma expressão da determinação de seus membros em resistir à dominação da autoridade e verificar quaisquer afirmações apelando aos fatos determinados pela experimentação". Amém.

NADANDO CONTRA A CORRENTE

Ao longo da minha carreira na medicina, meu foco sempre foi estudar temas que não saíam da minha cabeça — os pontos cegos da profissão médica. Esses pontos cegos surgem não por haver mentes diabólicas conspirando na área da saúde; pelo contrário, o que há são boas pessoas trabalhando em um sistema ruim que não projetamos, mas herdamos. Os pontos cegos existem não porque as pessoas inteligentes sejam mal-intencionadas, e sim por mantermos um foco intenso no nosso trabalho. No caso da medicina, é o foco altruísta de cuidar de pessoas doentes.

Minha curiosidade começou nos tempos de aluno de medicina. Os pontos cegos pareciam um verdadeiro tesouro para a descoberta científica. Criei interesse pelas grandes polêmicas da medicina sobre as quais não conversávamos, mas deveríamos. Os negativistas muitas vezes me desencorajavam de explorar esses temas, embora, com o tempo, muitos acabassem mudando de opinião.

Eu queria trabalhar em questões importantes que fossem pouco valorizadas e carentes de financiamento à pesquisa. Minha jornada desafiando o pensamento de manada na medicina e seus pressupostos profundamente arraigados tem sido uma aventura. Permita-me contar um pouco sobre ela.

Não demorei a perceber que os perigos do tabagismo eram a prioridade número um da comunidade médica. Os dados eram incontestáveis. Mas nossa estratégia parecia voltada antes a humilhar os usuários de tabaco. Apontávamos o dedo e nos referíamos a eles não como seres humanos lutando contra o vício, mas como "fumantes". Qualquer comunicação entre os profissionais de saúde começava com: "Temos aqui um fumante de 45 anos com uma unha encravada" ou "Estou encaminhando um fumante de 52 anos ao quarto andar para um raio X do joelho". Era nossa tentativa de rotular e categorizar uma classe de pessoas, muitas das quais evitavam os médicos.

No entanto, havia uma questão sobre a qual ninguém parecia falar: hospitais e faculdades de medicina ajudavam a financiar a indústria do tabaco investindo nela uma parte de sua imensa verba. Era um imenso ponto cego, um fracasso moral. Com a ajuda do meu professor, o dr. Ichiro Kawachi, escrevi um artigo no *JAMA* exortando hospitais, faculdades de medicina e empresas de seguros de saúde a abrirem mão de suas ações nas empresas de tabaco.[27] Uma pessoa que administrava o fundo de uma universidade me disse: "Você não entende como funciona, não é tão simples". O dr. Kawachi e eu ouvimos repetidas vezes que esse desinvestimento nunca ocorreria.

Mas, ao longo dos vinte anos seguintes, muitas instituições no sistema de saúde fizeram exatamente isso, incluindo a maioria das universidades de ponta do país que possui curso de medicina. Quando elas procederam a uma série de desinvestimentos, lembrei-me do especialista do hospital que me dissera que isso nunca aconteceria e do sábio conselho de um dos meus mentores, que afirmou: "Noventa por cento do sucesso se resume a perceber quem só fala bobagem".

Quando eu fazia minha residência, outra coisa que ninguém comentava também chamou minha atenção: o alto número de pessoas prejudicadas por erros médicos evitáveis. Eu havia testemunhado pacientes morrendo não da doença que os levara a procurar assistência médica, e sim do próprio tratamento. Pessoalmente, cometi equívocos por me ver envolvido em situações além do meu nível de treinamento na época, por fazer avaliações ruins quando sofria privação de sono e por falhas de comunicação. O procedimento mais perigoso no pronto-socorro era o encaminhamento do paciente — quando o médico ou a equipe de enfermagem entregam a pessoa aos cuidados de outros profissionais, resumindo seus problemas de saúde com uma rápida descrição. Alguns desses equívocos me atormentavam. A certa altura, passei a adotar uma atitude fria e robotizada para lidar com a situação, o que também afetou meus relacionamentos pessoais fora do trabalho. Mas, ao conversar com meus colegas de residência, percebi que a maioria se sentia da mesma forma.

Quase ninguém comentava sobre a epidemia de erros nos hospitais; eles incluíam médicos de diferentes instituições, como os drs. David Bates, Lucian Leape e Don Berwick. Li seus artigos e procurei cada um deles, confirmando minha suspeita de que havia uma alarmante epidemia acontecendo bem debaixo do nosso nariz. Eles estimavam a alta taxa de mortalidade em até 100 mil óbitos por ano. Esses médicos acreditavam que a segurança do paciente deveria ser tratada como uma ciência e me encorajaram a adotar essa postura como meu foco acadêmico. O reitor da minha universidade afirmou que era uma perda de tempo. Alguns mentores deram seu apoio, mas a velha guarda dizia que isso não era ciência de verdade, observando que seria um suicídio profissional, pois eu nunca conseguiria uma verba dos NIH para pesquisar como prevenir erros médicos. Em vez disso, eles insistiam na ideia de que todos os residentes de cirurgia passassem um ou dois anos trabalhando em um laboratório.

Decidi tentar a sorte e estudar a segurança do paciente.

Estudei habilidades não técnicas, como trabalho em equipe e comunicação. Eu e alguns colegas medimos a cultura de segurança com levantamentos comprovados. Então, um dia, meu mentor, o dr. Peter Pronovost, me incentivou a criar uma checklist para cirurgias baseada em algo similar que ele fizera para a UTI. Esbocei algumas perguntas, tomando como modelo uma checklist de cabine que os pilotos de avião usam antes de decolar e passei a utilizá-la antes das cirurgias. A primeira questão era: qual o nome e a função de cada pessoa presente na sala de cirurgia? A seguir, confirmávamos o nome do paciente, a operação a ser realizada e o lado do corpo correto para a cirurgia. Acrescentamos algumas perguntas para assegurar que havia o equipamento e os recursos de emergência necessários e, *voilà*, a checklist cirúrgica estava pronta.[28]

"Ninguém vai usar isso", disse-me um colega cirurgião. Outro pôs a lista à prova e afirmou: "Parece coisa do Clube do Mickey Mouse". Mas então pedi a meus colegas que tentassem usá-la por vários meses, a fim de que pudéssemos medir seu impacto na segurança do paciente. Descobrimos que o uso de uma checklist cirúrgica melhorava a cultura de segurança e os resultados clínicos dos pacientes.[29,30]

Depois que publiquei artigos detalhando nossa experiência com o uso da checklist na Johns Hopkins, fui convidado pela Organização Mundial da Saúde (OMS) para apresentá-la a um comitê recém-formado. O comitê, chefiado pelo dr. Atul Gawande, adorou a lista e logo lhe atribuiu o selo de aprovação da OMS. Ela veio a ser conhecida como a checklist cirúrgica da OMS e, em pouco tempo, passou a ser afixada na parede de salas de cirurgia pelo mundo todo. Nos meus tempos de residente, ninguém usava algo do tipo antes de fazer uma cirurgia. Hoje, é o padrão de atendimento. Estima-se que no primeiro ano a checklist tenha sido amplamente utilizada no mundo todo, salvando mais vidas do que o benefício incremental da quimioterapia mais recente naquele mesmo ano. Em nenhum momento os NIH financiaram esse tipo de trabalho.

A seguir, escrevi um livro sobre o assunto, chamado *Unaccountable* [Inexplicável], sugerindo que os hospitais deveriam anunciar publicamente suas taxas de erros médicos conhecidos como "*never events*", uma lista de coisas que jamais deveriam ocorrer em um hospital. No livro, também sugiro que os hospitais divulguem suas taxas de infecção e readmissão, bem como outras métricas de qualidade. Mais uma vez, disseram-me que isso nunca aconteceria. As elites médicas das organizações de saúde me falaram que era um sonho vão. Poucos anos depois de o livro se tornar um best-seller do *New York Times*, porém, o Medicare passou a exigir a divulgação de todas essas métricas de qualidade.

Outro ponto cego impressionante que notei na medicina foi a compreensão da síndrome de fragilidade. Algumas pessoas idosas eram saudáveis, mas frágeis, enquanto outras apresentavam comorbidades, mas não eram frágeis. Decidi conduzir um ensaio clínico para ver que aspecto era mais eficaz em prever o resultado de uma cirurgia — o nível de fragilidade, tal como medido por um índice de cinco pontos, ou exames pré-operatórios mais tradicionais, como os exames de coração. Alguns pesquisadores de renome nacional criticaram a "falta de rigor" do estudo. Entretanto, a pesquisa revelou que a síndrome de fragilidade era o melhor indicador para prever o resultado de uma cirurgia, até mais do que os exames pré-operatórios tradicionais.[31] Hoje, ela é reconhecida como um domínio da saúde que influencia a tomada de decisão cirúrgica.

Um ponto cego também abordado pela minha pesquisa foi a pegada de carbono dos hospitais. Hospitais tendem a ser o segundo maior produtor de lixo em uma comunidade. Publicamos um artigo em 2011 encorajando os hospitais a usarem iluminação mais eficiente, reduzirem os resíduos perigosos, educando as pessoas sobre a lixeira correta para os diferentes itens, e outras práticas sustentáveis.[32] Dez anos depois, muitos hospitais adotaram essas práticas.

Outro ponto cego era como certos hospitais que aprendemos a admirar começaram a praticar preços abusivos e cobranças predatórias. Realizei um estudo para documentar a prevalência dessa prática e publiquei um relatório no *JAMA* mostrando que um terço dos hospitais aciona na Justiça os pacientes que não conseguem pagar a conta.[33] Eles os processam e confiscam seus salários. Em uma cidade de 28 mil habitantes, o adorado hospital da comunidade abrira 25 mil processos contra pacientes. Em outra, processaram o juiz por engano! Escrevi sobre a pesquisa da minha equipe no livro *The Price We Pay*. Sempre me diziam que eu jamais conseguiria fazer os hospitais mudarem sua atitude. Três anos depois, muitos hospitais reagiram à atenção da mídia causada por nosso trabalho e acabaram com a prática de processar pacientes. As ações judiciais dos hospitais contra pacientes caíram 80%, um resultado que documentamos a seguir em um artigo no *JAMA*.[34]

Hoje criamos métricas para classificar os hospitais em uma escala de um a cinco segundo a qualidade de sua cobrança, permitindo que o consumidor fique informado e empoderado.[35] O objetivo da transparência é permitir que o mercado recompense os hospitais justos, razoáveis e compassivos em suas práticas de cobrança.

Quando algumas pessoas leram a tese de *The Price We Pay*, que propõe a obrigatoriedade de todo hospital, para efeitos de comparação, divulgar o preço à vista de seus serviços, disseram-me que isso nunca aconteceria. Passados dois anos da publicação, muitos membros do Congresso e funcionários da Casa Branca que leram o livro me convidaram para discutir detalhes da proposta. Em um ano, uma ordem executiva da Casa Branca foi assinada, e atualmente os hospitais têm tornado seus preços públicos. A ideia era tão apolítica que não só governos republicanos, como também democratas, assim como o sistema de Justiça, apoiaram a nova lei. Foi algo bipartidário porque a transparência é um valor estadunidense.

Em muitas dessas medidas sugeridas por nossa equipe de pesquisa na Johns Hopkins, as pessoas nos disseram que estávamos perdendo tempo. Fui frequentemente excluído de conferências que consideravam como pesquisa de verdade apenas estudos laboratoriais ou ensaios clínicos. Mesmo assim, cada área do trabalho da nossa equipe exerceu um impacto nacional ou mundial bem maior do que teríamos imaginado.

Felizmente, em cada um desses casos houve uma minoria de líderes que reconheceu o problema e ajudou a promover o trabalho. Fomos bem-sucedidos graças à disposição deles em considerar pesquisa não convencional sobre temas fora do radar dos NIH.

Um desses médicos foi o dr. Zubin Damania, talvez o maior influenciador da medicina atual (com mais de 1 bilhão de visualizações em suas várias plataformas de mídias sociais combinadas). Médico formado em Stanford, o dr. Damania se valeu de seu megafone único para entrevistar especialistas e discutir importantes pontos cegos negligenciados pelo establishment da medicina.[36]

Além disso, um grupo nosso inaugurou o site de notícias médicas Sensible Medicine, hoje dirigido pelos drs. Vinay Prasad, Adam Cifu e John Mandrola — três médicos renomados com credenciais impecáveis. Os artigos desafiam em tempo real o dogma moderno que aparece diariamente em periódicos científicos e eventos atuais, e questionam as sociedades médicas, os anúncios de conferências, a indústria farmacêutica e as decisões da Administração de Alimentos e Medicamentos (FDA), dos NIH e dos Centros de Controle e Prevenção de Doenças (CDC, todos nas siglas em inglês). Disseram-nos que seria impossível estabelecer um serviço independente de análise de notícias médicas sem a obtenção de uma receita com publicidade, mas afirmo com o maior orgulho que, uma vez mais, os negativistas estavam errados. O site hoje tem mais de 80 mil leitores e segue crescendo. Muitos deles são médicos. O Sensible Medicine jamais aceitou um centavo da indústria farmacêutica ou de instituições médicas. O site representou uma forma de exigir prestação de contas do establishment da medicina, incluindo sociedades e periódicos médicos. Alguns artigos foram lidos por meio milhão de pessoas. Algo que nos disseram que seria impossível hoje está transformando a medicina.

No início deste capítulo, mostrei o formulário-padrão pelo qual me pediam para confirmar se meu trabalho era "aceito dentro da profissão". Em quase todas as pesquisas que realizei na minha carreira, a ideia que examinamos de início *não* era aceita dentro da profissão.

Mas então, eventualmente, acabou sendo. Hoje, quando encontro alunos e médicos apaixonados por lidar com os pontos cegos da medicina, mas que são desencorajados pelo establishment médico, compartilho minha trajetória com eles. Também lhes digo que a área médica precisa de abordagens inovadoras. E de pensadores renascentistas, não de operários que recitem catecismos obedientemente sem questionar. O segredo é termos a humildade de evoluir nosso pensamento conforme aprendemos ao longo do caminho.

PRECISAMOS DE BENS FRANKLINS

A medicina moderna precisa de pessoas que pensem grande. Pensadores renascentistas, como Benjamin Franklin. Ele nos legou dezenas de contribuições científicas, incluindo invenções que vão do para-raios e do fogão da Pensilvânia a um cateter flexível para a bexiga e óculos bifocais. Realizou projetos de saneamento urbano e sugeriu de que maneiras as infecções poderiam se espalhar em um ambiente fechado, desafiando o pensamento convencional. Além de ser uma mente brilhante, era alguém que fazia as coisas acontecerem. Crítico feroz da escravidão, foi um campeão da democracia e um autor de best-sellers. Também ajudou a fundar o Pennsylvania Hospital, primeiro hospital americano. Mas a cultura médica atual sabota a criatividade de pensadores como ele. Na verdade, se um médico tem interesses amplos, o sistema insiste na ideia de que os descarte para se concentrar em apenas uma área. Os médicos não obtêm financiamento dos NIH e, por consequência, ficam incapacitados de construir uma carreira acadêmica, a menos que sigam obedientemente um rígido caminho de pesquisa propondo passos incrementais, não ideias ousadas. E se as ideias de um médico tiverem intersecções com outras disciplinas, os NIH se negam a subsidiá-lo. Ben Franklin provavelmente se sentiria sufocado no meio acadêmico atual.

Mas a medicina moderna precisa de mais pensadores como ele.

UMA NOVA GERAÇÃO

Sinto-me encorajado por uma nova geração de profissionais da saúde dispostos a deixar essa roda de hamster da medicina. Eles aspiram a ser pensadores renascentistas, não engrenagens na máquina corporativa, e não mostram nenhuma lealdade à tradição quando ela vai contra uma oportunidade de fazer a diferença. A justiça social é um valor geracional, e, para conseguir grandes realizações, eles estão dispostos a explorar carreiras médicas híbridas.

Muitos fundaram empresas ou entraram para start-ups disruptivas que estão transformando a medicina. Juntos, estamos propondo novas questões. Por exemplo:

- Podemos tratar o diabetes de forma mais eficaz com aulas de culinária, em vez de apenas prescrever insulina?
- Podemos reduzir a pressão arterial elevada melhorando a qualidade do sono e diminuindo o estresse, em vez de simplesmente receitar medicamentos anti-hipertensivos?
- Podemos discutir os programas de merenda escolar, em vez de apenas a cirurgia bariátrica e o Ozempic?
- Podemos enfrentar a epidemia de solidão promovendo as comunidades, em vez de simplesmente prescrever antidepressivos?
- Podemos estudar o impacto da inflamação na saúde?
- Podemos investigar as exposições ambientais que causam câncer, e não apenas a quimioterapia para tratá-lo?

Eles estão dispostos a fazer a pergunta profunda e incômoda que muitas vezes precisamos fazer: será que algo que presumimos ser útil não estaria, na verdade, fazendo mais mal do que bem? *Estamos incendiando a aldeia para salvá-la?*

Há uma nova geração de profissionais de saúde composta por não conformistas. Eles se recusam a beijar a mão dos oligarcas médicos e, em vez disso, se unem a pessoas criativas para repensar os tratamentos. Fundam novos negócios e exploram novas áreas, como o microbioma e o papel da alimentação na medicina. Estão bastante determinados a consertar nosso quebrado sistema.

As doenças crônicas são a principal causa de mortalidade nos Estados Unidos e consomem a maior parte dos 4,5 trilhões de dólares gastos com saúde. O atual sistema de saúde reacionário, compartimentado e ineficiente não funciona. A maioria dos adultos americanos toma quatro ou mais medicamentos prescritos regularmente, fazendo da população dos Estados Unidos a mais medicada do mundo. Precisamos tentar novas abordagens. Precisamos de novas ideias.

O FUTURO

A medicina moderna e a sociedade em geral travam hoje uma batalha intelectual para decidir se o método científico ou a opinião consensual devem pautar a investigação. Os poderosos incentivos que descrevo no início deste capítulo são uma pequena amostra de como a luta continua a se desenrolar diariamente.

Tal luta está longe de ser novidade. Ao longo da história, as civilizações oscilaram entre a mente aberta e a cultura do cancelamento. Nos Estados Unidos de hoje, devemos nos perguntar se a investigação científica está isenta dos nossos valores democráticos ou se a civilidade na discussão pública é um valor que defendemos de verdade.

Grandes pensadores, escritores e jornalistas da atualidade, de ambos os lados do espectro político, observam como é necessário atentarmos para o fato de que o poder gera mais poder e de que o pensamento de grupo pode sufocar boas ideias. Nas palavras de Noam Chomsky: "Se não acreditamos na liberdade de expressão para pessoas que discordam de nós, não acreditamos na liberdade de expressão".

O debate aberto e uma discussão dos méritos dos dados, não dos dogmas, resultam em uma sociedade mais forte, maior civilidade e um ritmo mais acelerado de descobertas médicas.

12. Imagine só

Onde mais estamos errando?

Existem duas coisas, na verdade, a ciência e a opinião;
a primeira gera conhecimento, a segunda, ignorância.
Hipócrates

Se o establishment da medicina se equivocou em tantas recomendações de saúde importantes nas últimas décadas, isso levanta uma preocupante questão: que equívocos não estaríamos cometendo hoje?

Infelizmente, o dogma médico pode ser mais predominante hoje do que no passado, pois a intolerância com opiniões diferentes está em alta e há uma maior centralização da autoridade médica.

Inúmeras práticas médicas atuais não são referendadas por bons estudos. Um estudo realizado pelos drs. Vinay Prasad, Adam Cifu e colegas revelou que 40% das práticas aceitas não resistem a um teste rigoroso.[1]

Quando Bob Marley notou uma descoloração no pé, os médicos lhe disseram que provavelmente se tratava de uma lesão esportiva. Segundo o pensamento convencional da época, pessoas negras não desenvolviam melanoma. Agora reconhecemos esse ensinamento pelo que realmente era — um dogma médico. O cantor acabaria morrendo devido ao melanoma com a idade de 36 anos.

Não há problema em usar o conhecimento clínico para preencher lacunas nas quais a pesquisa ainda está por ser realizada. Mas recomendações sem o devido respaldo científico devem ser encaradas como opinião, não como evidência. Um antigo editor do *Journal of the American Medical Association* (JAMA) certa vez me disse que 60% do que fazemos em medicina é discricionário; em outras palavras, grande parte não é apoiada por boas evidências científicas.

A profissão médica deveria financiar estudos para preencher essas lacunas, mas tende a fazer o contrário. A maior parte da pesquisa hoje se concentra no aspecto farmacêutico, pois é onde se encontra o dinheiro. Estudos que levam à aprovação de um medicamento raramente são reproduzidos — pelo temor de que os mesmos resultados favoráveis talvez não se repitam. E estudos sobre alimentos e mudanças de estilo de vida raramente são apoiados pela indústria ou pelas agências governamentais. Como resultado, gastamos bilhões em novos remédios e exames de sangue, mas muito pouco para estudar a nutrição, o microbioma e a influência da alimentação na inflamação do corpo.

Eu e minha equipe de pesquisa na Johns Hopkins observamos ativamente novas ideias sendo introduzidas em periódicos médicos, em conferências e na mídia. Identificamos duas reações possíveis: uns recebem ideias inovadoras com curiosidade e objetividade, enquanto outros se mostram territoriais e tribais.

Neste capítulo, examinaremos dez práticas médicas atuais baseadas em pressupostos que ainda não foram estudados por completo ou de forma adequada. Você provavelmente tem ideias preconcebidas sobre o que futuros estudos poderão revelar a respeito de cada uma, mas há de concordar que, na ausência de evidências sólidas, os atuais pontos de vista não passam de opiniões.

Precisamos manter a mente aberta. Se alguém afirma que sua opinião sobre um desses exemplos está "baseada em evidências" quando não há uma evidência sólida sequer, a pessoa só pode ser ignorante ou deliberadamente falsa. Se o dr. Festinger estivesse vivo, provavelmente explicaria que deturpar uma opinião como se fosse baseada em evidências é um mero mecanismo de defesa para satisfazer a própria dissonância cognitiva.

Considerando a quantidade de recomendações de saúde importantes que foram revertidas depois de devidamente estudadas, imagine só quantas coisas mais que são recomendadas hoje poderiam ser revertidas se as examinássemos com bastante atenção. *Imagine só.*

1. FLÚOR NA ÁGUA POTÁVEL

O flúor mata bactérias na boca que causam cáries, por isso é adicionado ao suprimento de água, mas também pode matar bactérias no microbioma.

E alterar o microbioma não é o único potencial problema ligado à adição de flúor na água potável. Ele pode afetar nossa inteligência. Um estudo de 2019 no *JAMA Pediatrics* relatou que "a exposição materna a níveis de flúor mais elevados durante a gravidez foi associado a pontuações de QI mais baixas" em crianças. O flúor é transferido pelo sangue da mãe para o bebê, acumula-se em regiões cerebrais envolvidas no aprendizado e na memória e altera proteínas e neurotransmissores no sistema nervoso central.

No passado, dentistas observaram pesquisas sugerindo que a fluoretação da água reduz a incidência de cáries. Em função disso, fizeram do flúor uma causa de saúde pública. Parecia simples. Não bastasse, usavam a única ferramenta à disposição para lidar com o problema que testemunhavam com mais frequência. Assim, pressionaram pela implementação da fluoretação tanto nos Estados Unidos quanto em países do mundo todo. Hoje, o flúor é adicionado à água potável de cerca de 66% dos norte-americanos, 38% dos canadenses e 3% dos europeus.

Especialistas nas áreas do microbioma e do neurodesenvolvimento pediátrico tendem a apresentar uma visão mais nuançada. E, fazendo um aparte, o fato de os dois cientistas em quem mais confio usarem pasta de dente sem flúor e possuírem caros sistemas instalados em suas residências para remover o flúor da água deveria nos servir de alerta.

Quando analisei os estudos a fundo, vi que os dados apoiando a fluoretação da água para prevenção de cáries são mais frágeis do que as pessoas imaginam. Uma revisão da Cochrane Collaboration concluiu que há "pouquíssima evidência contemporânea" para avaliar a eficácia da fluoretação da água na prevenção de cáries. A maioria dos estudos foi realizada antes de 1975 e apresentava problemas de elaboração. Ademais, eles não consideraram o uso cada vez mais comum de pastas de dente com flúor e outras medidas que podem reduzir as cáries, nem o fato de muitos países que não adicionavam flúor à sua água potável também terem observado uma redução na incidência de cáries.[2]

Outro argumento que costuma ser usado a favor da adição de flúor ao suprimento de água é que ele mata bactérias nas estações de tratamento, a exemplo do cloro. A cidade de Washington faz isso, mas, ao mesmo tempo, despeja o esgoto urbano não tratado no rio local. Então eis aqui uma ideia radical para deixar nossa água potável mais segura e limpa: parar de jogar o esgoto não tratado no rio local que abastece a cidade.

A fluoretação da água é uma grande conquista de saúde pública ou pode ser prejudicial? Só o que sei com certeza é que, se alguém lhe disser que a fluoretação do suprimento de água é absolutamente segura e essencial para a saúde pública, trata-se de uma opinião, não de um fato.

Os efeitos não dentários do flúor merecem estudos mais rigorosos. Se os dados forem contra o dogma de décadas que apoia a água fluoretada, é possível que o flúor esteja causando mais mal do que bem. Ainda que os Centros de Controle e Prevenção de Doenças (CDC, na sigla em inglês) considerem a fluoretação da água potável para prevenção de cáries "uma das maiores conquistas de saúde pública do século XX",[3] devemos estar abertos a reverter tal prática.

2. "MACONHA É INOFENSIVA"

A crença de que a maconha é segura e definitivamente não uma porta de entrada para o uso de outras drogas está bem difundida na sociedade atual, mesmo entre alguns médicos. Quase metade dos estados americanos legalizou o uso da maconha (dados de 2023),[4] e seu uso passou a ser mais amplamente aceito. Mas será que estamos nos convencendo de algo em que queremos acreditar?

A maconha de hoje não é a mesma dos hippies de décadas atrás. Nos últimos anos, os produtores ficaram mais sofisticados e agora, em comparação à década de 1970, a maconha contém dez vezes mais tetraidrocanabinol, o componente ativo também conhecido como THC.[5] Ela pode ser mais prejudicial para adolescentes do que para adultos,[6] razão pela qual a experiência anedótica de um adulto não deve servir como base para uma posição científica sólida sobre o uso entre os mais jovens. O cérebro adolescente em desenvolvimento pode ser mais suscetível a danos de longo prazo.

Um estudo realizado por pesquisadores suecos revelou que jovens que utilizavam maconha apresentavam risco seis vezes maior de desenvolver esquizofrenia. Outros estudos mostraram que um em cada dez usuários de maconha na juventude desenvolve sintomas psicóticos numa fase posterior da vida. Em uma revisão feita na Universidade Harvard, Ann Abouseif encontrou "uma correlação aparente entre uso precoce de cannabis e diversas consequências neurológicas e psicológicas adversas na adolescência que continuavam ao longo da vida adulta".[7]

A maconha também parece agravar a crise de saúde mental entre nossos jovens. Uma meta-análise McGill-Oxford revelou um risco aumentado de depressão de 37% e um risco aumentado de ideação suicida de 300% entre adolescentes que usam cannabis.[8]

Talvez a maconha afete também a inteligência. Um estudo sugeriu que o início precoce e o uso frequente na adolescência estavam diretamente associados a declínios no QI verbal e nas tarefas da função executiva, como os processos de aprendizagem por tentativa e erro e por associação condicional.[9]

Por fim, é de amplo conhecimento na área da cardiologia que o uso de maconha aumenta o risco de ataque cardíaco e AVC — em 25% e 42%, respectivamente, segundo um estudo publicado em 2024 no *JAMA*.[10]

Entre o risco de psicose, aumento das taxas de ansiedade e depressão e doenças cardiovasculares, "inofensiva" não é uma palavra que eu usaria para descrever a droga. Decerto ela pode ser menos letal do que a cocaína, mas não é exatamente uma salada de couve orgânica.

As pessoas deveriam estar cientes desses riscos, afinal a maconha é a droga mais comum usada por adolescentes.[11]

Admito que há benefícios à saúde provenientes do THC, que é o componente ativo da maconha. Já vi pacientes de doença de Crohn e câncer terminal se beneficiarem da "maconha medicinal". Mas isso não significa que ela seja segura para jovens mentes em desenvolvimento.

Outra importante questão é determinar se a maconha constitui de fato uma porta de entrada para outras drogas. Fico admirado de haver tanta gente com uma opinião assertiva de que isso não é verdade, sem dispor de dados sólidos para sustentá-la. Um estudo australiano que acompanhou quase 2 mil alunos que usaram maconha por uma década concluiu que "o uso adolescente ocasional de cannabis é um fator que prevê o uso de drogas e problemas educacionais no futuro".[12] Outra pesquisa que acompanhou jovens por um período ainda mais longo revelou resultados similares.[13]

O abuso de substâncias e a dependência química são problemas sociais profundos (aliás, a droga com a maior taxa de abuso e mortalidade nos Estados

Unidos — o álcool — recebe pouca atenção), contribuindo para a criminalidade, arruinando famílias e matando mais de 100 mil americanos todo ano. Seria de imaginar que as pessoas estariam abertas a soluções, em vez de insistir apaixonadamente no pressuposto de que a maconha não é uma droga que serve de porta de entrada para outras.

Há também um argumento econômico de que a legalização da maconha acabará com os cartéis. Embora esse debate esteja fora do escopo deste livro, considere o seguinte: estima-se que 80% da maconha vendida nos Estados Unidos seja cultivada ilegalmente[14] por cartéis e grupos do crime organizado chinês operando grandes fazendas em lugares como Califórnia, Oklahoma e Kentucky.[15,16] Algumas traficam até os próprios trabalhadores — uma forma moderna de escravidão em território americano hoje. De fato, o condado de Humboldt, na Califórnia, uma meca das fazendas ilegais de maconha, tem uma das taxas mais elevadas de homicídio e pessoas desaparecidas do estado. Um xerife rural da Califórnia afirmou ao *Louisville Courier Journal*: "Estou combatendo um dragão com uma agulha".

A visão (popular) predominante sobre como enfrentar a crise da dependência química nos Estados Unidos é aumentar a repressão e/ou legalizar as drogas. Outra abordagem, que não exclui táticas diferentes, é reduzir a demanda.

Se queremos ser objetivos, precisamos parar de dizer que a maconha é inofensiva e não serve como porta de entrada. A verdade é que as evidências disponíveis não apoiam essas opiniões.

3. TYLENOL PARA FEBRE

Durante minha residência, quando dormia na sala de plantão, várias vezes fui acordado por alguém dizendo mais ou menos o seguinte: "Seu paciente está com febre de tantos graus. Dei Tylenol, tem mais alguma coisa que gostaria de fazer?".

Era batata. Parecia que todo paciente hospitalizado com febre recebia uma dose de Tylenol.

Por décadas, a medicina moderna considerou a febre como uma complicação a ser indiscriminadamente tratada com medicamentos. Mas isso era e continua a ser um dogma da medicina. Diversos estudos sugerem que a tentativa de baixar a febre pode prolongar a doença. Isso ocorre porque a febre é um modo natural de o corpo combater a infecção. Um estudo da Johns Hopkins constatou que crianças sofrendo de catapora cuja febre foi medicada passaram por um tempo maior de convalescença.[17] Outros estudos revelaram igualmente que as infecções duram mais tempo quando a febre é baixada com remédios como o Tylenol.[18]

O que está acontecendo aqui? Uma temperatura corporal elevada pode ajudar a combater algumas bactérias e vírus ou fortalecer o sistema imune; ambos os mecanismos são sugeridos na literatura médica.[19,20] Muitos pediatras que respeito me explicaram como o tratamento de uma febre com medicação deveria se limitar a ocasiões em que o problema cause dor ou desconforto. Não há regras rígidas e rápidas baseadas no valor exato da temperatura. Algumas crianças podem correr e brincar sem se incomodar com a febre alta enquanto outras ficam péssimas mesmo com a temperatura baixa. Não há problema em tratar a febre, mas a decisão deve ser individualizada, não universal. Se uma criança sente desconforto, tratar a febre pode ser a coisa mais humana a fazer.

Ironicamente, antes da era dos antibióticos, os médicos induziam febre no paciente com o intuito de combater infecções. Agora parece que voltamos ao ponto de partida. Mas o dogma de tratar qualquer febre com Tylenol segue firme e forte. Alguns ainda parecem combater desesperadamente a menor elevação de temperatura. Um estudo de 2021 estimou que 90% das crianças e metade das gestantes[21] usam Tylenol ou medicamentos antipiréticos similares. Alguns médicos expressaram preocupação com o abuso de tais medicações. Em 2021, pesquisadores da Universidade Duke publicaram uma advertência em um estudo intitulado "Paracetamol (Acetaminophen) Use in Infants and Children Was Never Shown to Be Safe for Neurodevelopment" [Nunca ficou comprovado que o uso do paracetamol (acetaminofeno) em bebês e crianças é seguro para o neurodesenvolvimento].[22] Em outras palavras, esses medicamentos podem nos afetar de maneiras que ainda não compreendemos totalmente.

Na pediatria, o dogma foi alimentado pelo temor de que uma febre pudesse causar convulsões. Mas, nos raros casos em que isso acontece, o vilão é o *ritmo de aumento* da febre, não o valor máximo da temperatura.

Vez ou outra, um paciente me diz que teve febre, mas não tomou nada porque prefere evitar os remédios. Sorrio e digo que está tudo bem. Na verdade, talvez seja o mais sensato a se fazer.

4. O SANTO GRAAL DA DETECÇÃO PRECOCE DO CÂNCER

Algo muito em voga na medicina atual é um exame de sangue chamado biópsia líquida, que visa detectar diferentes tipos de câncer. A versão mais popular, o novo Multi-Cancer Early Detection Galleri, é fabricada por uma empresa chamada Grail. É difícil questionar os benefícios desse exame. Afinal, como alguém pode ser contra uma "detecção precoce de inúmeros tipos de câncer"? Parece tão errado quanto se opor à comida para bebês.

O problema é que o exame pode gerar resultados falsos-positivos, desencadeando uma via-crúcis adicional de exames e procedimentos desnecessários que podem prejudicar o paciente e causar uma ansiedade até fatal.[23]

Revisei os estudos sobre o exame Galleri. Novas pesquisas podem surgir no momento em que você lê este livro, mas, com base no que já foi publicado, não está claro se o exame pode causar mais danos do que benefícios. Cheguei a uma simples conclusão: disponibilizar o exame Galleri para todo americano é ótima ideia, mas ele ainda não está pronto para uso geral.

Considere os dados.

Em um grande estudo, 58% das pessoas informadas pelo exame Galleri de que poderiam estar com câncer na verdade não tinham nada. Também se descobriu que o exame pode falhar na detecção de 70% dos casos de câncer.[24,25] A taxa de falsos-positivos poderia ser mais elevada, mas, estranhamente, o estudo relatou que centenas de pessoas "permanecem sob análise". Além disso, detecção precoce é diferente de prevenção.[26] A simples identificação de um câncer não significa que uma vida foi salva. O ponto central é: o exame salvou a vida de alguém? E, em caso afirmativo, ele teria salvado mais vidas do que as que foram perdidas devido a exames desnecessários feitos em resposta a falsos-positivos? Diversos casos de câncer descobertos nos estudos já se encontravam em um estágio avançado ou incurável. Isso, ao contrário da detecção de um câncer em estágio inicial, é o que chamamos em oncologia de "indolente" — um tumor de crescimento lento ao qual a maioria das pessoas poderia sobreviver. Também existem alguns tipos de câncer que acabariam sendo identificados antes de se espalhar e que teriam um prognóstico favorável independentemente de quando fossem encontrados. Esse pode ter sido o caso de alguns tipos de câncer que o exame relatou ter detectado em uma população de 53 744 pacientes testados em um estudo. Curiosamente, o estudo não informou o estágio do câncer para cerca da metade das pessoas diagnosticadas. Por que a empresa não divulgou essa informação?

Ela se vangloriou de que o câncer de pâncreas de uma pessoa foi descoberto graças ao exame. Mas tudo o que sabemos sobre o caso é que essa mesma pessoa apareceu em mais de um artigo na mídia. Novos detalhes seriam bem-vindos. Como o exame Galleri foi realizado em quase 100 mil indivíduos, seria de esperar inúmeros exemplos de vidas salvas.

A elevada taxa de falsos-positivos do exame significa que muitas pessoas realizam uma batelada de exames e procedimentos diagnósticos posteriormente, alguns deles oferecendo pequenos riscos. Em um estudo, o tempo médio passado aguardando e realizando exames de acompanhamento foi de 162 dias.[27] Aguardar os resultados de um exame para detectar câncer pode ser um pesadelo, constituindo um período de intenso estresse físico e mental. Já vi pessoas à espera dos resultados providenciarem os preparativos para morrer. Até casos de suicídio foram relatados durante esse momento de ansiedade. Só porque os exames de acompanhamento talvez acabem não revelando nada não significa que a expectativa seja desprovida de sofrimento. Os estudos financiados pela Grail não relataram complicações de exames subsequentes como colonoscopias e biópsias invasivas motivadas por falsos-positivos. Também existe uma preocupação com a repetida exposição à radiação dos exames de imagem em pessoas mais jovens.

Ao ler os estudos sobre o exame Galleri, que são financiados pela empresa, notei muitos dados incompletos. Eles não explicam por que pessoas com "risco adicional" de câncer foram incluídas. Também não informam a idade dos indivíduos diagnosticados, nem se alguma vida foi salva ou por que há tantos dados incompletos.[28]

A dra. Susan Bewley, professora emérita do King's College London, chamou o exame Galleri de "eticamente duvidoso" no *Financial Times*. "Esse tipo de exame de detecção pode levar [o Serviço Nacional de Saúde, ou NHS, na sigla em inglês] à falência, priorizar pessoas saudáveis em detrimento das que têm enfermidades e fazer as pessoas adoecerem", afirmou. "Tais exames são como uma forma moderna de sangria com sanguessugas: se o paciente morreu, é porque a aplicação das sanguessugas ocorreu tarde demais, e se não morreu, ele foi salvo pelas sanguessugas."[29]

A empresa que desenvolveu o exame foi financiada com investimentos de Bill Gates e Jeff Bezos. Houve alguns momentos dramáticos. Ela surgiu em 2016 a partir de um desmembramento da Illumina, empresa de testes de DNA que se tornou líder em testes de covid-19 durante a pandemia. Os legisladores europeus e a Comissão Federal de Comércio dos Estados Unidos têm investigado a empresa depois da controvérsia de sua nova fusão com a Illumina em agosto de 2021.[30,31]

Analisando documentos financeiros, descobri que o diretor de tecnologia da Illumina se demitiu repentinamente em 2023 e vendeu todas suas ações.[32] O diretor médico e o CEO também se demitiram no mesmo ano. Se a pessoa está à frente de uma empresa prestes a obter um avanço na detecção do câncer que vai revolucionar a saúde, seria de imaginar que continuaria trabalhando nela e que não abriria mão de suas ações potencialmente valiosas.

A Illumina faz um intenso lobby junto ao governo. A empresa contratou o ex-primeiro-ministro do Reino Unido David Cameron e, num passe de mágica, pouco depois disso, obteve um contrato com o governo britânico para financiar um ensaio clínico. Em 2022, ela adicionou o ex-presidente Barack Obama a seu Illumina Genomics Forum e também convidou Francis Collins, que acabara de deixar o posto de diretor dos Institutos Nacionais de Saúde (NIH, na sigla em inglês), bem como a lenda do tênis Chris Evert. Há uma massiva campanha de lobby em andamento para que o governo dos Estados Unidos financie o exame a todo americano mais velho, algo que poderia custar mais de 60 bilhões de dólares. A campanha conta com o enfático apoio até do presidente da Rede de Ações contra o Câncer da Sociedade Americana de Câncer.[33] Um amigo do Congresso me contou que é uma das maiores campanhas de lobby que ele já viu. A promessa de reduzir o abismo da desigualdade na saúde ocupa o primeiro plano de suas intenções.[34]

Não quero ser nenhum estraga-prazeres, mas, antes de injetarmos 60 bilhões de dólares de dinheiro público nesse exame, deveríamos saber quantas vidas ele salva de fato. Também deveríamos pensar de que outras formas poderíamos gastar esse fabuloso montante: com vitaminas pré-natais, comprando alimentos para crianças famintas nos Estados Unidos ou com medidas para interromper o despejo de esgoto não tratado no meu rio local.

Será que eu confiaria minha informação genética a essa empresa? No momento, não. É fácil imaginar usos escusos para esses dados genéticos coletados. Em 2023, a empresa enviou cartas por engano a quatrocentos clientes informando que talvez estivessem com câncer. Metade deles nem sequer realizara o exame Galleri ainda. *Credo!* Ainda mais preocupante é o fato de que a empresa sabia do erro, mas só o revelou *depois* da votação por procuração dos acionistas.

Acredito na detecção precoce do câncer e espero que as biópsias líquidas possam futuramente salvar vidas, mas esse exame ainda não está pronto. Se houver uma ampla implementação neste momento, receio que centenas de milhares de pessoas serão submetidas a exames invasivos devido a resultados falsos-positivos. O complexo médico-industrial está, sem dúvida, esfregando as mãos porque ele vai gerar grande volume de negócios, mas será que isso trará melhorias à saúde? Antes que a profissão médica e o país se deixem convencer a orientar todos os beneficiários do Medicare a realizarem um novo exame, precisamos assegurar que ele salva mais vidas do que destrói.

Essa não é a primeira vez que nos dizem que coletar a informação genética de todo mundo resolverá nossos problemas. Quando os colonos brancos no Novo México e no Arizona desviaram as águas do rio Gila, arruinaram as terras de cultivo dos índios pima. Para combater a fome, o governo americano lhes forneceu suprimentos de Spam. (Para os leitores mais jovens, não se trata de e-mails indesejados, mas de uma carne enlatada altamente processada que as pessoas consideravam saudável.) O alimento fornecido pelo governo levou a um problema de obesidade, causando uma epidemia de diabetes em seu povo. Então pesquisadores dos NIH colheram sangue de indivíduos à procura de uma base genética para a obesidade. O dr. James Tabery, professor da Universidade de Utah, detalha a obsessão com uma causa genética para explicar essa epidemia fabricada.[35] "Às vezes a busca por conhecimento médico é tão míope que não conseguimos enxergar o que está bem diante dos nossos olhos e ficamos procurando outras causas", disse-me ele.

Muitos acadêmicos e lideranças políticas já sugerem que o exame Galleri representará uma importante campanha de saúde pública para, enfim, reduzir a mortalidade por câncer. Eu adoraria que fosse verdade, mas isso não passa de uma opinião. Ainda não dispomos de dados para sustentar tal crença, porém, ao mesmo tempo, precisamos manter a mente aberta. Não podemos ser *contra* o exame Galleri devido ao comportamento de manada que presenciamos. Devemos permanecer abertos à possibilidade de que, um dia, ele detecte câncer efetivamente com uma relação risco-benefício favorável à sua ampla utilização.

Precisamos de dados melhores antes de recomendar o novo exame de biópsia líquida para todo mundo. Não sou o único a pensar assim. Em um artigo publicado na revista *The Lancet*, vários cientistas do Reino Unido, das áreas da genômica e da biologia computacional, jogaram um balde de água fria na empolgação com o Galleri: "O NHS não pode se dar ao luxo de adotar intervenções mal avaliadas que tragam pouco ou nenhum benefício para as pessoas e as prejudique, sem mencionar o desperdício de recursos que seriam mais bem utilizados de outra forma".[36]

5. A CAMPANHA ANUAL DE VACINAÇÃO CONTRA A GRIPE

Todo ano a comunidade médica faz campanha para a vacinação geral contra a gripe, cuja eficácia varia de 5% a 60%. Os fabricantes de vacinas colhem dados e desenvolvem uma vacina para combater a cepa dominante esperada para o ano em questão. Mas e se tivéssemos uma vacina universal contra a gripe que oferecesse imunidade duradoura contra muitas cepas diferentes, incluindo cepas futuras?

Esse é o trabalho promissor de alguns cientistas nos Estados Unidos, que, infelizmente, enfrentam dificuldades para levá-lo adiante.

Usando quatro cepas do vírus da gripe aviária, os drs. Matthew Memoli e Jeffery Taubenberger, dos NIH, desenvolveram uma vacina universal contra a gripe que tem mostrado resultados animadores em estudos com animais.[37] Curiosamente, essa vacina não está sendo desenvolvida com rapidez pelos NIH, a despeito de ter sido formalmente proposta ao Comitê Consultivo Nacional de Vacinas em 2022.[38] Um provável motivo é que a vacina universal contra a gripe utiliza a mesma tecnologia tradicional de vírus inativado, e não mRNA. O atual entusiasmo da comunidade científica pelas vacinas de mRNA significa que novas vacinas que usam a tecnologia tradicional não conseguem obter financiamento e apoio equivalentes.

Você pode estar se perguntando: se a vacinação universal contra a gripe usa uma tecnologia de vacina tradicional, por que levou tanto tempo para ser desenvolvida? Para responder a essa pergunta, é importante compreender que o vírus da gripe é dotado de muitas partes, incluindo as proeminentes hemaglutinina (H) e neuraminidase (N). Daí nomes como H1N1, H5N1 etc.

Por décadas, todas as vacinas anteriores contra a gripe se basearam na suposição de que deveriam atacar a parte H. Mas a pesquisa do dr. Memoli sobre a parte N[39] e outros estudos prévios[40,41] revelaram que a imunidade contra a parte N tem maior probabilidade de proteger do que a imunidade contra a parte H. O foco da vacinação anual na parte H pode ser um caso clássico de pensamento de manada na medicina, resultando em um ponto cego científico.

Os dados de estudos com animais para a nova vacina universal da gripe parecem promissores. Ela gerou anticorpos para diversos componentes diferentes do vírus, incluindo as partes H e N, bem como uma resposta celular envolvendo as células B e T. A vacina produziu anticorpos para uma ampla variedade de vírus da gripe conhecidos, incluindo o da gripe de 1918.

Essa promissora vacina já completou a fase 1 de ensaios clínicos.[42] Assim, o que estaria atrasando o início da fase seguinte de estudos com humanos? Os NIH e o Departamento de Saúde e Serviços Humanos ainda não puseram toda sua influência e dinheiro no projeto.

As vacinas de mRNA foram saudadas pelo establishment da medicina como uma tecnologia que permite aos cientistas programarem a proteína desejada a cada ano para combater determinado vírus. Uma vacinação universal contra a gripe sem usar a tecnologia mRNA é vista por alguns como uma medida obsoleta.

Uma fonte minha que entrou em contato com a Fundação Gates me disse que eles não têm interesse em financiar mais pesquisas clínicas sobre vacinas como a do dr. Memoli, pois o foco da fundação são as vacinas de mRNA.

Há também outro motivo importante que talvez explique por que parece não haver muita pressa em desenvolver essa pesquisa: a indústria farmacêutica não lucrará bilhões com isso. Um produto anual a ser comercializado a cada nova temporada de gripe deixa os acionistas mais empolgados. Além disso, a vacina universal utiliza vírus que ocorrem naturalmente, descartando assim os preciosos direitos de propriedade intelectual que geram fortunas.

Fontes próximas ao assunto me informam que a Superintendência de Pesquisa e Desenvolvimento Biomédico Avançado (Barda, na sigla em inglês), uma agência governamental de financiamento à pesquisa, prefere estudos de vacinas inovadoras com direitos de propriedade intelectual capazes de gerar royalties polpudos para o governo.

Todo ano os especialistas fazem sérios alertas sobre o risco de uma pandemia de gripe aviária possivelmente catastrófica. Sem dúvida, isso pode acontecer. Mas, em vez de presenciarmos altos funcionários de saúde pública demonstrarem sua preocupação e monitorarem de perto a evolução do vírus, por que não acelerarmos o processo básico de pesquisa e desenvolvimento de uma vacina universal contra a gripe? Ainda não dispomos de evidências de que ela funcionará em humanos, mas a vacina está projetada para combater a H5N1 e outras cepas ameaçadoras da gripe aviária com taxas de mortalidade elevadas de até 50%. A pandemia de covid-19 deveria ter servido de lição para não adotarmos outra vez a estratégia de pagar para ver. Os vírus de gripe representam um risco catastrófico para o mundo. Precisamos adotar uma abordagem proativa na preparação contra pandemias, e não uma postura reativa.

E a cada ano, conforme o establishment médico orienta a população a tomar a vacina anual contra gripe e gasta bilhões nessa cruzada, seria ótimo fazer uma pausa para considerar este potencial ponto cego: o desenvolvimento de uma vacina universal contra a gripe poderia salvar um número bem maior de vidas.

6. REPOSIÇÃO DE TESTOSTERONA PARA HOMENS

Quando nos perguntam sobre algum novo tratamento, nossa primeira reação enquanto médicos é descobrir se ele se baseia em estudos sólidos. Se não houver nenhum estudo, a incerteza gera desconforto. Nosso treinamento nos leva a descartar a sugestão. Até pouco tempo atrás, a reposição de testosterona para homens ocupava uma posição nebulosa. (O papel dos alimentos e das vitaminas na saúde em geral foi relegado ao mesmo limbo médico.)

Também é fácil se desanimar com todas as clínicas de reputação duvidosa empurrando tratamento com testosterona. Mas, se formos objetivos, não deveríamos descartar algo só porque não gostamos de quem o promove.

Muitos homens de meia-idade enfrentam problemas de falta de energia, ganho de peso, apneia do sono, depressão e disfunção sexual. Às vezes, descobrem em um exame que seu nível de testosterona livre está baixo e ficam sabendo da opção de terapia de reposição de testosterona (TRT).

Novas pesquisas têm surgido sobre os benefícios da TRT em homens com baixa testosterona. Médicos que receitam a TRT com frequência me contam que notam melhoras em seus pacientes, com aumento da libido e também perda de peso, que inclusive alivia a apneia do sono. O dr. Mark McCormick, que trabalha no sul da Flórida, afirma que já viu pessoas não precisarem mais da máquina de CPAP depois de fazerem a terapia de reposição hormonal (TRH).

Uau! Imagine as potenciais implicações para a saúde de um sono melhor, sem mencionar a economia por não precisar mais do CPAP. A má qualidade de sono é prejudicial para o coração e contribui para pressão arterial elevada, ganho de peso e, possivelmente, Alzheimer.[43] O dr. McCormick ainda observou que seus pacientes se exercitam mais e se sentem mais autoconfiantes.

Há tanto semelhanças quanto diferenças significativas entre a TRT masculina e a TRH feminina. A TRH e a TRT funcionam de maneira diferente, portanto a TRT não deve ser considerada o equivalente masculino da TRH. O estrogênio oferece benefícios mais profundos, mantendo os vasos sanguíneos macios e saudáveis em mulheres na pós-menopausa. Em graus variados, tanto a TRH quanto a TRT resultam em aumento da densidade óssea[44] e diminuição da massa gordurosa,[45] e ajudam nos níveis de açúcar no sangue em pessoas com diabetes tipo 2.[46]

Assim como a TRH foi acusada de provocar câncer de mama, afirmou-se que a TRT causaria câncer de próstata, alegação não inteiramente sustentada pelos estudos. Há também preocupações com a saúde cardiovascular. A TRT pode elevar o risco de problemas cardiovasculares devido a um pequeno efeito, e esse risco pode aumentar quando o paciente inicia a terapia depois do surgimento de uma cardiopatia.

Não posso deixar de mencionar as desvantagens conhecidas da TRT. O uso prolongado do hormônio pode paralisar de forma permanente a produção intrínseca do corpo, gerando uma dependência do medicamento depois de alguns anos. E quando o homem para de tomá-la, pode perder de imediato todos os benefícios obtidos. O tratamento também não é simples. Hoje ela é administrada como creme, injetada ou por meio de pellets implantáveis, e muitos homens precisam de medicamentos complementares para prevenir efeitos colaterais, como ginecomastia (inchaço nas mamas). Não bastasse, embora o alívio da apneia do sono possa ser significativo com a TRT, outras pessoas relatam que ela piora a qualidade do sono! A terapia também causa retenção de líquidos, razão pela qual a avaliação para o tratamento deve ser feita por um médico, não por um personal trainer. Por fim, a TRT pode causar infertilidade, por isso ela não é indicada para homens que almejam ter filhos. Parece haver um subgrupo de homens com "testosterona baixa" para quem a TRT faz mais mal do que bem. Por esse motivo, a decisão sobre seu uso deve ser individualizada.

No geral, depois das minhas conversas com especialistas na área, parece que, no momento, a TRT deixa de ser oferecida a muitos homens que seriam candidatos ideais. Pode ser que a medicina moderna esteja subestimando o seu valor no alívio de problemas de saúde crônicos no homem.

7. UM NÃO DEBATE SOBRE CRIANÇAS

Em 12 de junho de 2023, o secretário adjunto de Saúde dos Estados Unidos declarou que a atenção à afirmação de gênero representa uma medida de "prevenção ao suicídio". Crianças trans, de fato, apresentam elevado risco de suicídio, mas nenhum estudo definitivo demonstrou que cirurgias ou bloqueadores da puberdade reduzem esse risco, o que faz da declaração do secretário adjunto uma opinião, não algo baseado em evidências.

Para justificar sua afirmação, o secretário adjunto citou o apoio da Associação Médica Americana (AMA), a Academia Americana de Pediatria (AAP) e outros grupos médicos. Mas, como vimos ao longo deste livro, o consenso entre a liderança organizada da medicina por si só não constitui evidência.

Nesta seção, apresento duas visões predominantes entre os médicos e descrevo o debate. O primeiro ponto de vista admite que, em raríssimas ocasiões, certas crianças nascem com uma combinação das anatomias masculina e feminina. Algumas crianças consideradas meninos possuem ovários ao nascer, enquanto as consideradas meninas possuem genitália masculina. Termos médicos como "intersexo" e "diferenças no desenvolvimento sexual" são usados para descrever esses indivíduos, de modo que, sob esse prisma, representam os únicos casos em que as intervenções médicas talvez fossem indicadas.

O segundo ponto de vista, o da afirmação de gênero, vai um pouco além, defendendo que todas as crianças deveriam escolher sua identidade de gênero, mesmo que não tenham anomalias anatômicas nem genéticas. Ele incentiva qualquer criança a escolher um gênero (ou gênero nenhum) com base em seus sentimentos e afirma que o dever dos profissionais de medicina é se limitar a reafirmar essa decisão, às vezes empregando hormônios ou cirurgia.

Na Europa, ocorre um debate construtivo sobre o tema. Acadêmicos apresentam prós e contras, enquanto pesquisadores estudam crianças transgênero que passaram por tratamento. No Reino Unido, o NHS encomendou uma análise formal da pesquisa sobre o assunto e concluiu que os bloqueadores de puberdade não são respaldados por evidências sólidas nem se mostraram seguros e efetivos. Como resultado dessa revisão formal da literatura, em 2024 o Reino Unido proibiu o seu uso, exceto em ensaios clínicos. A revisão citou um estudo mostrando que 71% das crianças que usaram bloqueadores de puberdade não apresentaram melhora de saúde mental, enquanto cerca de um terço sofreu piora.[47] Uma tendência similar tem sido observada em outros países europeus. Em 2022, a Suécia atualizou suas diretrizes para restringir um pouco mais o acesso de crianças a recursos médicos de afirmação de gênero, declarando que a evidência da eficácia das "intervenções hormonais" em menores é de "baixa qualidade" e que os tratamentos podem oferecer riscos.[48] E, mais recentemente, um estudo dinamarquês de 2024 revelou que a probabilidade de suicídio em crianças transgênero se relaciona à alta taxa e à severidade de seus transtornos de saúde mental subjacentes, não à sua identidade de gênero.[49] Em outras palavras, hormônios e cirurgia de transição podem não ter impacto na redução do risco de suicídio. Essa é a discussão entre os médicos na Europa.

Nos Estados Unidos, o debate é bem diferente. Alguns especialistas têm medo de se pronunciar. A história da dra. Lisa Littman, da Universidade Brown, ilustra o motivo.

A dra. Littman reuniu dados de pesquisas realizadas com centenas de pais de crianças transgênero e identificou características em comum. Ela descreveu como os casos de adolescentes se identificando como transgênero ocorriam em grupos demográficos específicos, não aleatoriamente na população geral, e observou que muitos deles apresentavam transtornos de saúde mental subjacentes.[50] Também constatou que esses grupos muitas vezes incluíam jovens do sexo feminino obcecadas com as mídias sociais. Alguns médicos especulam que elas possam ser particularmente vulneráveis a imagens — uma tendência vista na anorexia, problema que afeta meninas numa proporção muito maior do que meninos.

As conclusões de Littman desafiaram a afirmação de gênero, incluindo a posição de algumas lideranças acadêmicas poderosas. Embora tenha sido um estudo pequeno, ele sugeria que se a questão fosse biológica, seria de esperar uma distribuição mais aleatória na população, não um contágio social entre grupos demográficos de meninas viciadas em mídias sociais. O periódico médico que publicou seu estudo sofreu intensa pressão para se retratar.

O veículo acabou obrigando a dra. Littman a voltar atrás e fazer pequenas alterações depois da publicação: a mais emblemática delas foi atenuar o título, de "Rapid-Onset Gender Dysphoria in Adolescents and Young Adults: A Study of Parental Reports" [Rápido acometimento da disforia de gênero em adolescentes e jovens adultos: um estudo feito a partir de relatos dos pais] para "Parent Reports of Adolescents and Young Adults Perceived to Show Signs of a Rapid Onset of Gender Dysphoria" [Relatos de pais de adolescentes e jovens adultos que mostraram sinais do acometimento rápido da disforia de gênero]. Mas nenhum dado foi alterado. Forçá-la a mudar seu fraseado foi o equivalente moderno de uma humilhação pública com penas e alcatrão. De repente, os críticos passaram a sugerir que o artigo fora corrigido, como se antes contivesse dados incorretos — o que não era verdade.

Só para constar: nunca se soube de outro periódico científico que obrigasse um pesquisador a mudar o título de seu artigo depois da publicação.

A Universidade Brown interveio na questão e puniu a dra. Littman, distanciando-se dela e de seu estudo, além de não renovar seu contrato, embora ela atendesse a todos os critérios de desempenho. Em seu comunicado, a instituição criticou abertamente o estudo, dizendo que "suas conclusões poderiam ser utilizadas para desacreditar as tentativas de apoiar os jovens transgênero". Nesse mesmo informe, a universidade reiterou seu compromisso com a liberdade acadêmica e afirmou que tinha "orgulho de estar entre as primeiras universidades a incluir cuidados médicos na redesignação sexual".[51] O establishment da medicina sujeitou a dra. Littman a um verdadeiro inferno. Qual foi seu crime? Publicar um estudo cujos resultados desagradaram a alguns.

Não houve nenhum debate aberto sobre os dados. Da mesma forma, em 2021 a dra. Julia Mason, da AAP, submeteu uma resolução dentro da organização sugerindo que a recomendação da cirurgia de transição para menores fosse adiada até as pesquisas demonstrarem segurança a longo prazo e benefícios para os pacientes. A resolução gerou muito engajamento, com 80% do comitê se pronunciando a favor de apresentar a proposta no Fórum Anual de Liderança. Mas, estranhamente, a resolução nunca foi além do comitê nem foi encaminhada para apreciação dos líderes mais antigos. Posteriormente a dra. Mason comentou que diversas associações recomendando os cuidados afirmativos de gênero faziam isso em função "do posicionamento de uns poucos ativistas que estão sequestrando comitês fundamentais nas sociedades médicas".[52]

O dr. Joseph Zanga, ex-presidente da AAP, argumentou que a organização tem se mostrado relutante em discutir a adequação da intervenção médica para jovens transgênero. Ele disse: "A ciência afirma que as crianças e os adolescentes são incapazes de tomar esse tipo de decisão". Mas o tema da afirmação de gênero com hormônios e cirurgia não foi debatido nas conferências da AAP. Em vez disso, seus membros discutiram coisas como promoção da reciclagem. Quando o dr. Zanga submeteu a apresentação de um comentário discordante questionando os cuidados afirmativos de gênero para publicação na mala-direta da unidade estadual da AAP, ele foi rejeitado.

O ex-reitor associado de pesquisa da clínica Mayo, o dr. Michael Joyner, é um especialista renomado e citado com frequência na área de fisiologia do exercício. Pouco depois de emitir no *New York Times* sua opinião de que atletas homens que passaram pela puberdade podem ter uma vantagem injusta em competir contra mulheres, a Mayo o suspendeu e reduziu seu salário.[53] Em uma carta enviada a ele, a Mayo afirmou que ele havia "falhado em se comunicar segundo as mensagens prescritas".[54] O dr. Joyner não plagiara nenhum estudo, tampouco cometera alguma negligência que acabou por levar à morte de um paciente (duas coisas que, aliás, não são passíveis de demissão em muitos centros médicos).

Ele fez algo bem pior: expressou uma opinião diferente da administração de sua faculdade.

A dra. Miriam Grossman, uma psiquiatra infantil com longa carreira na Universidade da Califórnia em Los Angeles, descreve a opinião coletiva da medicina organizada como o "Consenso de Castro" em seu livro *Lost in Trans Nation* [Perdido na nação trans].[55] Ela se refere ao episódio em que Fidel Castro, ex-presidente de Cuba, removeu os demais candidatos das cédulas de votação e anunciou seu referendo como um consenso nacional. Independentemente da opinião que possamos ter sobre o tema, convenhamos que o atual debate vai de mal a pior.

Os dois lados de uma controvérsia científica deveriam ser debatidos? Laura Helmuth, chefe editorial de uma das revistas científicas mais prestigiadas, a *Scientific American*, afirmou recentemente que não. Ela deu uma declaração em 2023 sugerindo uma lista de temas científicos sobre os quais "não precisamos ver os argumentos de todos os lados" nem indagar a respeito.[56] A lista incluía cuidados afirmativos de gênero para pessoas trans, vacinas e outros tópicos.

Pergunto-me o que ela teria a dizer sobre as vacinas contra o rotavírus ou o antraz? Quando surgiram graves riscos, ambas as vacinas foram retiradas do mercado depois de serem fortemente recomendadas ou exigidas.

É compreensível que a questão das crianças trans mexa com as emoções devido ao fato de adultos terem de decidir sobre uma população vulnerável. Mas não há dúvida de que a recomendação para os pais de que eles devem consentir com o tratamento de hormônios ou a cirurgia para seus filhos a fim de prevenir o suicídio não se baseia em evidências, embora se apresente como tal. Além disso, os pais são informados de que os bloqueadores de puberdade não oferecem complicações de longo prazo — afirmação desafiada por um estudo de 2024 sugerindo que alguns efeitos talvez não sejam reversíveis.[57] Em nosso esforço por criar e cuidar dos nossos filhos da melhor forma que podemos, precisamos de pesquisas sólidas e de um foro amplo para debater ideias científicas.

8. A AMÉRICA COM A LÍNGUA PRESA

Cada vez mais consultoras de lactação, dentistas e pediatras recomendam cortar a base da língua dos bebês para tratar um problema chamado "língua presa". O procedimento visa ajudar na sucção e na amamentação, e, para realizá-lo, é preciso manter a boca do bebê aberta e seccionar o frênulo sob a língua. Embora alguns bebês com a língua presa pareçam se alimentar melhor depois do procedimento, outros não apresentam melhora devido à dor.

O procedimento não é respaldado em evidências sólidas. Trata-se de mais uma prática amplamente disseminada que precisa de um ensaio clínico robusto antes de ser rotineiramente aplicada. Os melhores dados disponíveis vêm de uma revisão de 2017 da Cochrane que não encontrou nenhum benefício disso na amamentação.[58]

Alguns dentistas e médicos deram declarações dúbias de que o procedimento pode futuramente ajudar na fala da criança ou reduzir a apneia do sono — afirmações sem nenhum respaldo científico. Na verdade, pergunto-me se o corte do frênulo não teria o efeito oposto.

Seja como for, isso virou uma verdadeira indústria nos Estados Unidos, com alguns dentistas realizando mais de cem frenectomias por semana, segundo o *New York Times*.[59] O mais preocupante é que alguns médicos também cortam o tecido que liga a bochecha do bebê à lateral da língua. Procurei dados confiáveis sobre isso, mas não encontrei.

Outro procedimento comumente realizado junto com o corte das bochechas e da língua é seccionar o frênulo labial superior. A Academia Americana de Otorrinolaringologia e Cirurgia da Cabeça e do Pescoço denunciou recentemente o procedimento e afirmou que "não deve ser realizado".[60]

Meus colegas e eu temos observado um abuso alarmante dessa cirurgia por parte de alguns dentistas e médicos que atendem crianças de famílias de baixa renda. Registros de faturamento do Medicaid submetidos ao nosso consórcio, Global Appropriateness Measures,[61] revelam que cortar a boca de crianças é o principal procedimento realizado por alguns dentistas. Talvez os critérios utilizados pelos médicos sejam tão amplos que basta o bebê não conseguir esticar perfeitamente a língua para ser considerado um caso de língua presa e encaminhado à cirurgia, onde sua boca será seccionada em quatro pontos diferentes.

Perguntei a respeito a um colega otorrino da minha confiança, e ele me disse que apenas uma fração restrita de crianças pode se beneficiar da liberação da língua, mas que isso não impede o procedimento de ser aplicado de forma indiscriminada.

Antes de sairmos por aí cortando a boca de milhões de crianças, deveríamos examinar se isso está acarretando os benefícios esperados e se o procedimento não trará consequências a longo prazo. Caso esteja de fato ajudando algumas crianças, precisamos identificar as características das que mais se beneficiam dele, para que os pais possam tomar uma decisão embasada nesses fundamentos.

O real impacto de se cortar a língua, o lábio ou a bochecha da criança pode ser identificado de maneira mais definitiva com um ensaio clínico apropriado. Mas quem financiará um estudo desses? Os NIH? Altamente improvável. A indústria farmacêutica? De jeito nenhum. A AAP? Muito difícil. Uma comunidade de bebês? Não conte com isso. Tragicamente, muitas controvérsias médicas como essa poderiam ser resolvidas, mas, em vez disso, permanecem em um vácuo científico preenchido com opiniões. Não podemos continuar permitindo que questões clínicas importantes sumam no Triângulo das Bermudas do financiamento. A ausência de dados sobre os procedimentos de corte na boca nos Estados Unidos reflete um enorme problema no nosso sistema de saúde de 4,5 trilhões de dólares: responder a questões clínicas urgentes raramente está no radar de financiamento de quem quer que seja.

A saga da AAP, que se equivocou quanto à prevenção da alergia de amendoim por quinze anos, passa uma lição importante: se há incerteza sobre uma prática ou controvérsia na área médica, precisamos realizar pesquisas adequadas *antes* de a prática ser amplamente adotada.

9. MEDICAMENTOS GLP-1 SALVAM VIDAS

Medicamentos GLP-1 amplamente celebrados, como Ozempic e Rybelsus, parecem eficazes não apenas para a perda de peso, mas também na redução dos problemas de saúde associados à obesidade, como doenças cardíacas e hepáticas, e insuficiência renal. Mas os estudos demonstrando esses benefícios analisaram os resultados nos primeiros anos de uso. A longo prazo, será que essas medicações não fazem mal? Embora cada um possa ter sua opinião, a verdade é que não sabemos.

Essa classe de medicamentos parece reduzir tanto o excesso de gordura quanto a massa muscular. A massa muscular é o principal indicador de longevidade. Perda de massa muscular é um componente da síndrome de fragilidade.[62] É um dos motivos para os médicos que prescrevem remédios GLP-1 fazerem questão de que os pacientes também se exercitem e consumam proteína suficiente em sua dieta.

Embora pareça que estamos presenciando empolgantes benefícios à saúde com essas medicações, devemos permanecer abertos para o fato de que futuras pesquisas possam nos dizer se, a longo prazo, as pessoas que as utilizam vivem mais ou menos tempo.

10. MAMOGRAFIAS PARA MULHERES DE BAIXO RISCO

Se perguntarmos a especialistas "como consertar o sistema de saúde?", alguns responderão de pronto: com mais prevenção. E se lhes pedirmos que sejam mais específicos e extrapolem essa resposta-padrão, muitos dirão que precisamos aumentar as taxas de mamografias. É difícil ir contra isso, pois quem não quer ver as mulheres protegidas contra o câncer de mama? Mas você talvez fique surpreso em saber que os dados que embasam essa popularização mais recente das recomendações de mamografia são extraordinariamente tênues.

Em 2023, a Força-Tarefa de Serviços Preventivos dos Estados Unidos reduziu de cinquenta para quarenta anos a idade recomendada para mulheres de baixo risco começarem a realizar mamografias. Seria de se imaginar que a recomendação de um procedimento médico desconfortável e com exposição à radiação a milhões de mulheres saudáveis e de baixo risco na casa dos quarenta anos só podia ter respaldo em ensaios clínicos demonstrando que ele salva vidas. Mas não era o caso. Não havia um único ensaio clínico demonstrando que mamografias em mulheres de baixo risco na casa dos quarenta anos salvam vidas.[63]

Os defensores da nova recomendação poderiam argumentar que, obviamente, não precisamos de um bom estudo. Afinal, talvez tenham presenciado uma mulher de quarenta anos ser diagnosticada com câncer de mama em estágio inicial graças à mamografia. Mas não é assim que a ciência funciona. Esse câncer pode ser "indolente". E falsos-positivos são comuns. Cerca de metade das mulheres que realizam uma mamografia anual receberá um resultado falso-positivo no decorrer de um período de dez anos, segundo a Sociedade Americana do Câncer. Isso pode levar a procedimentos cirúrgicos desnecessários e a mais exposição à radiação — para não mencionar o estresse de alguém ouvir que pode estar com câncer.[64]

A recomendação de mamografia para todas as mulheres de baixo risco na casa dos quarenta anos de fato salva vidas? Essa pergunta ainda está por ser respondida.

Alguns defensores da nova recomendação consideram que não precisamos realizar ensaios clínicos apropriados porque eles "sabem" que o procedimento salva vidas. Essa é uma maneira perigosa de pensar. Decerto não há problema em ter opiniões baseadas em observações clínicas, mas emitir amplas recomendações de saúde apenas com base na opinião é exatamente o que levou a tantos erros na medicina moderna, como vimos. Além disso, esta mentalidade de que "todo mundo precisa fazer isso porque estou mandando" é um paternalismo médico — atitude que prejudicou demais a confiança pública em décadas recentes.

A ciência não admite atalhos. Isso quer dizer que podemos fazer uma recomendação, como a de incentivar todas as mulheres de baixo risco na faixa dos quarenta anos a realizar uma mamografia, contanto que avisemos às pacientes que essa orientação se ancora numa opinião, não em estudos evidenciando que o procedimento salva vidas. Assim que um estudo for conduzido e houver resultados disponíveis, devemos estar abertos a mudar nosso ponto de vista, independentemente de ele se adequar ou não ao pensamento convencional.

O ARGUMENTO DO PARAQUEDAS

Como no caso das mamografias, às vezes as pessoas argumentam que não há necessidade de um estudo randomizado para analisar determinada intervenção médica "porque é óbvio que ela funciona".

A afirmação de que não há necessidade de realizar um estudo adequado é o que considero um argumento do paraquedas. Em 2003, dois autores exemplificaram no periódico médico *British Medical Journal* (*BMJ*) que não havia necessidade de um ensaio clínico randomizado para determinar que paraquedas salvam vidas.[65] (Um ensaio randomizado divide os participantes em dois grupos, um que recebe a intervenção e outro que não a recebe, de forma que os pesquisadores podem aferir seus resultados.) Os autores têm razão: seria antiético pedir à metade da população de um estudo que pulasse de um avião sem paraquedas para confirmar se ele salva vidas ou não. Todo mundo concorda que é possível aprendermos com o raciocínio dedutivo e a experiência de observações.

Entretanto, o modelo do ensaio clínico randomizado não é a única maneira de obter conhecimento científico. E o argumento de que não precisamos de estudos é empregado de forma seletiva. Se alguém deseja que determinada intervenção médica seja promovida a uma prática convencional, o argumento costuma ser de que não precisamos de ensaios clínicos, pois seria como o caso do paraquedas! Por outro lado, se a pessoa não aprecia uma ideia convencional, talvez diga que não podemos adotá-la sem um estudo randomizado.

Infelizmente, hoje em dia, o argumento do paraquedas é usado como arma para descartar o apelo para que determinadas recomendações de saúde sejam estudadas. Durante a recente pandemia, fanáticos de parte a parte usaram o argumento de que "não precisamos de estudos porque já sabemos que isso funciona" para justificar seus pontos de vista. Mais uma vez, tratou-se de um argumento do paraquedas.

A pandemia não foi um caso isolado em mostrar como opera o establishment médico. Na verdade, foi antes a regra do que a exceção. Por exemplo, stents foram usados por décadas para "desobstruir" artérias do coração entupidas. Por que estudar isso? Era óbvio que o procedimento trazia benefícios — ou assim acreditávamos.

Depois da implantação (a um custo elevado) de centenas de milhares de stents cardíacos, um estudo apropriadamente denominado COURAGE [coragem][66] revelou que os stents não impactam em nada a longevidade, a menos que o dispositivo seja instalado em pleno ataque cardíaco. Os stents podem aliviar sintomas de angina (desconforto crônico no peito), mas não prolongam a vida do paciente.

No entanto, os stents foram considerados como o paraquedas. Presenciamos veias sendo desobstruídas bem diante dos nossos olhos, argumentavam alguns. E então descobrimos que os stents prejudicam o revestimento interno dos vasos sanguíneos e podem *causar* uma obstrução — fenômeno conhecido como trombose intra-stent. A porcentagem de pessoas tratadas com um stent cardíaco hoje é muito menor do que antes do estudo COURAGE.

Podemos usar o conhecimento clínico para recomendar intervenções, mas o establishment da medicina tem obrigação de realizar ensaios clínicos antes de oferecer alguma recomendação abrangente para o público em geral. É possível fazer ambas as coisas: emitir recomendações baseadas na opinião ao mesmo tempo que insistimos em estudos adequados para embasar diretrizes amplas.

Declarar que intervenções desejáveis são como paraquedas é intelectualmente preguiçoso e um modo desonesto de implementar medidas de saúde pública. Em última análise, os dados acabam falando mais alto, e a confiança na classe fica abalada. Hoje, mais do que nunca, a população anseia por honestidade e humildade.

O PAI DA MEDICINA BASEADA EM EVIDÊNCIAS: SUSPENDA TEMPORARIAMENTE SEUS PRECONCEITOS

Muitas intervenções apresentadas neste capítulo — uso do flúor, biópsia líquida e mamografia para mulheres na casa dos quarenta anos — têm a ver com prevenção. Para explorar esse tópico em maiores detalhes, vejamos o que tem a nos ensinar o dr. David Sackett, falecido professor de Oxford e da Universidade McMaster, conhecido como o pai da medicina baseada em evidências.

O dr. Sackett fez um alerta de que a medicina preventiva se tornou arrogante, agressivamente assertiva e presunçosa. A profissão médica, explicou ele, insistia em intervenções preventivas ainda não comprovadas por estudos adequados. O dr. Sackett afirmou que diversas dessas intervenções amplamente recomendadas para pessoas saudáveis haviam sido desastrosas e que os estudos mostram que causaram mais mal do que bem. Entre inúmeros exemplos, citou a irresponsável recomendação da AAP de permitir que os bebês dormissem de bruços — posteriormente revertida quando se descobriu que essa posição *aumenta* as taxas de morte súbita.

O dr. Sackett criticava pessoas e instituições que promoviam orientações anticientíficas. Segundo ele, a culpa era dos "especialistas", por permitirem que os interesses pessoais ou "uma necessidade narcisista de aclamação pública" os levassem a defender práticas preventivas não validadas por estudos rigorosos.[67] "Além de abusarem de sua posição defendendo procedimentos 'preventivos' não comprovados, eles também calam as vozes divergentes", afirmou ele.

Esses especialistas se recusam a aprender lições da história, a menos que eles próprios a façam, disse o dr. Sackett.

Perto do fim de sua carreira, ele foi coautor de um artigo no *BMJ* em que afirmava que a medicina baseada em evidências não é um livro de receitas, e sim algo que exige um julgamento criterioso. "Bons médicos utilizam tanto seu conhecimento clínico individual quanto as melhores evidências disponibilizadas por outros, mas, sozinhas, nenhuma das duas coisas basta", escreveu ele.[68]

QUESTIONAMENTOS

Na ciência, precisamos saber fazer perguntas. Assim, deixe-me propor uma questão importante: será que muitas crises de saúde modernas não teriam sido causadas (ou agravadas) pela arrogância do establishment médico?

Por décadas, especialistas repetiram para as pessoas que opioides não criavam dependência — desencadeando assim a crise dos opioides. Insistiram que evitássemos alimentar bebês com manteiga de amendoim — levando à epidemia de alergia a amendoim. Demonizaram a gordura natural dos alimentos

— estimulando as pessoas a consumirem carboidratos processados e fazendo disparar as taxas de obesidade. Prescreveram antibióticos a torto e a direito — alterando o microbioma intestinal de toda uma geração e causando a epidemia de bactérias resistentes. Aproveitaram-se de forma antiética do medo para dissuadir as mulheres de recorrer à TRH — privando uma geração inteira de benefícios à longevidade e à qualidade de vida. E alguns também diriam que os "especialistas" realizaram experimentos desnecessários com coronavírus de morcego em um laboratório e causaram uma pandemia.

O dogma médico segue muito influente: às vezes porque as pessoas são silenciadas por fazer perguntas e às vezes porque os estridentes líderes do establishment médico entenderam tudo errado e nunca se desculparam por suas décadas de postura arrogante.

A questão de determinar se muitas das atuais crises de saúde não seriam causadas por nós mesmos vem à tona diariamente no hospital e nas reuniões da minha equipe de pesquisa, em que monitoramos os problemas mais urgentes do nosso sistema de saúde de 4,5 trilhões de dólares.

Em alguns círculos, fazer perguntas se tornou proibido. Mas fazer perguntas não é o problema, é a solução.

OLHANDO PARA O FUTURO

Quando a medicina faz recomendações com base em estudos sólidos, nossa profissão sobressai: levamos diversos benefícios à população e reduzimos o impacto das enfermidades sobre ela. Mas quando nossas recomendações se baseiam em opiniões, deixamos bastante a desejar.

Antes de mais nada, devemos priorizar o método científico e admitir nossos vieses. Como apontou o dr. Festinger, todos temos uma tendência natural a ignorar informações que simplesmente não apreciamos. Considerar uma intervenção como um paraquedas quando ela merece um estudo apropriado constitui uma das maneiras pelas quais pessoas inteligentes criam políticas públicas ruins.

Em segundo lugar, na medicina, a resposta correta às vezes é: "Não sei". Como vimos no caso da recomendação de evitar amendoim, havia a sensação entre a liderança médica de que era necessário dizer *alguma coisa* à população

— mesmo que eles não fizessem ideia do quê. "Não sabemos" talvez seja nossa melhor resposta.

O público pode ser indulgente se formos honestos.

Terceiro, os profissionais de saúde e o público devem saber quais recomendações se baseiam em opiniões e quais se baseiam em evidências médicas sólidas. Recomendações baseadas em opiniões nunca devem ser apresentadas como sendo baseadas em evidências.

Quarto, a melhor maneira de combater ideias ruins é com ideias melhores, e não cancelando cientistas. O fórum aberto de debate científico está ficando cada vez mais intolerante. Quando Barack Obama concorria à Presidência, perguntaram-lhe qual era seu livro favorito. Ele citou *Team of Rivals* [Time de rivais], sobre o costume do presidente Abraham Lincoln de se cercar de membros em seu gabinete que discordassem dele e o desafiassem. Todo líder — na medicina e em outras indústrias — deveria considerar o valor desse tipo de imersão em ideias alternativas.

Por fim, os cientistas e os inovadores de negócios na medicina deveriam se inspirar a pensar diferente e desafiar os pressupostos profundamente arraigados na área. Os americanos estão adoecendo cada vez mais, enquanto investidores ligados à saúde ficam cada vez mais ricos. Precisamos ouvir jovens alunos, enfermeiras e médicos que estão propondo formas mais arrojadas de prestar cuidados.

A era do dogma médico está longe de terminar. Se fizéssemos as perguntas certas sobre as atuais práticas de saúde e realizássemos os estudos científicos adequados para respondê-las, os resultados sacudiriam o mundo.

Numa era de conectividade cada vez maior, a influência do pensamento de manada pode ser intensificada. Esse é mais um motivo pelo qual devemos manter nossa objetividade em tudo o que fazemos. O que inclui aprender com pessoas de quem não gostamos e que dizem coisas que não queremos ouvir.

O dr. Claude Bernard, médico francês que viveu de 1813 a 1878, é considerado o fundador da medicina moderna.[69] Ele escreveu muita coisa sobre vieses, afirmando que todos os temos e não é possível eliminá-los. Em vez disso, precisamos reconhecê-los e suspendê-los *deliberadamente*, tanto quanto possível, durante um experimento. Ele exortava os cientistas a manterem seu ceticismo no grau mais elevado ao reunir novas informações. Isso exige esforço, afirmou. Para o dr. Bernard, não é possível apagar nossos preconceitos, mas personificar nossos próprios antagonistas torna os experimentos melhores. Ele disse essas coisas no século XIX, mas suas palavras foram proféticas.

Se estivesse vivo hoje, o dr. Bernard imploraria para que mantivéssemos a mente aberta quando novas informações desafiassem nossas crenças mais arraigadas. Se agirmos assim, todos saem lucrando. Isso vale tanto para a medicina quanto para outras áreas da vida.

Agradecimentos

Sou extremamente grato a Marshall Allen, coordenador editorial deste livro. Como um dos principais jornalistas investigativos de saúde do país, Marshall contribuiu para o projeto com sua sabedoria e experiência, oferecendo mentoria e orientação editorial. Agradeço a Nancy Miller, da Bloomsbury, por acreditar na obra e por sua genialidade editorial. Também gostaria de expressar minha gratidão a Mansur Shaheen, Paul Attia, Asonganyi Aminkeng, Andrea Michele Mackenzie e Faith Magwenzi, por suas excelentes ideias; e a Christi Walsh, por manter tanto minha prática quanto meus projetos de pesquisa funcionando perfeitamente. Agradeço ao dr. Jeremy Greene, por seu conhecimento da história da medicina; a Leslie Hansen Lindner, Sina Haeri (Ouma), Amanda Nickles Fader, Barbara Levy (Visana) e Dan Martin, por sua sabedoria clínica e obstétrica; e a Gary Taubes e Orrin Devinsky, por seu conhecimento da história da gordura saturada. Agradeço a Peter e Jill Attia, pelas nossas conversas sobre vida, amizade, saúde e longevidade; ao dr. Jeff Kerr, a David Goldhill e a Leah Binder, por suas grandes ideias. Agradeço ao dr. John Alverdy, da Universidade de Chicago, ao dr. Edwin Kim, da Universidade da Carolina do Norte, e à incrível Malina Manger, por manterem minha vida organizada e eficiente, o que me permitiu escrever este livro. Agradeço a Alexander, por cortar a grama, e a Nora, por seus fortes abraços. Um agradecimento especial ao dr. Vinay Prasad (o grande sensei), a Tracy Beth Høeg, ao dr. Adam Cifu, ao dr. John Mandrola e ao dr. Zubin Damania. Vocês me inspiram e aprendo com cada um de vocês.

Notas

1. O JULGAMENTO DE SALEM DO AMENDOIM [pp. 17-33]

1. S. H. Sicherer et al., "Prevalence of Peanut and Tree Nut Allergy in the U.S. Determined by a Random Digit Dial Telephone Survey". *The Journal of Allergy and Clinical Immunology*, v. 103, n. 4, pp. 559-62, abr. 1999.

2. Ruchi S. Gupta et al., "The Public Health Impact of Parent-Reported Childhood Food Allergies in the United States". *Pediatrics*, v. 142, n. 6, 2018.

3. Mark Jackson, *Allergy: The History of a Modern Malady*. Londres: Reaktion Books, 2006.

4. American Academy of Pediatrics Committee on Nutrition, "Hypoallergenic Infant Formulas". *Pediatrics*, v. 106, n. 2, pp. 346-9, ago. 2000.

5. Committee on Toxicity of Chemicals in Food, Consumer Products and the Environment, *Peanut Allergy*. Londres: UK Department of Health, 1998.

6. J. O. Hourihane, T. P. Dean e J. O. Warner, "Peanut Allergy in Relation to Heredity, Maternal Diet, and Other Atopic Diseases: Results of a Questionnaire Survey, Skin Prick Testing, and Food Challenges". *BMJ: British Medical Journal*, v. 313, n. 7056, pp. 518-21, ago. 1996.

7. Susan V. Lynch et al., "Effects of Early-Life Exposure to Allergens and Bacteria on Recurrent Wheeze and Atopy in Urban Children". *The Journal of Allergy and Clinical Immunology*, v. 134, n. 3, pp. 593-601, set. 2014.

8. D. E. Fox e G. Lack., "Peanut Allergy". *The Lancet*, v. 352, n. 9129, p. 741, ago. 1998.

9. George Du Toit et al., "Early Consumption of Peanuts in Infancy Is Associated with a Low Prevalence of Peanut Allergy". *The Journal of Allergy and Clinical Immunology*, v. 122, n. 5, pp. 984-91, 2008.

10. Megan S. Motosue et al., "National Trends in Emergency Department Visits and Hospitalizations for Food-Induced Anaphylaxis in U.S. Children". *Pediatric Allergy and Immunology*, v. 29, pp. 538-44, 2018.

11. "The Prevalence of Peanut Allergy Has Trebled in 15 Years". *The Economist*, 3 out. 2019.

12. Dylan Scott, "Can We Solve the EpiPen Cost Crisis?". *Vox*, 4 abr. 2023. Disponível em: <vox.com/policy/23658275/epipen-cost-price-how-much>.

13. George Du Toit et al., "Randomized Trial of Peanut Consumption in Infants at Risk for Peanut Allergy". *The New England Journal of Medicine*, v. 372, n. 9, pp. 803-13, 2015.

14. Scott H. Sicherer, "New Guidelines Detail Use of 'Infant-Safe' Peanut to Prevent Allergy". *AAP News*, 5 jan. 2017.

15. Alkis Togias et al., "Addendum Guidelines for the Prevention of Peanut Allergy in the United States: Report of the National Institute of Allergy and Infectious Diseases-Sponsored Expert Panel". *The Journal of Pediatric Nursing*, v. 139, n. 1, pp. 29-44, jan. 2017.

16. Erin Donnelly, "Mom Shamed for Letting Her Kid Eat a Peanut Butter Sandwich While Shopping at Target". *Yahoo Life*, 12 abr. 2018. Disponível em: <yahoo.com/lifestyle/mom-shamed-letting-kid-eat-peanut-butter-sandwich-shopping-target-really-awful-105216945.html>.

17. American Academy of Pediatrics, "Full Text of 'Full Filing" for Fiscal Year Ending June 2022". ProPublica Nonprofit Explorer. Disponível em: <projects.propublica.org/nonprofits/organizations/362275597/202310889349300016/full>.

18. George Du Toit et al., "Follow-Up to Adolescence After Early Peanut Introduction for Allergy Prevention". *NEJM Evidence*, v. 3, n. 6, jun. 2024.

19. U.S. Food and Drug Administration, "FDA Approves First Medication to Help Reduce Allergic Reactions to Multiple Foods after Accidental Exposure". Press release, 16 fev. 2024.

2. A HISTERIA COM A TRH [pp. 34-56]

1. E. Barrett-Connor e T. L. Bush, "Estrogen and Coronary Heart Disease in Women". *The Journal of the American Medical Association*, v. 265, n. 14, pp. 1861-7, abr. 1991.

2. Avrum Bluming e Carol Tavris, *Estrogen Matters*. Nova York: Little, Brown Spark, 2018.

3. National Heart, Lung, and Blood Institute, "NHLBI Stops Trial of Estrogen Plus Progestin Due to Increased Breast Cancer Risk, Lack of Overall Benefit". National Institutes of Health, press release, 9 jul. 2002.

4. Comunicação pessoal com o dr. R. Langer, 1 dez. 2023.

5. R. D. Langer, "The Evidence Base for HRT: What Can We Believe?". *Climacteric*, v. 20, n. 2, pp. 91-6, 2017.

6. A. Z. Bluming, H. N. Hodis e R. D. Langer, "'Tis but a Scratch: A Critical Review of the Women's Health Initiative Evidence Associating Menopausal Hormone Therapy with the Risk of Breast Cancer". *Menopause*, v. 30, n. 12, pp. 1241-5, dez. 2023.

7. Jacques E. Rossouw, "Estrogens for Prevention of Coronary Heart Disease: Putting the Brakes on the Bandwagon". *Circulation*, v. 94, n. 11, pp. 2982-5, dez. 1996.

8. Isso segundo uma transcrição da palestra, que foi gravada pelo dr. A. Bluming.

9. Citado em Bluming e Tavris, op. cit.

10. Comunicação pessoal com o dr. JoAnn Manson, 11 jan. 2024.

11. John H. Wuest et al., "The Degree of Coronary Atherosclerosis in Bilaterally Oophorectomized Women". *Circulation*, v. 7, n. 6, pp. 801-9, 1953.

12. "Eight Strange and Wonderful Facts About Octopuses". Shedd Aquarium, 6 set. 2023. Disponível em: <sheddaquarium.org/stories/eight-strange-and-wonderful-facts-about-octopuses>.

13. Shelley R. Salpeter et al., "Mortality Associated with Hormone Replacement Therapy in Younger and Older Women". *Journal of General Internal Medicine*, v. 19, n. 7, pp. 791-804, 2004.

14. Bluming e Tavris, op. cit.

15. Mindy S. Christianson et al., "Menopause Education: Needs Assessment of American Obstetrics and Gynecology Residents". *Menopause*, v. 20, n. 11, pp. 1120-5, nov. 2013.

16. Lev Facher, "AAMC, the Medical School Trade Association, Gave $500,000 to Dark Money Group in 2018". *Stat*, 11 ago. 2020. Disponível em: <stat news.com/2020/08/11/aamc-citizens-truth-drug-pricing/>.

17. Annlia Paganini-Hill e Victor W. Henderson, "Estrogen Replacement Therapy and Risk of Alzheimer Disease". *Archives of Internal Medicine*, v. 156, n. 19, pp. 2213-7, out. 1996.

18. Walter A. Rocca et al., "Long-Term Effects of Bilateral Oophorectomy on Brain Aging: Unanswered Questions from the Mayo Clinic Cohort Study of Oophorectomy and Aging". *Women's Health (London)*, 5, n. 1, pp. 39-48, jan. 2009.

19. James W. Simpkins et al., "Role of Estrogen Replacement Therapy in Memory Enhancement and the Prevention of Neuronal Loss Associated with Alzheimer's Disease". *The American Journal of Medicine*, v. 103, n. 3, supp. 1, pp. S19-25, set. 1997.

20. Rasha N. Saleh et al., "Hormone Replacement Therapy Is Associated with Improved Cognition and Larger Brain Volumes in At-Risk APOE4 Women: Results from the European Prevention of Alzheimer's Disease (EPAD) Cohort". *Alzheimer's Research & Therapy*, v. 15, n. 1, p. 10, jan. 2023.

21. Y. Z. Bagger et al., "Early Postmenopausal Hormone Therapy May Prevent Cognitive Impairment Later in Life". *Menopause*, v. 12, n. 1, pp. 12-7, jan./fev. 2005.

22. Christopher H. van Dyck et al., "Lecanemab in Early Alzheimer's Disease". *The New England Journal of Medicine*, v. 388, n. 1, pp. 9-21, 2023.

23. Pam Belluck, "New Federal Decisions Make Alzheimer's Drug Leqembi Widely Accessible". *The New York Times*, 6 jul. 2023.

24. Colum Downey, Martin Kelly e John F. Quinlan, "Changing Trends in the Mortality Rate at 1-Year Post Hip Fracture: A Systematic Review". *World Journal of Orthopedics*, v. 10, n. 3, pp. 166-75, mar. 2019.

25. Noel S. Weiss et al., "Decreased Risk of Fractures of the Hip and Lower Forearm with Postmenopausal Use of Estrogen". *The New England Journal of Medicine*, v. 303, n. 21, pp. 1195-8, nov. 1980.

26. Douglas P. Kiel et al., "Hip Fracture and the Use of Estrogens in Postmenopausal Women: The Framingham Study". *The New England Journal of Medicine*, v. 317, n. 19, pp. 1169-74, nov. 1987.

27. Jennifer Fisher Wilson, "New Treatments for Growing Scourge of Brittle Bones". *Annals of Internal Medicine*, v. 140, n. 2, pp. 153-6, jan. 2004.

28. "Osteoporosis". *The Journal of the American Medical Association*, v. 252, n. 6, pp. 799-802, 1984.

29. Barrett-Connor e Bush, op. cit.

30. Julie Corliss, "One in Five People at Hisk of Heart Disease Shuns Statins". *Harvard Health Letter*, 1 jun. 2023. Disponível em: <health.harvard.edu/heart-health/one-in-five-people-at-risk-of-heart-disease-shuns-statins>.

31. Francine Grodstein et al., "A Prospective, Observational Study of Postmenopausal Hormone Therapy and Primary Prevention of Cardiovascular Disease". *Annals of Internal Medicine*, v. 133, n. 12, pp. 933-41, dez. 2000.

32. Tomi S. Mikkola et al., "Increased Cardiovascular Mortality Risk in Women Discontinuing Postmenopausal Hormone Therapy". *The Journal of Clinical Endocrinology and Metabolism*, v. 100, n. 12, pp. 4588-94, dez. 2015.

33. Louise L. Schierbeck et al., "Effect of Hormone Replacement Therapy on Cardiovascular Events in Recently Postmenopausal Women: Randomised Trial". *BMJ: British Medical Journal*, v. 345, out. 2012.

34. Henry M. P. Boardman et al., "Hormone Therapy for Preventing Cardiovascular Disease in Both Healthy Post-Menopausal Women and Post-Menopausal Women with Pre-Existing Cardiovascular Disease". *The Cochrane Database of Systematic Reviews*, n. 3, 2015.

35. Jill R. Johnson et al., "Menopausal Hormone Therapy and Risk of Colorectal Cancer". *Cancer Epidemiology, Biomarkers and Prevention*, v. 18, n. 1, pp. 196-203, jan. 2009.

36. Janet S. Hildebrand et al., "Colorectal Cancer Incidence and Postmenopausal Hormone Use by Type, Recency, and Duration in Cancer Prevention Study II". *Cancer Epidemiology, Biomarkers and Prevention*, v. 18, n. 11, pp. 2835-41, nov. 2009.

37. Gad Rennert et al., "Use of Hormone Replacement Therapy and the Risk of Colorectal Cancer". *Journal of Clinical Oncology*, v. 27, n. 27, pp. 4542-7, set. 2009.

38. K. L. Margolis et al., "Effect of Oestrogen Plus Progestin on the Incidence of Diabetes in Postmenopausal Women: Results from the Women's Health Initiative Hormone Trial". *Diabetologia*, v. 47, n. 7, pp. 1175-87, jul. 2004.

39. JoAnn E. Manson et al., "The Women's Health Initiative Hormone Therapy Trials: Update and Overview of Health Outcomes During the Intervention and Post-Stopping Phases". *The Journal of the American Medical Association*, v. 310, n. 13, pp. 1353-68, out. 2013.

40. Franck Mauvais-Jarvis et al., "Menopausal Hormone Therapy and Type 2 Diabetes Prevention: Evidence, Mechanisms, and Clinical Implications". *Endocrine Reviews*, v. 38, n. 3, pp. 173-88, jun. 2017.

41. National Institute of Diabetes and Digestive and Kidney Diseases, "Obesity and Overweight Statistics", 2021. Disponível em: <niddk.nih.gov/health-information/health-statistics/overweight-obesity>.

42. CDC, "National Diabetes Statistics Report: Estimates of Diabetes and Its Burden in the United States", 2023. Disponível em: <stacks.cdc.gov/view/cdc/148231>.

43. Johelle de Santana Passos-Soares et al., "Association Between Osteoporosis Treatment and Severe Periodontitis in Postmenopausal Women". *Menopause*, v. 24, n. 7, pp. 789-95, jul. 2017.

44. Ki-Yeol Park et al., "Association of Periodontitis with Menopause and Hormone Replacement Therapy: A Hospital Cohort Study Using a Common Data Model". *Journal of Periodontal & Implant Science*, v. 53, n. 3, pp. 184-93, jun. 2023.

45. Heidi Godman, "FDA Approves First Drug Designed to Treat Hot Flashes". *Harvard Health Letter*, 1 ago. 2023. Disponível em: <health.harvard.edu/womens-health/fda-approves-first-drug-designed-to-treat-hot-flashes>.

46. Informações sobre a Advancing Health After Hysterectomy Foundation estão disponíveis em MenopauseLearning.com.

47. P. M. Sarrel et al., "The Mortality Toll of Estrogen Avoidance: An Analysis of Excess Deaths among Hysterectomized Women Aged 50 to 59 Years". *American Journal of Public Health*, v. 103, n. 9, pp. 1583-8, set. 2013.

48. Robert D. Langer et al., "Menopausal Hormone Therapy for Primary Prevention: Why the USPSTF Is Wrong". *Climacteric*, v. 20, n. 5, pp. 402-13, 2017.

49. Barbara Levy e James A. Simon, "A Contemporary View of Menopausal Hormone Therapy". *Obstetrics and Gynecology*, v. 144, n. 1, pp. 12-23, 2024.

50. Barbara Eherenreich, "The 2006 TIME 100: Scientists & Thinkers: Jacques Rossouw". *Time*, 8 maio 2006.

51. Listado no diretório de equipe dos NIH e no site dos NIH como sendo de 1 dez. 2023.

52. "Best Medicine Scientists", Research.com, 2023. Disponível em: <research.com/scientists-rankings/medicine>.

53. JoAnn E. Manson e Andrew M. Kaunitz, "Menopause Management: Getting Clinical Care Back on Track". *The New England Journal of Medicine*, v. 374, n. 9, pp. 803-6, mar. 2016.

54. Peter Attia, "#253: Hormone Replacement Therapy and the Women's Health Initiative: Re-Examining the Results, the Link to Breast Cancer, and Weighing the Risk vs Reward of HRT | JoAnn Manson, M.D.". *The Peter Attia Drive* (podcast), 1h20min47s, 8 maio 2023. Disponível em: <peterattiamd.com/joannmanson/>.

55. C. Thomson e G. Anderson, para o comitê diretor da WHI, "RE: Women Have Been Misled about Menopause". *The New York Times*, 26 fev. 2023.

3. "ANTIBIÓTICOS NÃO TÊM NENHUMA DESVANTAGEM" [pp. 57-79]

1. The Nutrition Source, Harvard T. H. Chan School of Public Health, "The Microbiome", [s.d.]. Disponível em: <hsph.harvard.edu/nutritionsource/microbiome>.

2. CDC, "Measuring Outpatient Antibiotic Prescribing: Appropriateness of Outpatient Antibiotic Prescribing", [s.d.]. Disponível em: <cdc.gov/antibiotic-use/data/outpatient-prescribing/index.html>.

3. Pranita D. Tamma et al., "Association of Adverse Events with Antibiotic Use in Hospitalized Patients". *JAMA Internal Medicine*, v. 177, n. 9, pp. 1308-15, 2017.

4. Tanya Yatsunenko et al., "Human Gut Microbiome Viewed Across Age and Geography". *Nature*, v. 486, pp. 222-7, 2012.

5. Laura M. Cox e Martin J. Blaser, "Antibiotics in Early Life and Obesity". *Nature Reviews Endocrinology*, v. 11, n. 3, pp. 182-90, mar. 2015.

6. Ilseung Cho et al., "Antibiotics in Early Life Alter the Murine Colonic Microbiome and Adiposity". *Nature*, v. 488, n. 7413, pp. 621-6, 2012.

7. L. Cox et al., "Microbiota Primed for Obesity". *Cell*, v. 158, n. 4, pp. 705-21, ago. 2014.

8. Zaira Aversa et al., "Association of Infant Antibiotic Exposure with Childhood Health Outcomes". *Mayo Clinic Proceedings*, v. 96, n. 1, pp. 66-77, 2021.

9. Matthew A. Beier et al., "Early Life Antibiotic Exposure and Incident Chronic Diseases in Childhood" (apresentação oral). International Conference on Pharmacoepidemiology and Therapeutic Risk Management, 23-25 ago. 2021.

10. Kale S. Bongers et al., "Antibiotics Cause Metabolic Changes in Mice Primarily through Microbiome Modulation Rather than Behavioral Changes". *PLoS One*, v. 17, n. 3, mar. 2022.

11. Anjelique F. Schulfer et al., "Intergenerational Transfer of Antibiotic-Perturbed Microbiota Enhances Colitis in Susceptible Mice". *Nature Microbiology*, v. 3, n. 2, pp. 234-42, fev. 2018.

12. Hyo Shin Yoon et al., "*Akkermansia muciniphila* Secretes a Glucagon-Like Peptide1-Inducing Protein That Improves Glucose Homeostasis and Ameliorates Metabolic Disease in Mice". *Nature Microbiology*, v. 6, n. 5, pp. 563-73, maio 2021.

13. Fanny Perraudeau et al., "Improvements to Postprandial Glucose Control in Subjects with Type 2 Diabetes: A Multicenter, Double Blind, Randomized Placebo-Controlled Trial of a Novel Probiotic Formulation". *BMJ Open Diabetes Research & Care*, v. 8, n. 1, 2020.

14. Leopoldo N. Segal e Martin J. Blaser, "A Brave New World: The Lung Microbiota in an Era of Change". *Annals of the American Thoracic Society*, v. 11, sup. 1, pp. S21-7, jan. 2014.

15. *Scimago Journal & Country Rank*, 2024. Disponível em: <scimagojr.com/journalrank.php?category=2740/>.

16. L. Charles Bailey et al., "Association of Antibiotics in Infancy with Early Childhood Obesity". *JAMA Pediatrics*, v. 168, n. 11, pp. 1063-9, 2014.

17. Kristian Hallundbæk Mikkelsen et al., "Use of Antibiotics and Risk of Type 2 Diabetes: A Population-Based Case-Control Study". *The Journal of Clinical Endocrinology and Metabolism*, v. 100, n. 10, pp. 3633-40, 2015.

18. Anders Hviid, Henrik Svanström e Morten Frisch, "Antibiotic Use and Inflammatory Bowel Diseases in Childhood". *Gut*, v. 60, n. 1, pp. 49-54, 2011.

19. Lauri Virta et al., "Association of Repeated Exposure to Antibiotics with the Development of Pediatric Crohn's Disease: A Nationwide, Register-Based Finnish Case-Control Study". *American Journal of Epidemiology*, v. 175, n. 8, pp. 775-84, abr. 2012.

20. Joyce W. Y. Mak et al., "Childhood Antibiotics as a Risk Factor for Crohn's Disease: The ENIGMA International Cohort Study". *Journal of Gastroenterology and Hepatology Open*, v. 6, n. 6, pp. 369-77, jun. 2022.

21. Elizabeth T. Rogawski et al., "Use of Antibiotics in Children Younger Than Two Years in Eight Countries: A Prospective Cohort Study". *Bulletin of the World Health Organization*, v. 95, n. 1, pp. 49-61, 2017.

22. Yin Cao et al., "Long-Term Use of Antibiotics and Risk of Colorectal Adenoma". *Gut*, v. 67, n. 4, pp. 672-8, 2018.

23. Rebecca L. Siegel, Kimberly D. Miller e Ahmedin Jemal, "Cancer Statistics, 2017". *CA: A Cancer Journal for Clinicians*, v. 67, n. 1, pp. 7-30, 2017.

24. Martha Zepeda-Rivera et al., "A Distinct *Fusobacterium nucleatum* Clade Dominates the Colorectal Cancer Niche". *Nature*, v. 628, pp. 424-32, 2024.

25. Mary-Claire King et al., "Breast and Ovarian Cancer Risks Due to Inherited Mutations in BRCA1 and BRCA2". *Science*, v. 302, n. 5645, pp. 643-6, 2003.

26. Pesquisa em andamento pelo dr. X. S. Zhang et al., Rutgers University.

27. Pesquisa em andamento pelo dr. Z. Gao et al., Rutgers University.

28. Zaira Aversa et al., op. cit.

29. James M. Baker, Layla Al-Nakkash e Melissa M. Herbst-Kralovetz, "Estrogen-Gut Microbiome Axis: Physiological and Clinical Implications". *Maturitas*, v. 103, pp. 45-53, set. 2017.

30. Maria G. Dominguez-Bello et al., "Partial Restoration of the Microbiota of Cesarean-Born Infants Via Vaginal Microbial Transfer". *Nature Medicine*, v. 22, n. 3, pp. 250-3, mar. 2016.

31. Fiona Fouhy et al., "Perinatal Factors Affect the Gut Microbiota Up to Four Years After Birth". *Nature Communications*, v. 10, n. 1517, abr. 2019.

32. Noel T. Mueller et al., "'Vaginal Seeding' After a Caesarean Section Provides Benefits to Newborn Children: FOR: Does Exposing Caesarean-Delivered Newborns to the Vaginal Microbiome Affect Their Chronic Disease Risk? The Critical Need for Trials of 'Vaginal Seeding' during Caesarean Section". *BJOG: An International Journal of Obstetrics and Gynaecology*, v. 127, n. 2, p. 301, jan. 2020.

33. Rami Sommerstein et al., "Antimicrobial Prophylaxis Administration After Umbilical Cord Clamping in Cesarean Section and the Risk of Surgical Site Infection: A Cohort Study with 55,901 Patients". *Antimicrobial Resistance and Infection Control*, v. 9, n. 1, p. 201, 2020.

34. Jakob Stokholm et al., "Delivery Mode and Gut Microbial Changes Correlate with an Increased Risk of Childhood Asthma". *Science Translational Medicine*, v. 12, n. 569, 2020.

35. Yin Cao et al., "Evaluation of Birth by Cesarean Delivery and Development of Early-Onset Colorectal Cancer". *JAMA Network Open*, v. 6, n. 4, 2023.

36. Jotham Suez et al., "Personalized Microbiome-Driven Effects of Non-Nutritive Sweeteners on Human Glucose Tolerance". *Cell*, v. 185, n. 18, pp. 3307-28, set. 2022.

37. Elisabeth S. Gruber et al., "To Waste or Not to Waste: Questioning Potential Health Risks of Micro- and Nanoplastics with a Focus on Their Ingestion and Potential Carcinogenicity". *Exposure & Health*, v. 15, pp. 33-51, 2023.

38. Bill Walker e Sonya Lunder, "Pesticides + Poison Gases = Cheap, Year-Round Strawberries". Environmental Working Group, 20 mar. 2019. Disponível em: <ewg.org/foodnews/strawberries.php>.

39. Apollo Stacy et al., "Infection Trains the Host for Microbiota-Enhanced Resistance to Pathogens". *Cell*, v. 184, n. 3, pp. 615-27, fev. 2021.

40. *The Invisible Extinction*. Direção: Sarah Schenck e Steve Lawrence. Microbe Media Productions, 2022. (80 min.). Produzido por Amazon Prime Video.

41. Jotham Suez et al., op. cit.

42. Els van Nood et al., "Duodenal Infusion of Donor Feces for Recurrent *Clostridium difficile*". *The New England Journal of Medicine*, v. 368, n. 5, pp. 407-15, 2013.

43. Faith Dickerson et al., "Adjunctive Probiotic Microorganisms to Prevent Rehospitalization in Patients with Acute Mania: A Randomized Controlled Trial". *Bipolar Disorders*, v. 20, n. 7, pp. 614-21, 2018.

44. Paul Feuerstadt, Nicolette Theriault e Glenn Tillotson, "The Burden of CDI in the United States: A Multifactorial Challenge". *BMC Infectious Diseases*, v. 23, n. 1, p. 132, 2023.

45. Eun Hyung Yoo, Hyo-Lim Hong e Eun Jin Kim, "Epidemiology and Mortality Analysis Related to Carbapenem-Resistant Enterobacterales in Patients After Admission to Intensive Care Units: An Observational Study". *Infection and Drug Resistance*, v. 16, pp. 189-200, jan. 2023.

46. CDC, "Antibiotic Resistance Threats in the United States, 2019". Atlanta, U.S. Department of Health and Human Services, 2019.

47. United Nations Environment Programme, "Bracing for Superbugs: Strengthening Environmental Action in the One Health Response to Antimicrobial Resistance", 7 fev. 2023.

48. M. Drexler, "Seeking the Path of Least Resistance". *Harvard Public Health*, 2019. Disponível em: <hsph.harvard.edu/magazine/magazine_article/seeking-the-path-of-least-resistance/>.

49. Informações sobre o Presidential Advisory Council on Combating Antibiotic-Resistant Bacteria disponíveis em: <hhs.gov/ash/advisory-committees/paccarb/index.html>.

4. MEU TIO SAM ADORA OVOS [pp. 80-103]

1. Ghada A. Soliman, "Dietary Cholesterol and the Lack of Evidence in Cardiovascular Disease". *Nutrients*, v. 10, n. 6, p. 780, jun. 2018.

2. A orientação era para restringir o colesterol dietético a 300 mg/dia.

3. Mahshid Dehghan et al., "Association of Egg Intake with Blood Lipids, Cardiovascular Disease, and Mortality in 177,000 People in 50 Countries". *The American Journal of Clinical Nutrition*, v. 111, n. 4, pp. 795-803, 2020.

4. J. Crane et al., "Achievements in Public Health, 1900-1999". *Morbidity and Mortality Weekly Report*, v. 48, n. 40, pp. 905-32, 1999.

5. A. Keys e J. T. Anderson, "The Relationship of the Diet to the Development of Atherosclerosis in Man". In: National Research Council, Division of Medical Sciences, *Symposium on Atherosclerosis* (ed.). Washington: National Academy of Sciences/National Research Council, 1954. pp. 181-96.

6. Nina Teicholz, "A Short History of Saturated Fat: The Making and Unmaking of a Scientific Consensus". *Current Opinion in Endocrinology, Diabetes, and Obesity*, v. 30, n. 1, pp. 65-71, fev. 2023.

7. Ancel Keys, "Atherosclerosis: A Problem in Newer Public Health". *Journal of the Mount Sinai Hospital*, v. 20, n. 2, pp. 118-39, jul. 1953; Arthur H. Aufses Jr., MD Archives, Icahn School of Medicine at Mount Sinai/Mount Sinai Health System, Nova York, 1953-4. Disponível em: <archives.mssm.edu/bitstream-7357>.

8. Natalie Healey, "Is There More to a Healthy-Heart Diet Than Cholesterol?". *Nature*, 9 jun. 2021.

9. *Time*, 13 jan. 1961.

10. Cristin E. Kearns, Laura A. Schmidt e Stanton A. Glantz, "Sugar Industry and Coronary Heart Disease Research: A Historical Analysis of Internal Industry Documents". *JAMA Internal Medicine*, v. 176, n. 11, pp. 1680-5, 2016.

11. Camila Domonoske, "50 Years Ago, Sugar Industry Quietly Paid Scientists to Point Blame at Fat". *NPR*, 13 set. 2016. Disponível em: <npr.org/sections/the-two-way/2016/09/13/493739074/50-years-ago-sugar-industry-quietly-paid-scientists-to-point-blame-at-fat>.

12. Katerina. Sarri e Anthony Kafatos, "The Seven Countries Study in Crete: Olive Oil, Mediterranean Diet or Fasting?". *Public Health Nutrition*, v. 8, n. 6, p. 666, set. 2005.

13. J. Yerushalmy e Herman E. Hilleboe, "Fat in the Diet and Mortality from Heart Disease; a Methodologic Note". *New York State Journal of Medicine*, v. 57, n. 14, p. 2343, 1957.

14. John Yudkin, "Dietary Carbohydrate and Serum-Cholesterol". *The Lancet*, v. 303, n. 7864, 1974.

15. Nina Teicholz, op. cit.

16. Jonny Bowden, "The Biggest Myth & Scientific Deception in Medical History!". *UK Health Radio*, [s.d.]. Disponível em: <ukhealthradio.com/blog/2013/11/the-biggest-myth-scientific-deception-in-medical-history/>.

17. Comunicação pessoal com o dr. Orrin Devinsky.

18. Cristin E. Kearns, Laura A. Schmidt e Stanton A. Glantz, op. cit.

19. Robert B. McGandy, D. M. Hegsted e F. J. Stare, "Dietary Fats, Carbohydrates and Atherosclerotic Vascular Disease". *The New England Journal of Medicine*, v. 277, n. 5, pp. 245-7, 1967.

20. Henry Blackburn, "Contrasting Professional Views on Atherosclerosis and Coronary Disease". *The New England Journal of Medicine*, v. 292, n. 2, pp. 105-7, 1975.

21. Gary Taubes, "What If It's All Been a Big Fat Lie?". The *New York Times Magazine*, 7 jul. 2002.

22. Ivan D. Frantz Jr. et al., "Test of Effect of Lipid Lowering by Diet on Cardiovascular Risk: The Minnesota Coronary Survey". *Arteriosclerosis*, v. 9, n. 1, pp. 129-35, jan./fev. 1989.

23. Comunicação pessoal com Gary Taubes.

24. Associated Press, "Heart Association to Endorse Some Foods". *The New York Times*, 28 jun. 1988.

25. W. Kannel e T. Gordon, "Section 24: The Framingham Diet Study: Diet and the Regulation of Serum Cholesterol". Dados não publicados, [s.d.]. Disponível em: <scribd.com/document/583903774/Kannel-W-Gordon-T-Framingham-dietary-data-Section-24-unpublished>.

26. Nina Teicholz, op. cit.

27. Comunicação pessoal com dr. Orrin Devinsky.

28. Barbara V. Howard et al., "Low-Fat Dietary Pattern and Risk of Cardiovascular Disease: The Women's Health Initiative Randomized Controlled Dietary Modification Trial". *The Journal of the American Medical Association*, v. 295, n. 6, pp. 655-66, fev. 2006.

29. Chase Purdy e Helena Bottemiller Evich, "The Money Behind the Fight Over Healthy Eating". *Politico*, 7 out. 2015. Disponível em: <politico.com/story/2015/10/the-money-behind-the-fight-over-healthy-eating-214517>.

30. Ivan Oransky, "Obituary: Ancel Keys". *The Lancet*, v. 362, n. 9452, p. 2174, dez. 2004.

31. Jane E. Brody, "Dr. Ancel Keys, 100, Promoter of the Mediterranean Diet, Died". *The New York Times*, 23 nov. 2004.

32. Ian Leslie, "The Sugar Conspiracy". *The Guardian*, 7 abr. 2016.

33. Katherine M. Flegal et al., "Association of All-Cause Mortality with Overweight and Obesity Using Standard Body Mass Index Categories: A Systematic Review and Meta-Analysis". *The Journal of the American Medical Association*, v. 309, n. 1, pp. 71-82, 2013.

34. Allison Aubrey, "Research: A Little Extra Fat May Help You Live Longer". *NPR*, 2 jan. 2013. Disponível em: <npr.org/sections/health-shots/2013/01/02/168437030/research-a-little-extra-fat-may-help-you-live-longer>.

35. Katherine M. Flegal, "The Obesity Wars and the Education of a Researcher: A Personal Account". *Progress in Cardiovascular Diseases*, v. 67, pp. 75-9, 2021.

36. LIPID Study Group (Long-Term Intervention with Pravastatin in Ischaemic Disease), "Long-Term Effectiveness and Safety of Pravastatin in 9014 Patients with Coronary Heart Disease and Average Cholesterol Concentrations: The LIPID Trial Follow-Up". *The Lancet*, v. 359, n. 9315, pp. 1379-87, abr. 2002.

37. American Heart Association, "Dietary Fats", 2024. Disponível em: <heart.org/en/healthy-living/healthy-eating/eat-smart/fats/dietary-fats>.

5. CRENÇAS IRREDUTÍVEIS [pp. 104-14]

1. Jan F. Svensson et al., "Nonoperative Treatment with Antibiotics versus Surgery for Acute Nonperforated Appendicitis in Children: A Pilot Randomized Controlled Trial". *Annals of Surgery*, v. 261, n. 1, pp. 67-71, 2015.

2. Paulina Salminen et al., "Antibiotic Therapy vs Appendectomy for Treatment of Uncomplicated Acute Appendicitis: The APPAC Randomized Clinical Trial". *The Journal of the American Medical Association*, v. 313, n. 23, pp. 2340-8, 2015.

3. H. C. Park, M. J. Kim e B. H. Lee, "Randomized Clinical Trial of Antibiotic Therapy for Uncomplicated Appendicitis". *The British Journal of Surgery*, v. 104, n. 13, pp. 1785-90, 2017.

4. Paulina Salminen et al., "Five-Year Follow-Up of Antibiotic Therapy for Uncomplicated Acute Appendicitis in the APPAC Randomized Clinical Trial". *The Journal of the American Medical Association*, v. 320, n. 12, pp. 1259-65, 2018.

5. Jan F. Svensson et al., op. cit.

6. Peter C. Minneci et al., "Association of Nonoperative Management Using Antibiotic Therapy vs Laparoscopic Appendectomy with Treatment Success and Disability Days in Children with Uncomplicated Appendicitis". *The Journal of the American Medical Association*, v. 324, n. 6, pp. 581-93, ago. 2020.

7. Leon Festinger e James M. Carlsmith, "Cognitive Consequences of Forced Compliance". *The Journal of Abnormal and Social Psychology*, v. 58, n. 2, pp. 203-10, 1959.

8. Elliot Aronson e Judson Mills, "The Effect of Severity of Initiation on Liking for a Group". *The Journal of Abnormal and Social Psychology*, v. 59, n. 2, pp. 177-81, 1959.

9. Leon Festinger, Henry Riecken e Stanley Schachter, *When Prophecy Fails: A Social and Psychological Study of a Modern Group that Predicted the Destruction of the World*. Minneapolis: University of Minnesota Press, 1954; reimpr. Nova York: Harper Torchbooks, 1964.

10. Ibid.

6. SANGUE RUIM [pp. 115-33]

1. Institute of Medicine, *HIV and the Blood Supply: An Analysis of Crisis Decisionmaking*. Ed. Lauren B. Leveton, Harold C. Sox Jr. e Michael A. Stoto. Washington: National Academies Press, 1995.

2. R. Charles Adams e John S. Lundy, "Anesthesia in Cases of Poor Surgical Risk: Some Suggestions for Decreasing the Risk". *Anesthesiology*, v. 3, pp. 603-7, 1942.

3. C. Madjdpour e Donat Rudolf Spahn, "Allogeneic Red Blood Cell Transfusions: Efficacy, Risks, Alternatives and Indications". *British Journal of Anaesthesia*, v. 95, n. 1, pp. 33-42, jul. 2005.

4. R. Phillip Dellinger et al., "Surviving Sepsis Campaign: International Guidelines for Management of Severe Sepsis and Septic Shock, 2012". *Critical Care Medicine*, v. 41, n. 2, pp. 580-637, fev. 2013.

5. Aryeh Shander et al., "Appropriateness of Allogeneic Red Blood Cell Transfusion: The International Consensus Conference on Transfusion Outcomes". *Transfusion Medicine Reviews*, v. 25, n. 3, pp. 232-46, jul. 2011.

6. Institute of Medicine, op. cit.

7. Committee on Government Operations, *Federal Response to AIDS: Hearings Before a Subcommittee of the Committee on Government Operations, U.S. House of Representatives, Ninety-Eighth Congress, ago. 1-2, 1983*. Washington: U.S. Government Printing Office, 1983, p. 629.

8. Ibid., p. 294.

9. Ibid., p. 165.

10. Ibid., p. 235.

11. Ibid., p. 242.

12. Anthony S. Fauci, "AIDS: Acquired Immunodeficiency Syndrome" (vídeo). National Institutes of Health, 60min., 1984. Disponível em: <resource.nlm.nih.gov/101674642>.

13. Claudia Wallis, "Battling AIDS: More Misery, Less Mystery". *Time*, 12 abr. 2005.

14. Institute of Medicine, op. cit.

15. Ruthann Richter, "Blood Quest: The Battle to Protect Transfusions from HIV". Stanford Blood Center, 3 abr. 2013.

16. Institute of Medicine, op. cit.

17. Sheryl Stolberg, "Column One: Cruel Link: Hemophilia and AIDS: Transfusions That Once Were Seen as a Salvation Brought a Deadly Epidemic in the 1980s. After a Decade of Anguish and Frustration, Survivors Are Fighting Back". *Los Angeles Times*, 31 ago. 1994.

18. California Senate Bill nº 1419, cap. 888, 2022. Disponível em: <leginfo legislature.ca.gov/faces/billTextClient.xhtml?bill_id=202120220SB1419>.

19. California Medical Association, "Governor Signs CMA-Sponsored Bill Giving Physicians Time to Interpret Test Results for Patients". Press release, 3 out. 2022. Disponível em: <cmadocs.org/newsroom/news/view/ArticleID/49898/t/Governor-signs-CMA-sponsored-bill-160-giving-physicians-time-to-interpret-test-results-for-patients>.

20. Ruthann Richter, op. cit.

21. Lawrence K. Altman, "The Doctor's World: C.D.C. Is Embarrassed by Its Tardy Response to AIDS-Like Illness". *The New York Times*, 28 jul. 1992.

22. Ibid.

23. Usha Lee McFarling, "When a Cardiologist Flagged the Lack of Diversity at Premier Medical Journals, the Silence Was Telling". *Stat*, 12 abr. 2021. Disponível em: <statnews.com/2021/04/12/lack-of-diversity-at-premier-medical-journals-jama-nejm/>.

24. Ben Blanchard, "China's Blood Still Unsafe, Needs Help: Report". *Reuters*, 6 set. 2007. Disponível em: <reuters.com/article/idUSPEK333640/>.

25. "Contaminated Needles Spread Hepatitis in China". *Infection Control Today*, 10 ago. 2001. Disponível em: <infectioncontroltoday.com/view/contaminated-needles-spread-hepatitis-china>.

26. Ross D. Eckert, "The AIDS Blood-Transfusion Cases: A Legal and Economic Analysis of Liability". *San Diego Law Review*, v. 29, n. 203, p. 206, 1992.

27. Ibid.

28. Ibid.

29. Jissy Thomas et al., "Anemia and Blood Transfusion Practices in the Critically Ill: A Prospective Cohort Review". *Heart & Lung*, v. 39, n. 3, pp. 217-25, maio/jun. 2010.

30. Alesia Kaplan et al., "Informed Consent for Blood Transfusion". Association for the Advancement of Blood & Biotherapies, 23 fev. 2023. Disponível em: <aabb.org/docs/default-source/default-document-library/resources/informed-consent-for-blood-transfusion.pdf?sfvrsn=b2ee9851_2>.

31. Ross D. Eckert, op. cit., pp. 219-20.

32. M. Khalid F. Salamat et al., "Preclinical Transmission of Prions by Blood Transfusion Is Influenced by Donor Genotype and Route of Infection". *PLoS Pathogens*, v. 17, n. 2, fev. 2021.

33. Eric P. Winer, pronunciamento presidencial. American Society of Clinical Oncology Annual Meeting, Chicago, e on-line, 2-6 jun. 2023.

7. UMA ACOLHIDA CALOROSA [pp. 134-56]

1. Leslie V. Simon, Manan Shah e Bradley N. Bragg, "APGAR Score" [atualizado em 22 maio 2023]. In: *StatPearls*. Treasure Island: StatPearls Publishing, jan. 2024. Disponível em: <ncbi.nlm.nih.gov/books/NBK470569/>.

2. Frank R. Greer, "Feeding the Premature Infant in the 20th Century". *The Journal of Nutrition*, v. 131, n. 2, pp. 426S-30S, fev. 2001.

3. Arnall Patz, Leroy E. Hoeck e Edgar De La Cruz, "Studies on the Effect of High Oxygen Administration in Retrolental Fibroplasia: I. Nursery Observations". *American Journal of Ophthalmology*, v. 35, n. 9, pp. 1248-53, 1952.

4. Estelle Naumburg et al., "Supplementary Oxygen and Risk of Childhood Lymphatic Leukaemia". *Acta Paediatrica*, v. 91, n. 12, pp. 1328-33, 2002.

5. Sandy. Rovner, "Surgery without Anesthesia: Can Preemies Feel Pain?". *The Washington Post*, 13 ago. 1986.

6. Julius Hays Hess e Evelyn C. Lundeen, *The Premature Infant: Its Medical and Nursing Care*. Filadélfia: J. B. Lippincott, 1941, pp. 99-153.

7. J. Gleiss, "ZumFrühgeborenenproblem der Gegenwart IX. Mitteilung. Über fütterungs--und unweltbedignte Atemstörungen bei Frühgeborenen". *Zeitschrift für Kinderheilkunde*, v. 76, pp. 261-8, 1955.

8. John D. L. Hansen e Clement A. Smith, "Effects of Withholding Fluid in the Immediate Postnatal Period". *Pediatrics*, v. 12, n. 2, pp. 99-113, 1953.

9. Mandisa Singata, Joan Tranmer e Gillian M. Gyte, "Restricting Oral Fluid and Food Intake During Labour". *The Cochrane Database of Systematic Reviews*, v. 8, ago. 2013.

10. Arpitha Chiruvolu et al., "Effect of Delayed Cord Clamping on Very Preterm Infants". *American Journal of Obstetrics and Gynecology*, v. 213, n. 5, p. 676, 2015.

11. Arpitha Chiruvolu, Yahya Daoud e Robert W. Inzer, "Effect of Delayed Cord Clamping on Very Preterm Twins". *Early Human Development*, v. 124, pp. 22-5, 2018.

12. Arpitha Chiruvolu et al., "The Effect of Delayed Cord Clamping on Moderate and Early Late-Preterm Infants". *American Journal of Perinatology*, v. 35, n. 3, pp. 286-91, 2018.

13. Arpitha Chiruvolu, Alexis Medders e Yahya Daoud, "Effects of Umbilical Cord Milking on Term Infants Delivered by Cesarean Section". *American Journal of Perinatology*, v. 38, n. 10, pp. 1042-7, 2021.

14. Ibid.

15. Arpitha Chiruvolu, Yahya Daoud e Robert W. Inzer, "Effect of Delayed Cord Clamping on Very Preterm Twins". *Early Human Development*, v. 124, pp. 22-5, 2018.

16. Reem M. Soliman et al., "A Randomized Controlled Trial of a 30- Versus a 120- Second Delay in Cord Clamping After Term Birth". *American Journal of Perinatology*, v. 41, n. 6, pp. 739-46, 2024.

17. Anna Lene Seidler et al., "Deferred Cord Clamping, Cord Milking, and Immediate Cord Clamping at Preterm Birth: A Systematic Review and Individual Participant Data Meta-Analysis". *The Lancet*, v. 402, n. 10 418, pp. 2209-22, dez. 2023.

18. Universidade de Sydney, "Delaying Cord Clamping Could Halve Risk of Death in Premature Babies". Press release, 15 nov. 2023.

19. Judith S. Mercer et al., "The Effects of Delayed Cord Clamping on 12-Month Brain Myelin Content and Neurodevelopment: A Randomized Controlled Trial". *American Journal of Perinatology*, v. 39, n. 1, pp. 37-44, jan. 2022.

20. Cleveland Clinic, "What Is Kangaroo Care and How Can It Help Your Baby?", [s.d.]. Disponível em: <my.clevelandclinic.org/health/treatments/12578-kangaroo-care>.

21. Andrew Whitelaw e Katharine Sleath, "Myth of the Marsupial Mother: Home Care of Very Low Birth Weight Babies in Bogota, Colombia". *The Lancet*, v. 1, n. 8439, pp. 1206-8, maio 1985.

22. N. J. Bergman e L. A. Jürisoo, "The 'Kangaroo-Method' for Treating Low Birth Weight Babies in a Developing Country". *Tropical Doctor*, v. 24, n. 2, pp. 57-60, abr. 1994.

23. Arpitha Chiruvolu et al., "Effects of Skin-to-Skin Care on Late Preterm and Term Infants at-Risk for Neonatal Hypoglycemia". *Pediatric Quality & Safety*, v. 2, n. 4, jun. 2017.

24. Andréa Echeverria Martins Arraes de Alencar et al., "Effect of Kangaroo Mother Care on Postpartum Depression". *Journal of Tropical Pediatrics*, v. 55, n. 1, pp. 36-8, fev. 2009.

25. Elizabeth R. Moore et al., "Early Skin-to-Skin Contact for Mothers and Their Healthy Newborn Infants". *The Cochrane Database of Systematic Reviews*, v. 11, n. 11, 2016.

26. Arpitha Chiruvolu et al., "Effects of Skin-to-Skin Care on Late Preterm and Term Infants at-Risk for Neonatal Hypoglycemia". *Pediatric Quality & Safety*, v. 2, n. 4, jun. 2017.

27. World Health Organization, "Kangaroo Mother Care: A Transformative Innovation in Health Care" (*global position paper*; Genebra: World Health Organization, 2023), licença: CC BY-NC-SA 3.0 IGO.

28. Dustin D. Flannery et al., "Temporal Trends and Center Variation in Early Antibiotic Use among Premature Infants". *JAMA Network Open*, v. 1, n. 1, maio 2018.

29. Noel T. Mueller et al., "'Vaginal Seeding' After a Caesarean Section Provides Benefits to Newborn Children: FOR: Does Exposing Caesarean-Delivered Newborns to the Vaginal Microbiome Affect Their Chronic Disease Risk? The Critical Need for Trials of 'Vaginal Seeding' During Caesarean Section". *BJOG: An International Journal of Obstetrics and Gynaecology*, v. 127, n. 2, p. 301, jan. 2020.

30. Edson Luciano Rudey, Maria do Carmo Leal e Guilhermina Rego, "Cesarean Section Rates in Brazil: Trend Analysis Using the Robson Classification System". *Medicine*, Baltimore, v. 99, n. 17, abr. 2020.

31. John G. Albertini et al., "Evaluation of a Peer-to-Peer Data Transparency Intervention for Mohs Micrographic Surgery Overuse". *JAMA Dermatology*, v. 155, n. 8, pp. 906-13, ago. 2019.

32. Para saber mais sobre a iniciativa, ver <gameasures.com>.

33. K. K. Hoppe e B. Bosse, "Complicated Deliveries". In: Christine A. Gleason e Taylor Sawyer (eds.), *Avery's Diseases of the Newborn*. 11.ed. Filadélfia: Elsevier, 2024, pp. 135-46.

34. National Institute of Child Health and Human Development, "Maternal-Fetal Medicine Units Network", calculadora on-line de parto vaginal pós-cesárea, versão 2.2, atualizado em nov. 2023. Disponível em: <mfmunetwork.bsc.gwu.edu/web/mfmunetwork/vaginal-birth-after-cesarean-calculator>.

35. Ibid.

36. William A. Grobman et al., "Labor Induction Versus Expectant Management in Low-Risk Nulliparous Women". *The New England Journal of Medicine*, v. 379, n. 6, pp. 513-23, 2018.

37. Elizabeth Nethery et al., "Effects of the ARRIVE (A Randomized Trial of Induction Versus Expectant Management) Trial on Elective Induction and Obstetric Outcomes in Term Nulliparous Patients". *Obstetrics and Gynecology*, v. 142, n. 2, pp. 242-50, ago. 2023.

38. Paul J. Meis et al., "Prevention of Recurrent Preterm Delivery by 17 Alpha-Hydroxyprogesterone Caproate". *The New England Journal of Medicine*, v. 348, n. 24, pp. 2379-85, jun. 2003. Errata em *The New England Journal of Medicine*, v. 349, n. 13, p. 1299, set. 2003.

39. U.S. Food and Drug Administration, "FDA Commissioner and Chief Scientist Announce Decision to Withdraw Approval of Makena". Press release, 6 abr. 2023.

40. Centers for Disease Control and Prevention, "Achievements in Public Health, 1900-1999: Healthier Mothers and Babies". *Morbidity and Mortality Weekly Report*, v. 48, n. 38, pp. 849-58, out. 1999.

8. DESAFIANDO AS CERTEZAS [pp. 157-71]

1. American Cancer Society, "Key Statistics for Ovarian Cancer", revisado pela última vez em 3 out. 2023. Disponível em: <cancer.org/cancer/types/ovarian-cancer/about/key-statistics.html>.

2. Satoru Kyo et al., "The Fallopian Tube as Origin of Ovarian Cancer: Change of Diagnostic and Preventive Strategies". *Cancer Medicine*, v. 9, n. 2, pp. 421-31, jan. 2020.

3. Louis Dubeau, "The Cell of Origin of Ovarian Epithelial Tumors and the Ovarian Surface Epithelium Dogma: Does the Emperor Have No Clothes?". *Gynecologic Oncology*, v. 72, n. 3, pp. 437-42, 1999.

4. J. M. Piek et al., "Dysplastic Changes in Prophylactically Removed Fallopian Tubes of Women Predisposed to Developing Ovarian Cancer". *The Journal of Pathology*, v. 195, n. 4, pp. 451-6, 2001.

5. Fabiola Medeiros et al., "The Tubal Fimbria Is a Preferred Site for Early Adenocarcinoma in Women with Familial Ovarian Cancer Syndrome". *The American Journal of Surgical Pathology*, v. 30, n. 2, pp. 230-6, fev. 2006.

6. S. Intidhar Labidi-Galy et al., "High Grade Serous Ovarian Carcinomas Originate in the Fallopian Tube". *Nature Communications*, v. 8, n. 1093, 2017.

7. American College of Obstetricians and Gynecologists, Committee on Gynecologic Practice, "ACOG Committee Opinion No. 774: Opportunistic Salpingectomy as a Strategy for Epithelial Ovarian Cancer Prevention". *Obstetrics and Gynecology*, v. 133, n. 4, abr. 2019.

8. Ibid.

9. Anthony C. Restaino et al., "Functional Neuronal Circuits Promote Disease Progression in Cancer". *Science Advances*, v. 9, n. 19, maio 2023.

10. Hunter D. Reavis, H. Isaac Chen e Ronny Drapkin, "Tumor Innervation: Cancer Has Some Nerve". *Trends in Cancer*, v. 6, n. 12, pp. 1059-67, dez. 2020.

11. G. Hanley, "Presentation to the American Academy of Cancer Research Special Conference in Cancer Research: Ovarian Cancer", Boston, 6 out. 2023.

12. Ryan M. Kahn et al., "Salpingectomy for the Primary Prevention of Ovarian Cancer". *JAMA Surgery*, v. 158, n. 11, pp. 1204-11, set. 2023.

13. Vasily Giannakeas et al., "Salpingectomy and the Risk of Ovarian Cancer in Ontario". *JAMA Network Open*, v. 6, n. 8, ago. 2023.

14. I. C. Cook e C. N. Landen, "Opportunistic Salpingectomy in Women Undergoing Non--Gynecologic Abdominal Surgery". *Gynecologic Oncology*, v. 158, n. 1, 2020.

15. Ramlogan Sowamber et al., "Ovarian Cancer: From Precursor Lesion Identification to Population-Based Prevention Programs". *Current Oncology*, v. 30, n. 12, pp. 10 179-94, nov. 2023.

16. Rebecca Stone, Joseph V. Sakran e Kara Long Roche, "Salpingectomy in Ovarian Cancer Prevention". *The Journal of the American Medical Association*, v. 329, n. 23, pp. 2015-6, jun. 2023.

17. Nikki Nabavi, "Screening for Ovarian Cancer Is Ruled Out After Trial Found It Did Not Reduce Deaths". *BMJ: British Medical Journal*, v. 373, 2021.

18. Citadel J. Cabasag et al., "Ovarian Cancer Today and Tomorrow: A Global Assessment by World Region and Human Development Index Using GLOBOCAN 2020". *International Journal of Cancer*, v. 151, n. 9, pp. 1535-41, nov. 2022.

19. Ronny Drapkin, "Progress in Ovarian Cancer: Discovery of Fallopian Tube Involvement". MDedge, 26 jun. 2023. Disponível em: <medauth2.mdedge.com/content/progress-ovarian-cancer-discovery-fallopian-tube-involvement>.

20. National Human Genome Research Institute, "Eugenics: Its Origin and Development (1883-Present)", 2021. Disponível em: <genome.gov/about-genomics/educational-resources/timelines/eugenics>.

21. Susan P. Raine, "Federal Sterilization Policy: Unintended Consequences". *The Virtual Mentor*, v. 14, n. 2, pp. 152-7, fev. 2012.

22. Ñusta Carranza Ko, "Peru's Government Forcibly Sterilized Indigenous Women from 1996 to 2001, the Women Say. Why?". *The Washington Post*, 19 fev. 2021.

23. "Peru Forced Sterilisations Case Reaches Key Stage". *BBC News*, 1 mar. 2021. Disponível em: <bbc.com/news/world-latin-america-56201575>.

24. Dylan Anderson et al., "Feasibility of Opportunistic Salpingectomy at the Time of a vNOTES Hysterectomy: A Retrospective Cohort". *International Journal of Gynecology and Obstetrics*, v. 163, n. 3, pp. 1026-7, dez. 2023.

9. VALE DO SILICONE [pp. 172-86]

1. R. R. Cook e L. L. Perkins, "The Prevalence of Breast Implants among Women in the United States". *Current Topics in Microbiology and Immunology*, v. 210, pp. 419-25, 1996.

2. *Face to Face with Connie Chung*, episódio veiculado em 10 dez. 1990, na CBS.

3. "CBS Cancels Ad Decrying Connie Chung Report on Breast Implants". *United Press International*, 9 nov. 1991. Disponível em: <upi.com/Archives/1991/11/09/CBS-cancels-ad-decrying-Connie-Chung-report-on-breast-implants/8141689662800/>.

4. David E. Bernstein, "Review: The Breast Implant Fiasco". *California Law Review*, v. 87, n. 2, pp. 457-510, 1999.

5. Kristin E. Schleiter, "Silicone Breast Implant Litigation". *Virtual Mentor*, v. 12, n. 5, pp. 389-94, 2010.

6. "Breast Implants Riskier Than FDA Admits, Lawmaker Says". *Tampa Bay Times*, 28 abr. 2005.

7. Philip J. Hilts, "F.D.A. Seeks Halt in Breast Implants Made of Silicone". *The New York Times*, 7 jan. 1992.

8. Sheryl van Nunen, Paul A. Gatenby e Antony Basten, "Post-Mammoplasty Connective Tissue Disease". *Arthritis and Rheumatism*, v. 25, n. 6, pp. 694-97, 1982.

9. David A. Kessler, "The Basis of the FDA's Decision on Breast Implants". *The New England Journal of Medicine*, v. 326, n. 25, pp. 1713-5, jun. 1992.

10. Ibid.

11. Shari Roan, "Time Not on Their Side, Say Women with Implants: Health: Angry and Scared, They Say They Cannot Afford to Wait until Late 1994 for the Results of Government Studies". *Los Angeles Times*, 18 maio 1993.

12. U.S. Government Accountability Office Human Resources Division Letter to Congressman Donald M. Payne, 7 dez. 1992.

13. Zarina S. F. Lam e Dileep Hurry, "Dow Corning and the Silicone Implant Controversy". *Working Paper*, Southern Methodist University Cox School of Business, 1 jan. 1992. Disponível em: <scholar.smu.edu/cgi/viewcontent.cgi?article=1155&context=business_workingpapers>.

14. Marcia Angell, "Breast Implants: Protection or Paternalism?". *The New England Journal of Medicine*, v. 326, n. 25, pp. 1695-6, jun. 1992.

15. David A. Kessler, Ruth B. Merkatz e Renie Schapiro, "A Call for Higher Standards for Breast Implants". *Journal of the American Medical Association*, v. 270, n. 21, pp. 2607-8, dez. 1993.

16. U.S. Food and Drug Administration, "Timeline of Selected FDA Activities and Significant Events Addressing Substance Use and Overdose Prevention", 2025. Disponível em: <fda.gov/drugs/information-drug-class/timeline-selected-fda-activities-and-significant-events-addressing-substance-use-and-overdose>.

17. Ibid.

18. Sam Hornblower, "How the FDA Supercharged the Opioid Epidemic". *The Conversation*, no prelo, 2024.

19. Jane Porter e Hershel Jick, "Addiction Rare in Patients Treated with Narcotics". *The New England Journal of Medicine*, v. 302, n. 2, p. 123, jan. 1980.

20. Chad Brummett et al., "New Persistent Opioid Use After Minor and Major Surgical Procedures in US Adults". *JAMA Surgery*, v. 152, n. 6, 2017.

21. Marshall Allen e Alex Richards, "The Painful Truth about Nevada: Many Nevadans Crave Painkillers, and Some Doctors Oblige". *Las Vegas Sun*, 6 jul. 2008.

22. Kristin E. Schleiter, op. cit.

23. "Implant Settlement". *Wired*, 8 jul. 1998.

24. Sherine E. Gabriel et al., "Risk of Connective-Tissue Diseases and Other Disorders After Breast Implantation". *The New England Journal of Medicine*, v. 330, n. 24, pp. 1697-702, 1994.

25. Louise A. Brinton e S. Lori Brown, "Breast Implants and Cancer". *Journal of the National Cancer Institute*, v. 89, n. 18, pp. 1341-9, set. 1997.

26. "25 Most Influential Americans". *Time*, 24 jun. 2001.

27. David A. Kessler em resposta a Marcia Angell, "Breast Implants: Protection or Paternalism?" (*The New England Journal of Medicine*, v. 326, n. 25, pp. 1695-6, jun. 1992), comentários acessados em 28 dez. 2023.

28. Patricia A. McGuire et al., "Separating Myth from Reality in Breast Implants: An Overview of 30 Years of Experience". *Plastic and Reconstructive Surgery*, v. 152, n. 5, p. 801e, nov. 2023.

29. Ibid.

30. "Silicone Breast Implants and Cancer". In: Institute of Medicine, *Safety of Silicone Breast Implants*. Ed. Stuart Bondurant, Virginia Ernster e Roger Herdman. Washington: National Academies Press, 1999.

31. Gina. Kolata, "In Implant Case, Science and the Law Have Different Agendas". *The New York Times*, 11 jul. 1998.

32. Eric Lichtblau e Scott Shane, "Vast F.D.A. Effort Tracked E-Mails of Its Scientists". *The New York Times*, 14 jul. 2012.

33. Kimball Perry, "Disgraced Lawyer Decides to Retire, Not Fight". *The Cincinnati Enquirer*, 19 abr. 2013. Disponível em: <usatoday.com/story/news/nation/2013/04/19/disbarred-lawyer-stanley-chesley/2098107/>.

34. Anthony Head, "You'll Not See Nothing Like the Mighty O'Quinn". *Texas Super Lawyers*, 22 set. 2004. Disponível em: <superlawyers.com/articles/texas/youll-not-see-nothing-like-the-mighty-oquinn/>.

35. Debra Cassens Weiss, "Lawyer O'Quinn Ordered to Pay $41.4 M". *ABA Journal*, 12 set. 2007. Disponível em: <abajournal.com/news/article/lawyer_oquinn_ordered_to_pay_414_m>.

36. "John O'Quinn Dies at 68; Texas Personal-Injury Lawyer". *Los Angeles Times*, 30 out. 2009. Disponível em: <latimes.com/local/obituaries/la-me-john-oquinn30-2009oct30-story.html>.

37. Chris McGreal, "Biden Urged Not to Give Top FDA Job to Official Over Her Role in Opioid Crisis". *The Guardian*, 28 jan. 2021.

10. UMA COMÉDIA DE ERROS [pp. 187-201]

1. Basil Rigas, Chris Feretis e Efstathios D. Papavassiliou, "John Lykoudis: An Unappreciated Discoverer of the Cause and Treatment of Peptic Ulcer Disease". *The Lancet*, v. 354, n. 9190, pp. 1634-5, nov. 1999.

2. Gerald Friedland, "Discovery of the Function of the Heart and Circulation of Blood". *Cardiovascular Journal of Africa*, v. 20, n. 3, p. 160, maio/jun. 2009.

3. Bernat Hernández, "This English Doctor Upended Everything We Knew about the Human Heart". *National Geographic*, 13 fev. 2018. Disponível em: <nationalgeographic.com/history/history-magazine/article/history-william-harvey-medicine-heart>.

4. Domenico Ribatti, "William Harvey and the Discovery of the Circulation of the Blood". *Journal of Angiogenes Research*, v. 1, p. 3, set. 2009.

5. Lynda Payne, "'With Much Nausea, Loathing and Foetor': William Harvey, Dissection, and Dispassion in Early Modern Medicine". *Vesalius*, v. 8, n. 2, pp. 45-52, dez. 2002.

6. Meyer Friedman e Gerald W. Friedland, *Medicine's 10 Greatest Discoveries*. New Haven: Yale University Pres, 1998. [Ed. bras.: *As dez maiores descobertas da medicina*. Trad. de José Rubens Siqueira. São Paulo: Companhia das Letras, 2000.]

7. Marcus White, "James Lind: The Man Who Helped to Cure Scurvy with Lemons". *BBC News*, 4 out. 2016. Disponível em: <bbc.com/news/uk-england-37320399>.

8. Catherine Price, "The Age of Scurvy". *Distillations Magazine*, 14 ago. 2017. Disponível em: <sciencehistory.org/stories/magazine/the-age-of-scurvy/>.

9. Carey P. McCord, "Scurvy As an Occupational Disease: VIII. Scurvy and the Slave Trade". *Journal of Occupational Medicine*, v. 14, n. 1, pp. 45-9, jan. 1972.

10. Iain Milne, "Who Was James Lind, and What Exactly Did He Achieve?". *JLL Bulletin: Commentaries on the History of Treatment Evaluation*, 2012. Disponível em: <jameslindlibrary.org/articles/who-was-james-lind-and-what-exactly-did-he-achieve/>.

11. Ibid.

12. Ibid.

13. Abbas M. Behbehani, "The Smallpox Story: Life and Death of an Old Disease". *Microbiological Reviews*, v. 47, n. 4, pp. 455-509, dez. 1983.

14. Kristine B. Patterson e Thomas Runge, "Smallpox and the Native American". *The American Journal of the Medical Sciences*, v. 323, n. 4, pp. 216-22, abr. 2002.

15. Kendall A. Smith, "Edward Jenner and the Small Pox Vaccine". *Frontiers in Immunology*, v. 14, n. 2, p. 21, jun. 2011.

16. N. J. Willis, "Edward Jenner and the Eradication of Smallpox", *Scottish Medical Journal*, v. 42, n. 4, pp. 118-21, ago. 1997.

17. J. Cassels, "Edward Jenner and the Cuckoo". *Arran Birding*, [s.d.]. Disponível em: <arranbirding.co.uk/edward-jenner-and-the-cuckoo.html>.

18. Edward Jenner, *An Inquiry into the Causes and Effects of the Variolae Vaccinae: A Disease Discovered in Some of the Western Counties of England, Particularly Gloucestershire, and Known by the Name of the Cow Pox*. Springfield: Samuel Cooley, 1801.

19. Byrd S. Leavell, "Thomas Jefferson and Smallpox Vaccination". *Transactions of the American Clinical and Climatological Association*, v. 88, pp. 119-27, 1977.

20. World Health Organization, "History of the Smallpox Vaccination", [s.d.]. Disponível em: <who.int/news-room/spotlight/history-of-vaccination/history-of-smallpox-vaccination>.

21. Harold Ellis, "Ignaz Semmelweis: Tragic Pioneer in the Prevention of Puerperal Sepsis". *British Journal of Hospital Medicine*, v. 69, n. 6, p. 358, jun. 2008.

22. Pradeep Rangappa, "Ignaz Semmelweis: Hand Washing Pioneer". *The Journal of the Association of Physicians of India*, v. 58, p. 328, maio 2010.

23. Irvine Loudon, "Ignaz Phillip Semmelweis' Studies of Death in Childbirth". *Journal of the Royal Society of Medicine*, v. 106, n. 11, pp. 461-3, nov. 2013.

24. National Research Council, Committee to Update Science, Medicine, and Animals, "A Theory of Germs". In: *Science, Medicine, and Animals*. Washington: National Academies Press, 2004, pp. 7-8.

25. Ahmet Doğan Ataman, Emine Elif Vatanoğlu-Lutz e Gazi Yıldırım, "Medicine in Stamps: Ignaz Semmelweis and Puerperal Fever". *Journal of the Turkish-German Gynecological Association*, v. 14, n. 1, pp. 35-9, mar. 2013.

26. Harold Ellis, op. cit.

27. Gregory Zuckerman, "After Shunning Scientist, University of Pennsylvania Celebrates Her Nobel Prize". *The Wall Street Journal*, 4 out. 2023.

28. Adit Shrikant, "Nobel Prize Winner Katalin Karikó Was 'Demoted 4 Times' at Her Old Job. How She Persisted: 'You Have to Focus on What's Next'". *CNBC*, 6 out. 2023. Disponível em: <cnbc.com/2023/10/06/nobel-prize-winner-katalin-karik-on-being-demoted-perseverance-.html>.

29. Ben Binday, "'Not of Faculty Quality': How Penn Mistreated Nobel Prize-Winning Researcher Katalin Karikó". *The Daily Pennsylvanian*, 26 out. 2023.

30. Gregory Zuckerman, op. cit.

31. Ibid.

32. "Katalin Karikó and Drew Weissman, Penn's Historic mRNA Vaccine Research Team, Win 2023 Nobel Prize in Medicine". *Penn Today*, 2 out. 2023. Disponível em: <penntoday.upenn.edu/news/katalin-kariko-and-drew-weissman-penns-historic-mrna-vaccine-research-team-win-2023-nobel>.

11. UMA CULTURA DE OBEDIÊNCIA [pp. 202-23]

1. Murthy v. Missouri, n. 23-411, 2023 U.S. App. (5th Cir. 2023). Disponível em: <supremecourt.gov/DocketPDF/23/23-411/294091/20231222102540387_FINAL%20Murthy%20Amicus%20for%20filing.pdf>.

2. Julia Swerdin, Liza Smaliak e Summer Niederman, "California Repeals Law Preventing Spread of Misinformation Regarding Covid-19". The Free Speech Project, Georgetown University, 26 jul. 2023. Disponível em: <freespeechproject.georgetown.edu/tracker-entries/ninth-circuit-hears-arguments-on-california-law-punishing-doctors-for-spreading-false-information-about-covid-19>.

3. Angus Chen e Jonathan Wosen, "Dana-Farber Expands Studies to Be Retracted to 6, Plus 31 to Be Corrected Over Mishandled Data". *The Boston Globe*, 22 jan. 2024.

4. Sholto David, "Dana-Farberications at Harvard University". *For Better Science* (blog), 2 jan. 2024. Disponível em: <forbetterscience.com/2024/01/02/dana-farberications-at-harvard-university/>.

5. Veronica H. Paulus e Akshaya Ravi, "Top Harvard Medical School Neuroscientist Accused of Research Misconduct". *The Harvard Crimson*, 1 fev. 2024.

6. William L. Wang, "Brigham and Women's Hospital to Pay $10 Million for Research Fraud Allegations". *The Harvard Crimson*, 28 abr. 2017.

7. Richard van Noorden, "More Than 10,000 Research Papers Were Retracted in 2023: A New Record". *Nature*, 12 dez. 2023. Disponível em: <nature.com/articles/d41586-023-03974-8>.

8. Rebecca Sohn, "Exclusive: Committee Recommended Pulling Several Papers by Former Cornell Med School Dean". *Retraction Watch* (blog), 29 mar. 2023. Disponível em: <retractionwatch.com/2023/03/29/exclusive-committee-recommended-pulling-several-papers-by-former-cornell-med-school-dean/>.

9. Sholto David, op. cit.

10. J. B. Carlisle, "False Individual Patient Data and Zombie Randomised Controlled Trials Submitted to *Anaesthesia*". *Anaesthesia*, v. 76, n. 4, pp. 472-9, abr. 2021.

11. Diana Herrera-Perez et al., "A Comprehensive Review of Randomized Clinical Trials in Three Medical Journals Reveals 396 Medical Reversals". *eLife*, v. 8, jun. 2019.

12. "Tamiflu and Relenza: Getting the Full Evidence Picture". Cochrane, 9 maio 2014. Disponível em: <cochrane.org/news/tamiflu-and-relenza-getting-full-evidence-picture>.

13. Tom Jefferson, "The Tamiflu Story: Why We Need Access to All Data from Clinical Trials". *Open Knowledge* (blog), 19 nov. 2012. Disponível em: <blog.okfn.org/2012/11/19/the-tamiflu-story-why-we-need-access-to-all-data-from-clinical-trials>.

14. Zubin Damania e Vinay Prasad, "CDC Masking Comments, Prior Auths, Paxlovid Data". *The VPZD Show* (podcast), 1h16min12s, 15 fev. 2023. Disponível em: <zdoggmd.com/vpzd-31/>.

15. Elisabeth M. Bik, Arturo Casadevall e Ferric C. Fang, "The Prevalence of Inappropriate Image Duplication in Biomedical Research Publications". *mBio*, v. 7, n. 3, jun. 2016.

16. Adam Marcus e Ivan Oransky, "A Rash of Scientific Retraction". *The Boston Globe*, 17 abr. 2012.

17. Gina Kolata, "In a First, *New England Journal of Medicine* Joins Never-Trumpers". *The New York Times*, 7 out. 2020.

18. "Dying in a Leadership Vacuum" (editorial). *The New England Journal of Medicine*, v. 383, n. 15, pp. 1479-80, out. 2020. Disponível em: <nejm.org/doi/full/10.1056/NEJ Me2029812>.

19. "Should *Nature* Endorse Political Candidates: Yes, When the Occasion Demands It" (editorial). *Nature*, 20 mar. 2023. Disponível em: <nature.com/articles/d41586-023-00789-5>.

20. Jennifer L. Alejo et al., "Prevalence and Durability of SARS-CoV-2 Antibodies among Unvaccinated US Adults by History of COVID-19". *JAMA Network*, v. 327, n. 11, pp. 1085-7, fev. 2022. Disponível em: <jamanetwork.com/journals/jama/fullarticle/2788894>.

21. "Most Viewed Articles: 2022". *The Journal of the American Medical Association*, 2022. Disponível em: <jamanetwork.com/pages/2022-most-discussed-articles>.

22. "The Cancellation of Leana Wen" (editorial). *The Wall Street Journal*, 23 ago. 2022.

23. Steve Siles, "STS, New President Apologize for Predecessor's Speech Amid Twitter Backlash". *Medscape*, 26 jan. 2023. Disponível em: <medscape.com/viewarticle/987571?form=fpf>.

24. Warren Newton, Richard J. Baron e David G. Nichols, "Joint Statement on Dissemination of Information". American Board of Internal Medicine, 9 set. 2021. Disponível em: <abim.org/media-center/press-releases/joint-statement-on-dissemination-of-misinformation/>.

25. Bari Weiss, "Weekend Listening: From McDonalds Drive-Through to Star Harvard Professor: Roland Fryer on Race and Policing, Claudine Gay, and Karma — and Much More". *The Free Press*, 18 fev. 2024. Disponível em: <thefp.com/p/roland-fryer-bari-weiss-honestly-utax-harvard>.

26. Jennifer Schuessler et al., "Harvard President Resigns After Mounting Plagiarism Accusations". *The New York Times*, 2 jan. 2024.

27. Martin A. Makary e Ichiro Kawachi, "The International Tobacco Strategy". *The Journal of the American Medical Association*, v. 280, n. 13, pp. 1194-5, 1998.

28. Martin A. Makary et al., "Operating Room Briefings: Working on the Same Page". *Joint Commission Journal on Quality and Patient Safety*, v. 32, n. 6, pp. 351-5, jun. 2006.

29. Martin A. Makary et al., "Operating Room Briefings and Wrong-Site Surgery". *Journal of the American College of Surgeons*, v. 204, n. 2, pp. 236-43, fev. 2007.

30. Elizabeth C. Wick et al., "Implementation of a Surgical Comprehensive Unit-Based Safety Program to Reduce Surgical Site Infections". *Journal of the American College of Surgeons*, v. 215, n. 2, pp. 193-200, ago. 2012.

31. Martin A. Makary et al., "Frailty as a Predictor of Surgical Outcomes in Older Patients". *Journal of the American College of Surgeons*, v. 210, n. 6, pp. 901-8, jun. 2010.

32. Gifty Kwakye, Gabriel A. Brat e Martin A. Makary, "Green Surgical Practices for Health Care". *Archives of Surgery*, v. 146, n. 2, pp. 131-6, fev. 2011.

33. William E. Bruhn et al., "Prevalence and Characteristics of Virginia Hospitals Suing Patients and Garnishing Wages for Unpaid Medical Bills". *The Journal of the American Medical Association*, v. 322, n. 7, pp. 691-2, ago. 2019.

34. Joseph Giuseppe R. Paturzo et al., "Trends in Hospital Lawsuits Filed against Patients for Unpaid Bills Following Published Research about This Activity". *JAMA Network Open*, v. 4, n. 8, 2021.

35. Simon C. Mathews e Martin A. Makary, "Billing Quality Is Medical Quality". *JAMA Network Open*, v. 323, n. 5, pp. 409-10, fev. 2020.

36. Zubin Damania e Paul S. Teirstein, "Meet the Doc the American Board of Medical Specialties Wants DEAD". *Against Medical Advice* (podcast), 34min55s, 2 fev. 2018. Disponível em: <zdoggmd.com/against-medical-advice-035/>.

12. IMAGINE SÓ [pp. 224-52]

1. Vinay Prasad et al., "A Decade of Reversal: An Analysis of 146 Contradicted Medical Practices". *Mayo Clinic Proceedings*, v. 88, n. 8, pp. 790-8, ago. 2013.

2. Zipporach Ilheozor-Ejiofor et al., "Water Fluoridation for the Prevention of Dental Caries". *The Cochrane Database of Systematic Reviews*, v. 6, jun. 2015.

3. Centers for Disease Control and Prevention, "Community Water Fluoridation", [s.d.]. Disponível em: <cdc.gov/fluoridation/index.html>.

4. "U.S. States Where Recreational Marijuana Is Legal". *Reuters*, 30 abr. 2024. Disponível em: <reuters.com/world/us/us-states-where-recreational-marijuana-is-legal-2023-05-31/>.

5. Alexis Wnuk, "Is Cannabis Today Really Much More Potent Than 50 Years Ago?". *New Scientist*, 11 out. 2023. Disponível em: <newscientist.com/article/2396976-is-cannabis-today-really-much-more-potent-than-50-years-ago/>.

6. Elizabeth Stuyt, "The Problem with the Current High Potency THC Marijuana from the Perspective of an Addiction Psychiatrist". *Missouri Medicine*, v. 115, n. 6, pp. 482-6 nov./dez. 2018.

7. A. Abouseif, "Adverse Effects of Cannabis Use on Adolescents' Brain". Capstone Project, Harvard University, 17 mar. 2024.

8. Gabriella Gobbi et al., "Association of Cannabis Use in Adolescence and Risk of Depression, Anxiety, and Suicidality in Young Adulthood: A Systematic Review and Meta-Analysis". *JAMA Psychiatry*, v. 76, n. 4, pp. 426-34, abr. 2019.

9. Natalie Castellanos-Ryan et al., "Adolescent Cannabis Use, Change in Neurocognitive Function, and High-School Graduation: A Longitudinal Study from Early Adolescence to Young Adulthood". *Development and Psychopathology*, v. 29, n. 4, pp. 1253-66, out. 2017.

10. Abra M. Jeffers et al., "Association of Cannabis Use with Cardiovascular Outcomes among US Adults". *Journal of the American Heart Association*, v. 13, n. 5, mar. 2024.

11. Justine Renard et al., "Long-Term Consequences of Adolescent Cannabinoid Exposure in Adult Psychopathology". *Frontiers in Neuroscience*, v. 10, n. 8, p. 361, nov. 2014.

12. Louisa Degenhardt et al., "Outcomes of Occasional Cannabis Use in Adolescence: 10-Year Follow-Up Study in Victoria, Australia". *The British Journal of Psychiatry*, v. 196, n. 4, pp. 290-5, abr. 2010.

13. Ibid.

14. Rep. Doug LaMalfa, "Cartels Are Turning Our National Forests into a Warzone". *The Hill*, 28 jul. 2022. Disponível em: <thehill.com/opinion/congress-blog/3577673-cartels-are-turning-our-national-forests-into-a-warzone/>.

15. Beth Warren, "Marijuana Wars: Violent Mexican Drug Cartels Turn Northern California into 'The Wild West'". *USA Today* and *Louisville Courier Journal*, 19 dez. 2021.

16. Sebastian Rotella et al., "Gangsters, Money and Murder: How Chinese Organized Crime Is Dominating America's Illegal Marijuana Market". ProPublica, 14 mar. 2024. Disponível em: <propublica.org/article/chinese-organized-crime-us-marijuana-market>.

17. Timothy F. Doran et al., "Acetaminophen: More Harm Than Good for Chickenpox?". *The Journal of Pediatrics*, v. 114, n. 6, pp. 1045-8, jun. 1989.

18. Karen I. Plaisance et al., "Effect of Antipyretic Therapy on the Duration of Illness in Experimental Influenza A, *Shigella sonnei*, and *Rickettsia rickettsii* Infections". *Pharmacotherapy*, v. 20, n. 12, pp. 1417-22, dez. 2000.

19. Thomas A. Mace et al., "Differentiation of CD8+ T Cells into Effector Cells Is Enhanced by Physiological Range Hyperthermia". *Journal of Leukocyte Biology*, v. 90, n. 5, pp. 951-62, nov. 2011.

20. ChangDong Lin et al., "Fever Promotes T Lymphocyte Trafficking Via a Thermal Sensory Pathway Involving Heat Shock Protein 90 and α4 Integrins". *Immunity*, v. 50, n. 1, pp. 137-51, jan. 2019.

21. Zeyan Liew et al., "Acetaminophen Use During Pregnancy, Behavioral Problems, and Hyperkinetic Disorders". *JAMA Pediatrics*, v. 168, n. 4, pp. 313-20, abr. 2014.

22. Jasmine Cendejas-Hernandez et al., "Paracetamol (Acetaminophen) Use in Infants and Children Was Never Shown to Be Safe for Neurodevelopment: A Systematic Review with Citation Tracking". *European Journal of Pediatrics*, v. 181, n. 5, pp. 1835-57, maio 2022.

23. L. Sensintaffar, "Is Galleri a Miracle Test? It's Too Soon to Say: Early Cancer Detection Isn't the Same as Prevention". *The Wall Street Journal*, 9 fev. 2024.

24. Candance Westgate et al., "Early Real-World Experience with a Multi-Cancer Early Detection Test". Artigo apresentado na reunião anual da American Society of Clinical Oncology, Chicago, e on-line, 2-6 jun. 2023.

25. Brian D. Nicholson et al., "Multi-Cancer Early Detection Test in Symptomatic Patients Referred for Cancer Investigation in England and Wales (SYMPLIFY): A Large-Scale, Observational Cohort Study". *The Lancet Oncology*, v. 24, n. 7, pp. 733-43, jul. 2023.

26. L. Sensintaffar, op. cit.

27. Candance Westgate et al., op. cit.

28. Deb Schrag et al., "Blood-Based Tests for Multicancer Early Detection (PATHFINDER): A Prospective Cohort Study". *The Lancet*, v. 402, n. 10 409, pp. 1251-60, out. 2023.

29. Jamie Smyth, "Quick Blood Tests to Spot Cancer: Will They Help or Harm Patients?". *Financial Times*, 17 maio 2023.

30. Linda A. Thompson, "European Commission Continues Battle against Illumina, Orders It to Sell Cancer-Test Developer Grail". *Law.com International*, 15 out. 2023. Disponível em: <law.

com/international-edition/2023/10/15/european-commission-continues-battle-against-illumina-orders-it-to-sell-cancer-test-developer-grail/>.

31. Federal Trade Commission, "FTC Orders Illumina to Divest Cancer Detection Test Maker GRAIL to Protect Competition in Life-Saving Technology Market". Press release, 3 abr. 2023.

32. Icahn Enterprises L.P., "Illumina, Inc.: Case for Change". *CarlIcahn.com*, apresentação de PowerPoint, 2023. Disponível em: <carlicahn.com/wp-content/uploads/2023/04/ILMN-Case-for-Change.pdf>.

33. American Cancer Society Cancer Action Network, "Multi-Cancer Early Detection Bill Would Create a Pathway to Coverage for Millions of Cancer Screenings for Medicare Beneficiaries". Press release, 22 jun. 2023.

34. Multicancer Early Detection Consortium, "Closing the Cancer Gap: The Multicancer Early Detection (MCED) Consortium Releases Two New Health Equity Papers". Press release, 2 mar. 2023.

35. J. Tabery, *Tyranny of the Gene: Personalized Medicine and Its Threat to Public Health*. Nova York: Knopf, 2023.

36. Clare Turnbull et al., "GRAIL-Galleri: Why the Special Treatment?". *The Lancet*, v. 403, n. 10 425, pp. 431-2, fev. 2024.

37. Jaekeun Park et al., "An Inactivated Multivalent Influenza A Virus Vaccine is Broadly Protective in Mice and Ferrets". *Science Translational Medicine*, v. 14, n. 653, jul. 2022.

38. U.S. Department of Health and Human Services, National Vaccine Advisory Committee Meeting. Washington, 22-23 set. 2022. Disponível em: <hhs.gov/vaccines/nvac/meetings/2022/09-22/index.html>.

39. Matthew J. Memoli et al., "Evaluation of Antihemagglutinin and Antineuraminidase Antibodies as Correlates of Protection in an Influenza A/H1N1 Virus Healthy Human Challenge Model". *mBio*, v. 7, n. 2, abr. 2016.

40. Brian R. Murphy, Julius A. Kasel e Robert M. Chanock, "Association of Serum Anti-Neuraminidase Antibody with Resistance to Influenza in Man". *The New England Journal of Medicine*, v. 286, n. 25, pp. 1329-32, 1972.

41. Hyun Wha Kim et al., "Temperature-Sensitive Mutants of Influenza A Virus: Response of Children to the Influenza A/Hong Kong/68-ts-1[E] (H3N2) and Influenza A/Udorn/72-ts-1[E] (H3N2) Candidate Vaccine Viruses and Significance of Immunity to Neuraminidase Antigen". *Pediatric Research*, v. 10, n. 4, pp. 238-42, abr. 1976.

42. National Institutes of Health Clinical Center, "Safety and Immunogenicity of BPL-1357, a BPL-Inactivated, Whole-Virus, Universal Influenza Vaccine". ClinicalTrials.gov, 2024. Disponível em: <classic.clinicaltrials.gov/ct2/show/NCT05027932>.

43. Chen Dun et al., "Sleep Disorders and the Development of Alzheimer's Disease among U.S. Medicare Beneficiaries". *Journal of the American Geriatrics Society*, v. 70, n. 1, pp. 299-301, jan. 2022.

44. Peter J. Snyder et al., "Effect of Testosterone Treatment on Bone Mineral Density in Men Over 65 Years of Age". *The Journal of Clinical Endocrinology and Metabolism*, v. 84, n. 6, pp. 1966--72, jun. 1999.

45. Peter J. Snyder et al., "Effect of Testosterone Treatment on Body Composition and Muscle Strength in Men Over 65 Years of Age". *The Journal of Clinical Endocrinology and Metabolism*, v. 84, n. 8, pp. 2647-53, ago. 1999.

46. Xiang Cai et al., "Metabolic Effects of Testosterone Replacement Therapy on Hypogonadal Men with Type 2 Diabetes Mellitus: A Systematic Review and Meta-Analysis of Randomized Controlled Trials". *Asian Journal of Andrology*, v. 16, n. 1, pp. 146-52, jan./fev. 2014.

47. Hannah Barnes, "Children on Puberty Blockers Saw Mental Health Change: New Analysis". *BBC News*, 19 set. 2023. Disponível em: <bbc.com/news/health-66842352>.

48. Ty Roush, "England Bans Puberty Blockers for Minors". *Forbes*, 12 mar. 2024. Disponível em: <forbes.com/sites/tylerroush/2024/03/12/uk-bans-puberty-blockers-for-minors/?sh=74b09752a3b3>.

49. Sami-Matti Ruuska et al., "All-Cause and Suicide Mortalities among Adolescents and Young Adults Who Contacted Specialised Gender Identity Services in Finland in 1996-2019: A Register Study". *BMJ Mental Health*, v. 27, n. 1, 2024.

50. Lisa Littman, "Correction: Parent Reports of Adolescents and Young Adults Perceived to Show Signs of a Rapid Onset of Gender Dysphoria". *PLOS One*, v. 14, n. 3, mar. 2019.

51. Brown University, "Updated: Brown Statements on Gender Dysphoria Study". Press release, 19 mar. 2019.

52. Miriam Grossman, *Lost in Trans Nation: A Child Psychiatrist's Guide Out of the Madness*. Nova York: Skyhorse, 2023.

53. Michael Powell, "What Lia Thomas Could Mean for Women's Elite Sports". *The New York Times*, 29 maio 2022.

54. Jeff Kiger, "Prominent Mayo Clinic Physician Sues, Citing Retaliation Over Media Statements, Whistleblowing Report". *Rochester Post-Bulletin*, Twin Cities.com, 17 nov. 2023. Disponível em: <twincities.com/2023/11/17/prominent-mayo-clinic-physician-sues-citing-retaliation-over-media-statements-whistleblowing-report/>.

55. Miriam Grossman, op. cit.

56. Laura Helmuth, post do X (antigo Twitter), 16 fev. 2023, 19h26. Disponível em: <x.com/laurahelmuth/status/1626377504461127681>.

57. Varshini Murugesh et al., "Puberty Blocker and Aging Impact on Testicular Cell States and Function". Pré-impressão, postada em 27 mar. 2024. Disponível em: <biorxiv.org/content/10.1101/2024.03.23.586441>.

58. Joyce E. O'Shea et al., "Frenotomy for Tongue-Tie in Newborn Infants". *The Cochrane Database of Systematic Reviews*, v. 3, n. 3, 2017.

59. Katie Thomas, Sarah Kliff e Jessica Silver-Greenberg, "Inside the Booming Business of Cutting Babies' Tongues". *The New York Times*, 18 dez. 2023.

60. Anna H. Messner et al., "Clinical Consensus Statement: Ankyloglossia in Children". *Otolaryngology-Head and Neck Surgery*, v. 162, n. 5, pp. 597-611, 2020.

61. Informações sobre nosso consórcio Global Appropriateness Measures estão disponíveis em gameasures.com.

62. Martin A. Makary et al., "Frailty as a Predictor of Surgical Outcomes in Older Patients". *Journal of the American College of Surgeons*, v. 210, n. 6, pp. 901-8, jun. 2010.

63. Vinay Prasad, "Mammography: Does It Save Lives? The USPSTF Is Incorrect. I Review ALL the Data" (vídeo). YouTube, 37min04s, 10 maio 2023. Disponível em: <youtube.com/watch?v=-9hQO7X1bmU>.

64. American Cancer Society, "Limitations of Mammograms", [s.d.]. Disponível em: <cancer.org/cancer/types/breast-cancer/screening-tests-and-early-detection/mammograms/limitations-of-mammograms.html>.

65. Gordon C. S. Smith e Jill P. Pell, "Parachute Use to Prevent Death and Major Trauma Related to Gravitational Challenge: Systematic Review of Randomised Controlled Trials". *BMJ: British Medical Journal*, v. 327, v. 7429, p. 1459, 2003.

66. William E. Boden et al., "Optimal Medical Therapy with or without PCI for Stable Coronary Disease". *The New England Journal of Medicine*, v. 356, n. 15, pp. 1503-16, abr. 2007.

67. David L. Sackett, "The Arrogance of Preventive Medicine". *Canadian Medical Association Journal*, v. 167, n. 4, pp. 363-4, ago. 2002.

68. David L. Sackett et al., "Evidence Based Medicine: What It Is and What It Isn't: It's about Integrating Individual Clinical Expertise and the Best External Evidence". *BMJ: British Medical Journal*, v. 312, n. 7023, pp. 71-2, 1996.

69. René Habert, "Claude Bernard, the Founder of Modern Medicine". *Cells*, v 11, n. 10, p. 1702, maio 2022.

ESTA OBRA FOI COMPOSTA PELA ABREU'S SYSTEM EM INES LIGHT
E IMPRESSA EM OFSETE PELA GRÁFICA BARTIRA SOBRE PAPEL PÓLEN NATURAL
DA SUZANO S.A. PARA A EDITORA SCHWARCZ EM AGOSTO DE 2025

FSC
www.fsc.org
MISTO
Papel | Apoiando o manejo florestal responsável
FSC® C105484

A marca FSC® é a garantia de que a madeira utilizada na fabricação do papel deste livro provém de florestas que foram gerenciadas de maneira ambientalmente correta, socialmente justa e economicamente viável, além de outras fontes de origem controlada.